슬기로운
치과대학 생활,
그리고
치의학의 세계

KB191451

치과대학 입학과 흥미로운 치과상식에 관심이 있다면,

슬기로운 치과대학 생활, 그리고 치의학의 세계

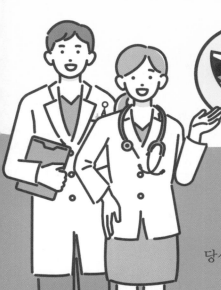

| 이정환 지음 |

치대생의 리얼 라이프

설렘과 도전이 가득한 6년의 여정과
당신의 미소 속에 감춰진 흥미로운 치의학 이야기

바른북스

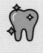

치과대학 문턱에 선 당신에게:
한 치의과학자의 솔직한 성장기

치과대학에 입학한 것은 한때 내게 단순한 선택처럼 보였지만, 그 여정은 예측할 수 없을 만큼 깊고 흥미로운 경험을 선사했다. 나는 중학교 시절까지만 해도 법조인이 되겠다는 꿈을 품고 집 앞 외국어고등학교에 진학했다. 법정에서 날카로운 논리로 사건을 풀어나가는 변호사를 상상하며 영어와 언어 능력을 키우려 했지만, 생각보다 세상은 나보다 더 뛰어난 사람들로 가득 차 있었다. 1학년 1학기 중간고사 직후, 나는 자연계로의 전환을 결심하게 되었다. 적성에 맞는 공부를 해서 인지 한 번에 합격할 수 있었던 의학계열 학교 중 집에서 가장 가까웠던 치과대학에 입학하여 치의학이라는 새로운 길을 향해 첫발을 내디뎠다.

치과대학에 들어간 이유는 솔직히 그리 고상한 것은 아니었다. 당시 예과 과정에서 2년 동안은 비교적 자유롭게 시간을 보낼 수 있다는 말을 들었고, 전문의를 꼭 해야 하는 의대와 다르게 6년 학부만 졸업해서 빨리 사회에서 진료를 할 수 있는 치의학이라는 분야가 나에게 맞을 것 같다는 단순한 생각에 끌렸다. 그러나 치과대학에 입학하고 나서야 그 세계가 결코 쉬운 길이 아님을 깨달았다. 구강뿐만 아니라 구강악안면 전체 건강을 다루는 치과의사로서의 길은 수많은 도전과 공부, 손을 쓰는 실습의 연속이었고, 무엇보다도 치의학이 얼마나 깊고 복잡한 분야인지를 배우는 데 많은 시간이 필요했다.

이 책을 쓰게 된 이유는 그 치열했던 6년간의 치과대학 생활을 돌아보며 그 속에서 내가 배운 것들, 경험한 것들, 그리고 생각해온 것들을 독자들과 나누고 싶었기 때문이다. 사실 치과대학 생활 동안 나는 개업 치과의사 외에도 다양한 진로를 고민하게 되었다. 고위직 공무원, 법조인, 의학계열 기자, 아나운서, 의과학자 등 여러 가능성을 탐색했다. 그 중에서 일부는 실행에 옮기기도 했다. 행정고시 1차 시험을 합격하고, 법학전문대학원(LEET) 시험에도 좋은 점수를 받아 로스쿨에 진학할 기회도 얻었다. 결국엔 기초치의과학 대학원에 입학하여 연구자의 길을 걷기로 결심했다. 치과대학 본과 3~4학년 동안의 치열한 공부로 다소 지친 상태였기에 대학원 생활을 통해 새로운 사람들을 만나고 다양한 경험을 하고 싶다는 마음이 컸다.

이후 치과생체재료 개발 및 독성평가라는 주제로 연구하면서 지도교수님의 도움으로 4년 만에 박사 학위를 취득했고, 박사 후 연구원으로 조직재생공학연구원에서 3년간 다양한 신체 조직의 재생에 관한 연구를 하며 전문연구요원으로 병역의무를 마쳤다. 이 시기에 연구자로서 도심에서 대체복무를 하며 현역병으로 묵묵히 군복무를 하는 사람들과 (치과)의사로서 공중보건의나 군의관으로 복무한 사람들에게 존경심을 느끼게 되었다. 현재는 국내 치과대학에서 기초의학을 연구하며 교수로 재직 중이다.

나는 치의과학자(치과의사 출신으로 기초의학을 연구하는 의사과학자)의 길을 걸으며 치의학뿐만 아니라 재활의학과, 정형외과, 피부과, 성형외과, 이비인후과 선생님들과 협력하면서 의학 분야로도 연구 범위를 확장하고 있다. 특히 최근에는 Mechanobiology라는 융합학문을 접하면서 물리적 힘에 의한 인간의 생리 및 병리 현상의 메커니즘을 규명하는 데 집중하고 있다. 나의 최종 연구 목표는 바이오 및 의료 산업을 통해 대한민국의 미래 먹거리를 창출하고, 인류 건강 증진에 기여하는 것이다. 21세기 대한민국을 먹여 살릴 미래 먹거리를 만드는 데 일조하고 싶다. 연구자로서 나는 세계적으로 저명한 저널인 Cell, Nature, Science(CNS)에 논문을 교신저자로 출간하는 것이 꿈이다. 연구를 진행하며 논문을 출판할 때마다 마치 League of Legends(LOL)나 메이플 같은 MMORPG 게임에서 캐릭터를 키우는 듯한 느낌을 받곤 한다. 나의 연구 활동이 다른 연구자들 사이에서 얼마나 인용되고, 얼마나 인정을 받는지에 따라 '레벨업'하는 것처럼 느껴진다.

치과대학을 졸업하고 기초 치의학대학원에 진학해 연구자가 되기 위해 배운 것들이 내 삶에 깊은 영향을 미쳤다. 치과대학에서는 단순히 치료를 위한 지식과 기술을 익히는 것에 급급했는데, 연구자가 되면서 그 뒤에 숨겨진 과학적 원리를 고민하며 앞으로 150세 인생을 맞을 인간의 건강을 위한 끊임없는 연구가 필요하다는 것을 깨달았다. 이 책은 바로 치과대학 문턱을 넘으면서 얻은 지식과 경험을 독자들에게 쉽게 전달하기 위한 시도다. 치과대학에서의 삶은 결코 고된 공부와 실습의 연속만은 아니었다. 그 속에서 내가 겪은 고민과 해결, 도전과 기쁨, 그리고 실패와 성취의 순간들이 모두 있었기에, 그 이야기를 이 책 속에 최대한 녹여내고자 했다. 이를 통해 치과대학에서의 생생한 경험과 통찰을 나누면서, 치의학이라는 길을 고민하는 이들에게 등대가 되어주고자 한다. 나의 이야기가 미래의 치과의사와 치의학 연구자들에게 영감과 용기를 전하는 작은 나침반이 되기를 희망한다.

책을 쓰기로 결심하게 된 직접적인 계기는 우연히 맡게 된 '치과건강과 생활'이라는 교양 강의를 맡은 것과 의과대학 서민 교수님께서 특강에서 말하신 '교수님들, 전문적인 논문만 쓰지 마시고 대중 교양서적을 꼭 써보세요. 인생이 더 풍요롭게 됩니다.'는 격려 덕분이었다. 특히, 치과 관련 주제를 다루며 많은 학생들의 흥미를 불러일으킨 '치과건강과 생활' 수업을 준비하는 동안 나는 이와 관련된 깊이 있는 교양서적이 부족하다는 것을 느꼈다. 이에 치과대학에서의 경험을 바탕으로, 구강 건강에 대한 유용한 정보를 독자들과 함께 나누고자 이 책을 쓰게 되었다.

연구자가 되면서 많은 논문 저술을 통해 사람들에게 필요한 지식을 알기 쉽게 풀어쓰는 방법을 어느 정도 체득했기에 사람들이 많이 물어보는 치과에 관한 질문을 재미있게 답변해 본 것이다. 이는, 치과 진료

를 받으면서 느꼈던 막연한 두려움이나 궁금증을 풀어주는 데 도움이
될 수 있을 것이다.

이 책은 크게 세 가지 주제로 나누어져 있다. 첫 번째 파트는 치과대학
생들의 삶과 고민을 생생하게 그린다. 나의 경험과 후배들의 이야기를
통해 치과대학에 들어가게 될 학생들이 어떤 고민과 과정을 거쳐 치과의
사가 되는지 이해할 수 있을 것이다. 특히, 치과대학을 졸업하면서 어떤
진로로 갈지 고민하게 될 텐데, 이에 대한 나의 솔직한 답변을 풀어냈다.
두 번째 파트에서는 치과 관련 상식과 흥미로운 주제들을 쉽게 풀어
보았다. 구강 건강관리부터 치과 진료 시 알아두면 좋을 정보들까지,
치과에 대한 막연한 두려움을 없애고 좀 더 친숙하게 다가갈 수 있도록
돕고자 했다. 순서에 상관없이 마음에 드는 부분을 먼저 봐도 재미있
게 볼 수 있게 만들었다. 여기서 다룬 주제들이 치과대학 입학 면접에
서 똑같이 출제될 가능성은 거의 없겠지만, 이 책에 나열된 치의학에
관련된 기초 지식을 가지고 있다면 어떠한 질문에도 답변을 만들어 나
가기가 쉽지 않을까 생각해본다. 나의 경험상 면접의 경우 정해진 답
을 요구하는 질문도 있지만, 인성 평가를 위한 질문에서는 주로 얼마
나 치의학에 대한 지식, 관심, 경험이 있고, 이것을 통해 4~6년의 긴
치과대학 공부를 끝까지 해나가는 원동력이 있는지 관찰하는 것 같다.
또한 치과대학에 막 입학한 1~2학년 학생들에게는 앞으로 치과대학에
서 어떤 것을 공부하게 될 것인지 개괄적으로 말해줄 수 있을 것이고,
아무것도 모르는 상태에서 받는 치과 관련 질문에 대한 답을 자신 있게

할 수 있게 만들어 줄 것이다. 본문에 있는 많은 질문들은 내가 여태까지 지인들에게 들었던 내용을 각색한 것이고, 답변 내용들은 모두 교과서에 나온 내용과 최신 논문을 찾아 함께 정리한 것이다.

세 번째 파트는 내가 연구자로서 국내 및 국외 연구자와 교류하면서 겪었던 재미있는 기초치의학 연구의 세계를 소개한다. 이 부분에서는 치과대학을 졸업한 후에도 연구자가 될 수 있는 길이 있으며, 그 길이 꽤 재미있을 수도 있다는 점을 말하고자 했다.

이 책은 대학 수시, 정시 및 편입 등을 통해 치과대학을 꿈꾸는 학생들에게는 치과대학 생활의 생생한 모습을, 치과대학에 입학한 저학년 학생들에게는 전체 치의학에 대한 맛보기를, 일반 독자들에게는 치과와 관련된 유용한 정보를 제공하고자 한다. 특히 넘쳐나는 치과의원의 진료시술 관련 또는 구강보건용품(치약, 치실, 구강세정제, 잇몸병약 등) 광고들이 보일 때 그 의미를 어느 정도 나만의 기준을 가지고 바라볼 수 있게 될 것이다.

나의 이야기와 지식을 통해 치과대학과 치의학의 세계가 조금 더 친숙해지길 바라며, 이 책이 여러분의 일상에 작은 도움이 되길 기대한다.

치과대학이라는 문턱을 넘으면서, 나는 전혀 다른 세상을 마주하게 되었다. 이제 내가 겪은 생생한 치대생활의 이야기부터, 당신이 몰랐던 구강 건강의 숨은 과학까지, 재미있고 유익한 이야기들을 함께 나누려 한다.

필라델피아 유펜에서

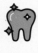

목차

프롤로그
치과대학 문턱에 선 당신에게: 한 치의과학자의 솔직한 성장기

1장 **슬기로운 치과대학 생활 엿보기**

2장 알수록 재미있는 치과 상식

3장 흥미로운 최신 치의학 연구 이야기

에필로그
치의학의 세계로 여러분을 초대하며

참고 문헌 및 참고 자료

1장

슬기로운 치과대학 생활 엿보기

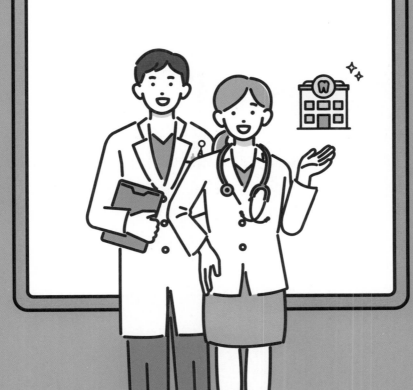

1장에서는 나의 개인적인 경험을 바탕으로 치과대학 6년간의 생활을 간략하게 담아보았다. 치과대학 생활이 과연 어떤 모습일지 궁금해할 독자들을 위해 최대한 솔직하게 풀어내고자 한다. 읽다 보면 느낄 수 있겠지만, 치의예과 1학년 때가 가장 다채롭고 이야기할 거리가 많다. 해가 갈수록 수업, 치과병원 실습, 그리고 가끔 동아리 활동을 반복하는 일상이 이어지기에 말할 것들이 점점 줄어들게 된다.

　그렇지만 6년의 치과대학 생활 속에서 내가 느꼈던 감정들과 친구들과 식사자리나 술자리에서 나눴던 이야기들을 가능한 한 생생하게 담아보려고 한다. 물론, 과장된 부분이나 가볍게 덧붙인 양념도 있을 수 있겠지만, 최대한 그 당시의 느낌을 살려 치과대학 생활 6년(혹은 7년 또는 4년)을 이곳에 담았다.

치과대학 정원 11개교 750명

대학교 (가나다 순) 치과대학 (2개교 제외)	고등학교 졸업 후 진학 (수시 및 정시)		대학교 졸업 후 진학 (졸업(예정)자 + MDEET)	편입 (30명*내외)
	6년제 (6) (학사)	7년제 (3+4) (학석사통합)	8년제 (4+4) (치의학전문대학원)	
강릉원주대학교 (강릉)	40			O
경북대학교(대구)	60			
경희대학교(서울)	80			O
단국대학교(천안)	70			O
부산대학교(부산)	80 (26년 부터)			
서울대학교(서울) 치의학대학원		45	45	
연세대학교(서울)	60			
원광대학교(익산)	80			O
전남대학교(광주) 치의학전문대학원		35	35	
전북대학교(전주)	40			
조선대학교(광주)	80			

* 편입은 각 대학에서 학위 중도 이탈자 인원에 한해 정원을 달리함.

대한민국 11교 750명 치과대학생 인원 선발의 개요.

현재, 고등학교 졸업 후 수능을 치른 뒤, 수시 또는 정시로 입학할 수 있는 인원은 670명(2026학년도 기준)이다. 이 중 6년제 학사 과정은 590

명, 7년제 학·석사 통합 과정은 80명이다. 학사 과정과 학·석사 통합 과정의 차이는 학사는 졸업 후 치의학 학사 학위를, 학·석사 통합 과정은 학사와 치의학 석사(치무 석사) 학위를 동시에 취득하는 것이다. 그래서 6년제는 6년 후, 7년제는 7년 후에 치과 진료를 할 수 있는 자격을 갖춘 학위를 가지며, 치과의사가 될 수 있다. 또한, 대학교 졸업(예정)자들이 DMEET(의·치학 교육 입문검사)을 치르고 입학하는 치의학전문대학원에서는 80명을 선발한다. 8년제라고 불리는 이유는 학생들이 각자 원하는 대학을 졸업한 후 치의학전문대학원에 입학해야 하므로, 치과의사가 되기까지 학위 과정만 8년이 걸리기 때문이다. 마지막으로, 학위 과정 중 중도 탈락하는 학생들(주로 의과대학 또는 다른 전공으로 반수를 선택하는 경우)을 위해 몇몇 대학에서는 편입생을 선발한다. 편입은 일반 편입(2년 이상 재학한 경우 지원 가능)과 학사 편입(졸업 후 지원 가능)이 있다.

이처럼 다채로운 입학 경로 중에서 자신에게 가장 적합한 길을 찾는 것이 첫걸음이 될 것이다. 현재의 나를 객관적으로 돌아보고, 강점은 살리고 약점은 보완하며 준비하는 것이 현명하다. 특히 대학 재학생이나 졸업(예정)자들은 자신만의 독특한 경험과 역량을 바탕으로 도전할 수 있는 기회가 열려있다. 어떤 경로를 선택하든, 치과대학이 찾는 인재상은 명확하다. 바로 진정성과 끈기를 갖고 치의학 과정을 완주할 수 있는, 미래의 훌륭한 의료인이다. 자, 그럼 이제 치과대학의 문 너머에는 어떤 새로운 도전과 기회가 기다리고 있을까?

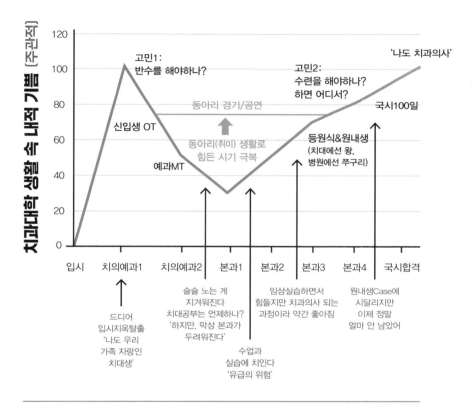

치과대학 생활 속 내적 기쁨 [주관적]

120

100　'나도 치과의사'

고민1:
반수를 해야하나?

고민2:
수련을 해야하나?
하면 어디서?

80　동아리 경기/공연　국시100일

신입생 OT

동아리(취미) 생활로
힘든 시기 극복

60

예과MT

등원식&원내생
(치대에선 왕,
병원에선 쭈구리)

40

20

0

입시　치의예과1　치의예과2　본과1　본과2　본과3　본과4　국시합격

드디어
입시지옥탈출
'나도 우리
가족 자랑인
치대생'

슬슬 노는 게
지겨워진다
치대공부는 언제하나?
'하지만, 막상 본과가
두려워진다'

수업과
실습에 치인다
'유급의 위험'

임상실습하면서
힘들지만 치과의사 되는
과정이라 약간 좋아짐

원내생Case에
시달리지만
이제 정말
얼마 안 남았어

내가 주관적으로 생각하는 치과대학 6년 생활 속의 내적 기쁨과 주요 활동들. 치의학대학원이나 치과대학에 편입으로 입학하는 것이면 처음 입학하는 예과2학년~본과 1학년 때 기분이 좋기 때문에 입학 때 100을 찍고 50~70을 유지하면서 다니는 것 같다.

치의예과 1학년:

설렘과 추억,
그리고 고민의 시간

수능과 수시 면접을 마친 후 12월 수시 발표에 이어 1~2월 정시 결과가 나왔을 때의 기쁨은 이루 말할 수 없었다. 오랜만에 대학에 합격한 친구들과 모여 게임을 하는 등 즐길 거리로 시간을 보내면서 24시간 내내 쉬는 시간을 만끽했다. 그러던 중 각 치과대학 학생회에서 준비한 신입생 자기소개와 동아리 소개용 웹사이트를 알게 되었다. 나도 거기에 들어가 입학 동기, 거주 지역, 고등학교, 사진, 취미, 연락처 등을 기재하고, 동아리 활동에 대한 기대감으로 가득 차 있었다. 어떤 친구들을 만나게 될지 생각하니 설렐 수밖에 없었다.

2월 초중순, 기숙사나 자취방을 알아보며 본격적으로 독립을 준비했다. 각 대학에 기숙사가 넉넉히 있는 경우가 많지 않아 보통 원룸을 구

1장 슬기로운 치과대학 생활 엿보기

한다. 원룸비가 이렇게 비쌀 줄 몰랐던 나는 놀라움을 금치 못했다. 특히, 집주인이 조금만 늦으면 더 멀리 있는 비싼 집을 계약해야 할 수 있다며 빨리 결정을 내리라고 재촉했다. 결국 나만의 공간을 계약하게 되었고, 부모님 품을 떠난다는 사실에 설렘과 긴장이 동시에 밀려왔다. 하지만 이삿짐을 풀고 나서 혼자 덩그러니 집에 앉아 있으니 그동안 느끼지 못했던 고독함이 밀려왔다. 넓게만 느껴지는 공간에 혼자 있다는 것이 어색하기도 했다.

2월 말, 부모님과 함께 입학식에 참석했다. 치과대학 입학식에서는 캠퍼스 수석 입학생이 대표로 선서를 하기도 하는데, 내 동기 중 한 명이 그 자리에 섰다. 많은 부모님들과 친척들이 함께 축하해주며 사진을 찍었고 나 역시 기쁨에 어깨가 들썩였다. 드디어 우리 집안에도 치과의사가 탄생했다는 칭찬 속에 마음이 뿌듯했다. 하지만 그 순간이 지나자 이제는 혼자만의 시간이 시작되었다. 주위를 둘러보니 꽤 나이가 많은 사람들도 있다. 학교/학번마다 다르겠지만 대략 평균적으로 3수 정도를 해서 치과대학에 입학하기에 나처럼 현역으로(고3 이후 바로 치과대학 진학) 들어 온 사람은 많지 않았다. 10명 내외였다.

입학식에서 만난 동기들과 자연스럽게 단체 채팅방을 만들고, 술자리를 가지며 친해지기 시작했다. 선배들이 찾아와 축하해주고 밥과 술을 사주는 자리도 생겼다. 특히 동아리 활동을 함께하자는 권유가 많았는데, 치과대학에서 동아리 활동은 학업 외 시간에 중요한 의미를 부여하는 활동이었다. 동아리를 통해 스트레스를 해소하고 취미를 발전시키는 한편, 선배들과의 인맥도 쌓을 수 있었다. 심지어 원하는 진료과 레지던트에 도움이 될 수도 있다고 들었다. 지도교수가 특정과 교수라면 그 과에 지원할 때 동아리 활동이 큰 영향을 미칠 수 있다는 이야기도 있었다.

　동아리는 스포츠, 공연, 봉사, 종교 활동 등 다양한 분야가 있었다. 테니스, 축구, 농구, 배구, 야구, 볼링, 당구, 스키, 스노우보드, 등산, 클라이밍, 천문, 락밴드, 응원, 춤, 연극, 풍물놀이, 봉사, 기독교, 불교, 천주교 등 학교별로 매우 다양한 동아리가 존재한다. 40~90명의 신입생 중 대부분이 최소 한두 개의 동아리에는 가입했으며 (보통은 운동 1개, 공연 1개) 어떤 학생들은 세 개, 네 개씩 활동하기도 했다. 나 역시 고등학교 선배의 추천으로 테니스부에 가입했다. 고등학교 때 배드민턴을 했던 경험이 있어서 라켓을 다루는 것이 익숙했고, 그렇게 테니스를 선택하게 되었다.

　입학 후 얼마 지나지 않아 자취 생활의 현실도 찾아왔다. 처음엔 집에서 요리도 해먹었지만, 점차 밥솥의 밥이 상할 정도로 집에서 밥을 먹는 일이 드물어졌다. 아침에는 해장을 하고 점심에는 잠깐 쉬고, 저녁에는 어김없이 술자리를 가지는 일상이 반복되었다. 하지만 그 나날이 너무 즐겁고 재미있었다.

　3월 2일, 개강과 함께 수업이 시작되었다. 대부분 교양 과목이어서 그렇게 어렵지는 않았고, 대학 생활에 적응하는 중에도 여유롭게 학교에 다녔다. 고등학교 때 배웠던 내용과 겹치는 과목도 있었고, 대학에서 왜 이런 것을 또 배워야 하는지 의아할 때도 있었다. 그럼에도 내가 직접 선택한 강의는 흥미로웠다. 특히 수상스키, 스키, 테니스 같은 스포츠 과목이나 연애학 같은 청년들이 관심을 가질 만한 주제의 수업들은 인기가 많았다.

3월 첫째 주 주말, 치과대학 신입생들은 대학 생활의 첫 번째 큰 행사인 신입생 OT에 참석한다. 학생회에서 1년 중 가장 공들여 준비하는 이 행사는 치과대학 학장님을 비롯한 여러 교수님들과 선배들이 참석해 신입생들을 환영하는 자리다. 신입생들은 한 명씩 나와 자기소개를 하고 선배들과 동기들의 큰 호응 속에 기분 좋게 무대를 마친다. 학교마다 세족식을 하거나 흰 가운을 입어보는 등의 특별한 행사를 하는 곳도 있다. 이후 공연 동아리의 무대와 각 동아리 소개가 이어지며 자연스럽게 동아리에 대한 흥미도 커진다.

OT는 보통 2박 3일 일정으로 진행되며 청소년 수련원과 같은 장소를 빌려 신입생과 예과 2학년, 본과 1~2학년 학생들이 한 조를 이루어 생활한다. 신입생 6명, 예과 2학년 6명, 본과 학생 4명으로 구성된 조는 공동으로 장기자랑을 준비하며, 치과대학 생활과 규칙에 대한 교육도 받는다. 아직도 어느 정도의 복장 규정이 남아 있는데, 치과대학 건물에 들어올 때는 슬리퍼나 반바지, 지나치게 노출이 심한 옷, 염색한 머리 등은 금지된다. 또, 캠퍼스에서 선배, 조교, 교수님을 만날 때는 반드시 고개를 숙여 인사하는 것이 예의로 간주된다. 이는 치과대학의 오랜 전통으로 의료인이 될 사람으로서 예의를 갖추는 중요한 가르침이다.

OT에서는 술을 처음 접하는 학생들도 있고 자신의 주량을 모르고 마시는 경우도 있어 학생회와 교수님들, 그리고 당번 학생들이 철저히 관리한다. 취한 친구들이나 건강이 좋지 않은 학생들은 따로 쉬도록 배려하며 숙면이 필요한 학생들을 위한 숙면실도 제공된다. 하지만 대부분의 조별 방에서는 밤이 새도록 웃고 떠들며 날이 밝을 때까지 즐거운 시간을 보낸다.

나 역시 이 신입생 OT가 치과대학 생활 중 가장 재미있었던 순간 중 하나로 기억된다. 다양한 술게임을 처음 접했고 목청껏 자기소개를 하는 FM도 무척 흥미로웠다. FM은 각 대학마다 버전이 다르지만, 보통은 "안녕하십니까, 저는 ○○대학 ○○학번 누구입니다"라고 자신을 소개하며, 연고 지역이나 고등학교, 하고 싶은 말 등을 덧붙인다. 신입생 OT 동안 나는 이 FM을 무려 50번쯤 한 것 같다. 그 덕분에 많은 동기들과 선배들과 급격히 친해졌고 동아리 선택에 대한 감도 잡을 수 있었다.

과거에는 본과 4학년 총대단이 각 조를 방문해 엄숙한 분위기 속에서 기강을 잡는 시간도 있었다. 총대단은 본과 4학년 학생 중 치과대학병원의 각 과를 담당하며, 환자 치료 관찰(Observation)과 학생진료 스케줄을 관리하는 역할을 맡은 학생들이다. 총대단은 각 과의 레지던트나 교수와 본과 4학년 학생들 간의 소통을 담당하는 중간 관리자 역할을 한다. 엄밀히 말하면 학생들을 위해 봉사하는 자리지만, 치과대학 학생들에게는 최고의 권력자로 여겨지기도 한다. 이 총대단이 OT에서 신입생들에게 나이가 아닌 학번에 따른 치과대학의 위계질서를 강조하며 예비 의료인으로서의 마음가짐에 대한 훈계를 하는 것이다. 예를 들어 장수생이나 튀는 인상의 신입생이 있으면 다시 한번 치과대학 내에서 학번에 따른 위계질서를 말하며, 그것에 따를 수 있는지에 대한 질문과 답을 듣기도 했다. 최근에는 이런 것을 본과학생회에서 프로그램으로 진행하기도 한다.

학교마다 다르긴 하지만, 한번 동아리를 선택하면 쉽게 그만두지 않는 것이 암묵적인 규칙이어서 신입생들은 동아리 선택에 신중을 기하게 된다. OT가 끝나고 3월 말쯤이면 동아리 선택이 마무리된다. 그 이후부터는 동아리 활동이 본격적으로 시작되며 동아리 사람들과 방과후 시간을 보내게 된다. OT와 초기 동아리 활동이 끝나면 어느덧 4월 중순, 첫 중간고사가 다가온다. 이때 학생들은 두 부류로 나뉜다. 교양 과목 공부를 조금이라도 하는 사람과 아예 손 놓고 노는 사람. 대부분은 그동안 쌓인 학업 스트레스를 풀고자 학창시절 때 한번도 제대로 구경 못한 벚꽃 놀이를 가거나 한강 및 공원에서 치맥을 하며 즐긴다. 소개팅이나 미팅도 이때 많이 하게 된다.

시간		문화관 대강당		문화관(전시실)	체육대회		야외부스프로그램
일정(시간)	소요시간(분)	식순	세부내용	세부내용	세부내용(농구)	세부내용(축구)	세부내용
09:00~11:15	135'	밴드 리허설(9팀)	·08:00 문화관 세팅 준비 ·밴드 동아리 리허설 순자 진행 (서울권 > 지방권 도착 순서)	·프로그램 진행 준비 (카빙, 엔티룸, 해부OX퀴즈)			
11:15~12:45	90'	댄스 리허설(9팀)					
12:45~13:10	25'	개회식 리허설 및 장내 정리	·장내 정리 시 입장 안내 (입장 시간 최소화 중요)		·농구경기 준결승전(12:00~14:00) (관악학생생활관 체육관)		
13:10~13:40	30'	입장					
13:40~13:55	15'	개회식	·세부 진행 식순 필요				·야외 부스 운영 (11개 대학&협찬부스)
13:55~16:10	135'	밴드공연(9팀)	·1팀 준비 및 철수 시간 15분 (공연시간 10'+설치&철거 5')	·치아 카빙 (60')(14:00~15:00) ·엔티룸 조립대회 (60')(15:30~16:30) ·해부 OX퀴즈&골든벨 (50')(17:10~18:00)	·농구경기 결승전(17:00~18:00) (관악학생생활관 체육관)	·축구경기(14:00~18:00) 3,4위전 및 결승전 (관악구민운동장)	
16:10~18:00	110'	댄스팀 공연(9팀)	·1팀 준비 및 철수 시간 12분 (공연시간 10'+설치&철거 2')				
18:00~18:10	10'	좌석배치 이동	·학교 별 좌석 이동(재배치)				
18:10~18:30	20'	시상식&경품추첨	·트로피 및 경품 확인 필요				
18:30~19:30	60'	초대가수 공연					
19:30~20:00	30'	회희 및 정리	·퇴장 시 주변 정리청소				·치맥 파티
20:00~22:00	120'	무대시스템 철거					

2023년도 제38회 전국치과대학 · 치의학전문대학원 연합 축제 시간표(서울대 치의학대학원 주최). 매년 11개 치과대학이 돌아가면서 주최를 한다.

중간고사가 끝나면 5월에 있을 전국 치과대학 · 치의학전문대학원생 연합 축제, 일명 '전치제' 준비가 시작된다. 이 축제는 원래 '6 · 9제'라는 이름으로 불렸는데, 만 6세에 첫 번째 영구(9)치인 아래 어금니가 나는 것을 의미했다. 그러나 최근 '6 · 9'라는 숫자의 성적 의미 때문에 전치제로 명칭이 바뀌었다. 전치제는 전국 11개 치과대학이 돌아가며 주최하는 큰 행사로 다양한 공연과 스포츠 경기, 그리고 치과 관련 대회들이 열린다. 보통 각 대학의 밴드부와 댄스부 공연, 운동 동아리별 경기(축구, 배구, 야구, 농구, 테니스), 게임 경기(그 시기에 가장 인기 많은 스타크래프트, 카트라이더, LOL 등), 그리고 치아카빙대회(왁스를 치아모양으로 깎는 것), 덴티폼 조립대회(치아의 모양에 따라 어느 위치의 치아인지 생각하면서 전체 치아를 모형에서 완성하는 것), 치과퀴즈 골든벨, 초청가수 공연 등이 일정으로 잡혀져 있다. 이를 위해 공연 동아리와 운동 동아리 학생들은 새벽부터 밤늦게까지 연습하며 실력을 갈고 닦고, 이 시기를 통해 기량이 크게 발전한다. 전치제 때 선배들의 공연과 경기를 지켜보며 신입생들은 큰 감동을 받고 내년에는 저 자리에 서겠다는 다짐을 하곤 한다. 그 이후로도 동아리 활동과 학업을 병행하며 자신을 단련하는 시간이 계속된다.

5월 중순이 되면 예과 MT가 찾아온다. 치의예과 1, 2학년이 주축이 되어 진행하는 이 행사는 치의예과 1~2학년 학생들만을 위한 작은 축제다. 치의예과 학생회가 전체적인 계획을 잡고, 치과대학 교수님들도 함께 참여해 학생들을 격려하며 안전사고 없이 행사가 진행될 수 있도록 돕는다. 동아리 공연은 없지만, 다양한 조별 게임과 술게임이 준비되어 있어 모두가 즐겁게 시간을 보낸다.

대략 2개 학년 130명의 학생들이 참여하며 MT 장소로는 1층에 넓은 거실이 있고, 실내·외 레크리에이션을 진행할 수 있는 숙박 시설을 대여한다. 2층에는 남녀 학생들이 나뉘어 숙면을 취할 수 있는 방이 배정된다. 실외에서는 피구, 줄 파도타기, 단체 줄넘기, 무궁화 꽃이 피었습니다, 꼬리잡기 등이 진행되고, 실내에서는 폭탄 돌리기, 몸으로 말해요, 골든벨, 장기자랑 등 다양한 게임이 이어진다. 저녁에는 학생회에서 직접 구운 바비큐를 제공하고 야식으로는 치킨과 피자가 등장한다. 이 모든 비용은 주로 교수님들이 찬조해 주신다.

1학기 중 또 하나 중요한 행사는 지도교수 모임이다(학교별로 지도교수 모임을 칭하는 명칭이 다르기도 하다). 6개 학년이 각각 2명씩 총 12명의 학생이 한 명의 지도교수에게 배정되어 식사와 함께 단체 상담을 받는다. 대학에서는 1학기에 한 번 이상의 학생 상담이 원칙이기 때문에 지도교수와의 만남은 필수적이다. 지도교수 배정은 보통 이름 순서에 따라 랜덤으로 이루어지며 신임 교수는 많은 학생을 담당하기도 한다. 어떤 지도교수 모임은 식사뿐만 아니라 영화 관람, 전시회 방문, 야구 경기 관람 등 다양한 활동으로 이루어지기도 한다. 친한 교수끼리 모여서 행사를 진행하는 경우도 있다. 휴학, 복학, 유급 등 중요한 결정을 내릴 때 지도교수와 필수적으로 상의하는 경우가 많기에 지도교수 모임에 학생들이 많이 참석하려고 한다.

5월이 되면 전체 대학 축제가 이어진다. 치과대학뿐만 아니라 다른 단과대학 부스에서 열리는 다양한 게임에 참여하며 대학 생활을 만끽할 수 있다. 치과대학 부스에서는 보통 본과 3~4학년 선배들이 치아 검진을 진행하고, 신입생들은 보조로 참여하거나 구경을 하며 시간을 보낸다. 자기학교를 넘어서 축제로 유명한 대학교나 인기 가수가 온 대학 축제에 참석하여 재미있는 시간을 보낸다. 그로 인해 미팅 같은 남녀 간의 만남도 활발히 이루어진다. 단체 카톡방을 만들어 3:3, 4:4 미팅에 나서는 경우도 많다.

그러다 보면 어느새 기말고사가 다가오고, 6월 말이 되면 종강을 맞이한다. 1학기 내내 놀기 바빠서 사실 수업 외에는 책을 거의 펴보지 않았다는 생각이 들기도 한다. 가끔 도서관에 가서 책을 읽어보기도 하지만, 운동이나 취미 활동에 더 집중하게 된다. 이때 자신의 주량을 깨닫고, 하고 싶은 게임이나 운동, 여행 등을 마음껏 즐기며 다양한 사람들을 만나게 된다.

    방학이 되면 보통 부모님 집으로 돌아가 휴식을 취하다가, 부모님의 잔소리를 피해 다시 자취방으로 돌아와 동아리 활동이나 연습에 집중한다. 운동 동아리에서는 8월 초중순쯤 의료계열 대학 대회를 참석하고(치과대학 또는 의료계 대학끼리 하는 대회에 참석, 또는 실력이 우수할 경우 전국 대학생 대회에 참석, 운동 동아리별로 다름) 공연 동아리도 8월 말이나 9월 초에 큰 공연을 준비한다(각 학교 학생회관 또는 따로 문화회관 등을 대여해서 공연 진행). 이 기간 동안 동아리 활동을 열심히 하며 실력도 크게 향상된다.

    이 첫 여름방학 때 많은 학생들이 고민에 빠진다. 여름방학과 2학기를 활용해 반수를 해야 할까?'라는 고민이다. 치과대학에 들어온 후에도 수능 난이도와 원서 지원 결과에 대한 아쉬움으로 다시 한 번 도전하고 싶은 마음이 자연스럽게 생긴다. 수학 1문제, 영어 1문제 등으로 학교와 과가 바뀌고, 원서 지원 시 너무 하향지원을 해서 나보다 수능을 (또는 내신을) 못 본 친구들이 좋은(?) 학교 들어가는 것을 목도하게 되면, 다시 한번 도전해 보고 싶은 마음이 들기 때문이다. 신입생의 절반 정도가 이런 고민을 하게 되고 20~30% 정도는 실제로 여름방학 동안 다시 공부를 시작한다. 이런 고민으로 2학기에 휴학을 하거나 학교를 다니면서도 수능 준비를 하여 11월에 시험을 보는 경우도 있다. 만약 전체 치의예과 1학년이 듣는 수업과 수능일이 겹치면 20~30%는 강의실에 없는 경우를 보게 되는데, 이때 많은 친구들이 실제로 다시 수능에 도전한다는 것을 실감하게 된다. 나 역시 수능에서 아쉽게 한 문제 차이로 바라는 결과를 얻지 못해 재도전을 결심했지만, 결과는 비슷하게 나와 원래 학교를 다니기로 했다. 하지만 수능에 다시 도전했던 것은 후회하지 않는다. '반수 해볼걸' 하는 아쉬움이 남는 것보다는 다시 도전해보고 결과에 승복하는 것이 앞으로의 삶에 더 긍정적인 영향을 끼칠 거라고 생각했다.

2학기가 시작되면 반수를 결심한 친구들은 휴학하거나 도서관에서 공부하는 모습이 종종 보인다. 1학기의 뜨겁던 분위기가 다소 가라앉고 여름방학 동안 전국 여행이나 해외여행을 다녀온 친구들의 이야기가 이어진다. 2학기에는 여전히 치과 관련 과목이 거의 없고, 치과대학 소속감이 덜해 방황하는 학생들도 있다. 이를 방지하기 위해 최근 많은 치과대학이 교양 강좌를 교수님들이 맡아 강의하거나 치과 관련 과목(의료윤리 또는 치과의 이해, 치의학 상식 등)을 예과 1학년 때부터 개설하는 추세다.

2학기의 주요 행사로는 본과 3학년 선배들의 등원식(치과대학병원에 처음 실습하러 들어가는 본과 3학년을 축하해 주는 자리, 1학기 말~2학기 초), 본과 4학년 선배들을 위한 국가고시 100일 전 응원식(대략 추석 전후), 그리고 각 동아리의 Homecoming Day(졸업 선배와 재학생과의 만남) 등이 있다. 동아리 또는 다양한 모임별로 선물을 준비해 선배들에게 증정하고, 축하의 의미를 담아 선배들에게 맥주잔이나 물통에 다양한 음료를 섞어 마시게 하고 마무리하는 것이 전통이다. 국가고시를 응원하는 행사는 보통 1월 중순 국시를 앞둔 시점에 서울의 호텔에서 진행되며 치의예과 및 치의학과 학생회, 그리고 각 동아리 임원진 학생들이 간식을 준비해 전달한다.

겨울방학이 되면 많은 학생들이 스키나 스노보드를 배우거나 동남아 여행을 떠나고, 여유롭게 게임을 하거나 잠을 보충하기도 한다.

그리고 겨울방학에만 국한되는 것은 아니지만, 예과 1학년 시절 가장 많이 하는 활동 중 하나는 바로 과외다. 알다시피 대학에 재적중인 학생이 과외를 하는 경우는 합법이다(참고로 휴학생이나 졸업생의 경우 개인과외교습자 신고를 하고 과외를 해야 한다). 첫 학기에는 대부분 부모님이 입학금과 등록금을 내주지만, 그 이후로는 부모님의 지원이나 한국장학재단의 대출로 학비를 충당하거나 직접 경제활동을 통해 해결하는 경우가 많다. 한국장학재단에서는 현재 1.7%라는 저금리로 학기마다 등록금과 생활비 대출을 제공하고 있다. 나 역시 과외로 번 돈을 용돈으로 사용했고 치의예과 1학년 2학기부터는 장학재단에서 대출을 받았다. 참고로 내가 대학 다닐 때는 대출 이자가 7%까지 오른 적도 있었다. 다행히 최근에서야 그 빚을 모두 갚을 수 있었다.

수능 직후 실력이 최고조에 달해 있고 용돈이 필요한 상황에서 부모님께 마음 편히 손을 벌리기 어려울 때, 과외는 좋은 해결책이 된다. 자신이 잘하는 과목 국어, 영어, 수학, 과학, 자기소개서 첨삭 등을 가르쳐 용돈을 벌 수 있다. 당시에는 인터넷 과외 사이트나 신문에 광고를 내거나 지인을 통해 학생을 소개받아 과외를 했다. 보통 한 번에 1.5~2시간씩, 주 2회, 한 달에 8번 수업을 기준으로 과외비용을 선불로 받았다.

과외를 1~2개만 하는 학생도 있지만, 어떤 학생은 4~5개의 과외를 하면서 자동차를 운전하고 연애도 하고, 동아리 활동비 등 다양한 지출을 해결하곤 했다. 일부는 학원에서 강사로 활동하기도 했는데, 이쪽에서 성공해 치과대학을 졸업하고 나서 입시학원 선생님으로 전업한 사람도 있었다. 특히 대학 졸업 후 치과대학에 입학한 사람들은 경제적 독립이 필요해 과외를 많이 하고, 그 때문에 학교 동아리 활동을 거의 하지 않기도 했다. 실제로 강남의 유명 어학원이나 입시학원의 강사로 일하면서 치과대학 생활을 병행하는 경우도 있었다. 나 역시 본과 1학년까지는 과외 2개를 유지하면서 용돈을 벌었다.

대학가 앞 자취방 월세('연세'라고 불리는데, 보통 10~12개월 치를 한 번에 내기도 한다), 야식, 국내외 여행 등은 부모님께 의존하기 어려운 부분이었다. 또한, 신입생 때는 선배들이 많이 사주지만, 학년이 올라가면 후배들에게 밥을 사야 할 때가 많아지기 때문에 집안에서 전폭적인 경제적 지원을 받지 않는 이상 대부분은 과외로 용돈을 충당했다.

게다가 예과 1학년 때 반수를 준비하는 친구들은 과외를 하면서 실전 감각을 유지할 수 있었기에 일석이조의 효과를 봤다. 한 친구는 재수생 동갑내기 친구를 과외하면서 같이 공부했고 결국 둘 다 원하는 의학계열 대학에 진학한 경우도 있었다.

치과대학의 기초의학과목 요약(임상과목 요약은 263페이지 참조)

해부학: 뼈, 혈관, 신경, 근육 들의 명칭과 위치

조직학: 해부는 크게 보았다면 조직학은 현미경적인 구조

생리학: 각 조직 및 기관들이 정상적일 때 어떻게 작용하는지

병리학: 각 조직 및 기관들이 병에 걸려 비정상적일 때 어떻게 작용하는지

미생물: 세균, 바이러스 등 미생물의 특성과 질병과의 관계

생화학: 생명체 내에서 일어나는 화학반응들을 배운다 분자수준으로

약리학: 약이 우리 몸에 들어왔을 때 어떻게 작용하고 효과를 내는지

재료학: 치과에서 사용하는 다양한 재료들의 성질과 사용 원리에 대하여

예방치과: 어떻게 치과 질환의 발생을 미리 막는지. 임상과로 존재하기도

치의학의 첫 발걸음과
본과생으로의 준비

  예과 2학년이 되면 겨울방학 동안 반수나 재수를 통해 다른 대학으로 떠난 친구들의 소식을 종종 듣게 된다. 같은 학번이었지만 다른 대학으로 간 친구들도 있고, 치의예과 1학년 후배로 다시 학교를 다니는 친구들도 생긴다. 각 대학의 신입생 합격자 발표가 나면 우리는 신입생이 자기소개 하는 인터넷 공간에 들어가 어떤 신입생들이 들어왔는지 살펴보곤 한다. 학교마다 다르지만, 편입생은 치의예과 2학년 또는 본과1학년으로 받는다. 최근에는 과거 본과 1학년 때 배웠던 치의학 관련 전공과목들이 예과 2학년으로 배치되면서 예과 2학년으로 편입하는 경우가 생긴 것이다

  과거에는 의학계열 편입생에 대한 인식이 좋지 않았다. 정식 루트가

아닌 비공식적인 경로로 치과대학에 들어오는 듯한 느낌이 있었기 때문이다. 심지어 치과대학 교수님들조차도 편입생 시험과 면접이 있었는지 모른 채 편입생이 학교에 들어오는 일이 있었다. 그러나 요즘은 치과대학 교수들이 적극적으로 참여하여 투명한 절차를 거쳐 편입생을 선발한다. 전적 대학 성적, 영어 성적, 봉사 경력, 연구 활동, 동기, 그리고 기초 학력 평가 등 다양한 요소를 반영해 공정하게 편입생을 선발하는 시스템이 자리 잡았다. 대학교에 들어와서도 치의학에 대한 꿈을 놓지 않았던 학생들은 이 길로 치과대학 입학을 노려 볼만 하다.

본격적인 예과 2학년 활동은 3월 첫째 주 신입생 OT에서 시작된다. 예과 학생회는 보통 자체적으로 예과 2학년에서 결성하거나, 본과 1~2학년의 추천을 받은, 예과 1학년 때 활발히 활동했던 학생들로 구성된다. 동아리별로 인원을 배분해 예과 학생회를 꾸리기도 하는데, 이들은 본과 2학년 학생회와 함께 신입생 OT 준비를 도와준다. 예과 2학년은 신입생들과 가장 친밀하게 지내는 학번이므로 신입생 OT는 은근히 기대되는 행사다. 신입생들을 동생처럼 여기며 동아리 활동에도 함께 참여할 수 있는 괜찮은 후배를 찾으려는 마음이 있다.

1학년 차이 나는 선후배 간의 관계는 족보(기출문제) 공유를 통해 매우 끈끈해진다. 2년 이상 차이가 나는 선후배는 교수님의 수업 방식이나 교재가 바뀔 수 있지만, 1년 차이는 큰 변화가 없기 때문에 작년 기출문제가 올해에도 큰 도움이 된다. 기출문제를 잘 확보한 선배들과 가까운 후배들은 시험 준비가 훨씬 수월해지고, 그렇지 않은 경우에는 맨땅에 헤딩하는 일이 벌어지기도 한다.

또한, 1년 차이가 나는 선후배 관계에서는 나이와 상관없이 선후배 간 위계질서가 유지된다. 예과 2학년 학생이 나이가 어리더라도 나이가 많은 예과 1학년은 선배에게 존칭을 사용하며 예의를 지킨다. 반면, 요즘에는 후배들에게 함부로 반말을 하거나 위계질서가 그리 엄격하지는 않다. 그러나 과거에는 학번제 위계질서가 강해 나이 많은 후배들에게 반말을 해야 하는 어색한 상황이 벌어지기도 했다.

호칭 문제는 특히 복잡해질 수 있다. 현역 예과 2학년과 재수를 통해 예과 1학년으로 들어온 동갑 친구는 서로 말을 놓지만, 재수 또는 삼수 등을 한 나이가 많은 예과 1학년이나 작년에 반수를 실패해서 다시 예과 1학년으로 다니는 친구들과는 다른 호칭을 써야 한다. 예를 들어 현역 예과 2학년 A와 예과 1학년 재수로 들어온 B는 동갑이고 많이 친해져서 편하게 말을 놓지만, 예과 2학년 현역 C에게 B는 선배라고 높임말을 한다. A는 본과 1학년에 과학고 조기 졸업 후 현역으로 들어온 D와 중학교 동창이라 또 말을 놓게 된다. 이런 복잡한 상황에서 조언은 후배에게 함부로 말을 놓지 않고 생활하다가 후배랑 친하게 되어서 말을 편히 놓으라고 하면, 나이에 따라 '누구야' 또는 '누구 형/누나'를 붙이면서 편하게 말을 하면 되는 것 같다. 호칭을 일괄되게 정리하다가 보면 기분이 상해지는 경우를 꽤 많이 보았기에 주위 상황을 고려하지 않고 나와 상대방의 친밀감을 기준으로 호칭을 하게 되면 애매하게 오해 살 수 있는 관계를 피하게 된다.

신입생 OT가 끝나면 본격적으로 치의예과 2학년 수업이 시작된다. 예과 1학년과 달리, 2학년 수업은 치의학과 관련된 과목들이 본격적으로 포함되는 경우가 많다. 치의학 영어, 치의학 윤리, 치의학 개론 등 기본적인 치의학 과목들이 필수 또는 선택 과목으로 배치되어 1학기부터 치의학 세계에 발을 들이게 된다. 이 과정은 본과에서 배울 본격적인 치의학 공부를 위한 준비 운동과 같다.

예과 2학년 수업이 시작되면, 반수나 재수에 성공했던 학생들이 떠나면서 학급 인원이 5~10% 줄어든다. 이제는 더 이상 입시에 대한 고민없이 학교생활과 동아리 활동에만 집중할 수 있는 시기다. 예과 2학년이 되면 처음으로 후배들이 생기기 때문에 후배들에게 밥과 술을 사는 경우가 종종 발생하며 경제적으로도 조금 더 부담이 느껴진다. 이때부터는 용돈이 더 많이 필요해지는데, 과외로 충당하기도 하지만 시간이 부족해지면 결국 이후에 생기는 마이너스 통장 개설에 의존하기도 한다.

나 역시 이 시기에 테니스를 본격적으로 시작했다. 수업을 주 3~4일로 몰아 듣고, 수업이 없는 날이나 수업 후에는 테니스장으로 달려가 벽치기 연습을 하거나 동기들과 공을 주고받으며 랠리를 했다. 우리 학번에는 이미 다른 대학을 졸업한 장수생 형님들이 많았고, 그들의 코칭 덕분에 테니스 실력을 많이 키울 수 있었다. 우리는 점심은 학생회관에서 해결하고, 오후 6시부터 테니스를 치기 시작해 저녁도 테니스장에서 배달 음식으로 해결했다. 그리고 밤 10시 11시까지 테니스장을 비추는 라이트가 꺼질 때까지 경기를 즐겼다. 이후 학교 앞 맥줏집에서 치킨과 맥주로 하루를 마무리하며 담소를 나누곤 했다.

선배들이 테니스장에 자주 오기 때문에 우리는 비싼 치킨에 맥주를 먹는 날도 있었고, 선배들이 오지 않으면 찌개와 소주로 저녁을 간단히 해결했다. 이때 나누는 이야기는 테니스 실력 향상 방법이나 테니스 선수들에 관한 사소한 이야기, 그리고 선배들의 치과대학 실습 경험담이 주를 이루었다. 선배들은 실습의 어려움이나 레지던트, 교수님들에 대한 불만, 이성 문제 등 다양한 고민을 털어놓으며 우리의 이야기를 듣기도 했다. 이 시기가 동아리 활동을 하기에 가장 재미있을 때

이고, 나 또한 가장 즐거운 추억으로 기억된다.

1학기 중간고사와 기말고사에서는 치의학 관련 과목들이 포함되지만, 수업 시간에 배운 PPT와 필기 내용, 기출문제를 잘 따라가면 큰 어려움 없이 성적을 받을 수 있었다. 출석만 잘하고 시험 전 조금만 공부해도 상위 10%에 들 수 있었다. 아직도 50% 이상의 학생들은 시험 기간에도 공부를 거의 하지 않았는데, 이는 인턴과 레지던트를 볼 때 치의학과 성적만 반영되기 때문이다. 그 이유는 현재처럼 6, 7, 8년제 등 다양한 학제가 있는 시점에서 일관성을 위해 다양한 경험을 강조하는 앞 2년은 제외하고 공통적으로 치의학 교육을 받는 뒤 4년간의 성적만 반영하는 게 합리적이기 때문이다. 11개 대학 모두 6년제만 있던 과거에는 예과 때의 성적을 중요하게 생각하지 않고 다양한 경험을 쌓도록 장려하는 분위기였다. 하지만 최근 들어 국가고시에 실기시험이 추가되면서 많은 기초 치의학 과목들이 본과 1학년에서 예과 2학년으로 넘어오면서 예과 성적도 중요해지고 있다. 특히 치의학과 장학금 산정 시 예과 성적을 일부 반영하기 시작했다. 이는 예과 때 너무 공부를 소홀히 하면 본과에서 공부할 때 방향을 잡지 못하고 '유급' 등으로 고생할 수 있기 때문이다. 예과 때도 교외 활동을 병행하더라도 최소한 시험 3일 전부터는 평상시에 안 하던 도서관에 엉덩이 앉는 연습을 하루이틀이라도 조금씩 해두고, 시험 범위를 파악하고, 기출문제 확보 여부를 체크해 두는 등 기본적인 준비를 해 두는 것이 좋다. 그래야 시험 전날 하루라도 실제 공부를 할 수 있기 때문이다.

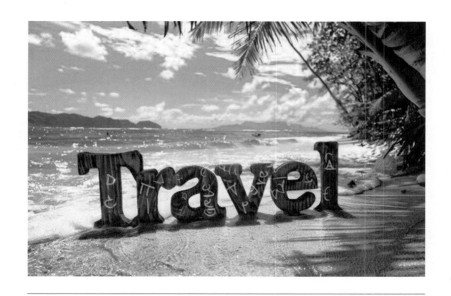

보통 학생들에게 치의예과 2학년 여름방학이 해외여행 등을 하며 가장 알차게 보낼 수 있는 기회인 듯하다. 예과 1학년 때는 방학을 어떻게 보내야 할지 잘 모른 채로 놀기만 하다가 몇몇 얼리 어답터 동기들이나 친구들에게 정보를 듣고 해외여행을 가곤 한다. Designed by Freepik.

　1학기가 끝나고 찾아온 여름방학은 치과대학 생활 중 가장 걱정이 없었던 방학으로 기억된다. 과거 수능에 대한 생각도 잊히고 미래에 대한 불안도 없이 오롯이 즐거움에만 집중할 수 있었기 때문이다. 이 시기에 많은 학생들이 장기 여행을 떠나며 유럽 배낭여행, 미국 서부와 동부 투어, 국내 내일로 기차여행, 동기들의 고향 방문, 제주도 한 달 살기, 농촌에서 한 달 살기 등 다양한 여행을 경험한다. 빠른 친구들은 예과 1학년 때 이미 다녀왔고, 그들의 이야기를 듣고 용기를 낸 친구들이 여행을 준비하곤 했다.

　여행 계획을 짜기 어려운 경우에는 잘 짜인 패키지 여행을 선택하거나 삼삼오오 모여 자유여행을 떠나기도 한다. 나 역시 이때 해외여행을 처음 하며, 내가 살던 세상이 더 이상 '트루먼 쇼'가 아님을 확신했다. 짐 캐리 주연의 영화 '트루먼 쇼'처럼 내가 모든 것의 중심이 된 세상이 아니라, 드넓은 세상 속에서 다양한 사람들을 만나며 살아가는 경험을 하게 되었다. 여행은 일상의 틀에서 벗어나 긴장과 즐거움이 동시에 찾아오는 순간이며, 새로운 인연 및 연인을 만나기도 하고 인생을 함께할 다양한 분야의 친구를 사귀는 기회가 되기도 한다. 아무래도 일상 밖의 여행이 주는 긴장감과 좋은 순간들이 사람들의 매력을 증폭시켜 가슴을 뜨겁게 하는 것 같다.

여름방학이 끝나면 예과 2학년 2학기가 시작된다. 1학기와 달리, 본과 1학년을 앞두고 압박감이 조금씩 느껴지기 시작한다. 주변 친구들도 공부에 더 신경을 쓰기 시작하며, 대부분의 과목이 치의학과 관련된 과목들로 구성되기에 치과대학에서 본격적인 공부를 시작하는 느낌이 든다. 가볍게 들을 수 있는 난이도가 낮은 개론 과목들도 있지만, 어느 정도 암기 및 이해를 요구하는 어려운 과목들도 있다. 형태학, 조직학, 해부학, 미생물학, 생화학, 병리학, 치과재료학 등 어려운 과목들이 본격적으로 포함되면서 '치과대학에 들어왔구나'라는 생각이 들기 시작한다.

1장 슬기로운 치과대학 생활 엿보기

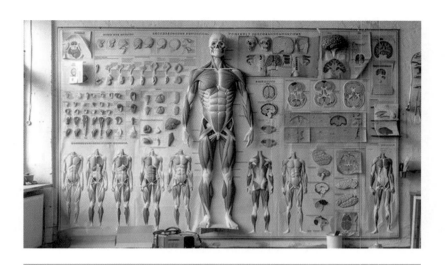

예과 2학년 2학기(또는 본과 1학년 1학기) 때 해부학 실습은 가장 강렬한 실습으로 기억된다. 카데바(cadaver, 기증 받은 고인의 시신을 일컬음, 의학적 연구를 위해 사용됨)를 마주하기 전, 고인의 숭고한 희생에 대한 감사와 존경의 마음을 담아 묵념을 한다. Designed by Freepik.

특히 해부학 실습은 치의학의 본격적인 여정의 시작을 알리는 중요한 경험이다. 실습복을 입고 해부학 실습실에 들어서면 포르말린 냄새와 엄숙한 분위기가 몸을 감싸면서 긴장감을 높인다. 카데바(cadaver, 의학 연구를 위해 기증된 시신)를 마주하기 전, 고인의 숭고한 희생에 대한 감사와 존경의 마음을 담아 묵념을 한다. 이때, 생명의 소중함과 의료인으로서의 책임감을 느끼며 깊은 경외감이 가슴에 밀려온다.

천천히 덮개를 들어 올리면 카데바가 눈앞에 나타나고, 우리는 교수님과 조교님들의 지도 아래 실습을 시작한다. 기증된 카데바 수(매해 다르다)에 따라 5~12명의 학생들이 한 조로 실습을 진행한다. 떨리는 손으로 메스를 잡고, 사람의 신체를 이루는 피부, 근육, 신경, 장기 등을 직접 탐구하며 인체의 복잡함과 생명의 신비를 체감하게 된다. 손끝이 떨리고 입안이 바짝 마르는 이 순간은 의료인의 길을 걷기 시작했다는 강렬한 인상을 남긴다.

해부학 실습을 경험하는 학생들은 크게 두 가지 유형으로 나뉜다. 신체를 적극적으로 탐구하며 실습에 열중하는 학생들이 있는가 하면, 포르말린 냄새와 고인에 대한 미안함으로 실습을 눈으로만 진행하는 학생들도 있다. 어느 쪽이든 개인의 선택에 따라 실습을 진행하면 된다. 그러나 한 번쯤은 직접 메스를 잡고 신체를 탐구해보는 것이 중요한 경험이 될 수 있다. 이런 경험을 통해 자신이 수술에 대한 적성이 있는지, 외과적 기질이 있는지를 파악할 수 있기 때문이다. 보통 조별로 할당된 시간과 그날까지 해부해야 할 과제가 있으니 조원들과 같이 해부학 실습에 적극적으로 참여하여 자기가 맡은 역할을 성격에 맞게 정하고 그것을 잘 수행해 나가면 될 것 같다. 한가지, 본인이 이때 소극적으로 해부를 하는 쪽이었으면 최대한 치의학에서 수술을 덜하는, 피를 덜 보는 영상치의학과, 구강내과, 보철과 등의 과에 레지던트로 지원할 가능성이 높고, 적극적으로 한 사람들은 구강외과, 치주과, 소아치과 등 수술을 많이 해야 하는 과로 지원할 가능성이 높다. 이는 의과대학에서도 비슷하게 나타난다고 한다. 실습이 끝나면 온몸에 포르말린 냄새가 배어든다. 실습을 마치고 집에 가서 얼른 샤워를 한 후 마음 맞는 동기들과 함께 얼큰한 국물에 소주 한잔하며 하루를 마무리하곤 한다. 속으로는 처음 해보는 환경에 스트레스를 받아 술을 마시는 것일지도 모르겠다. 심지어 술을 잘 마시지 않던 학생들조차 이때만큼은 함께 술을 마시는 경우가 많았다. 이런 경험을 통해 의학 드라마에서 보던 외과 의사들이나 양악수술 및 구강암 수술을 진행하는 구강외과 의사들의 위대함에 대한 감탄도 자연스럽게 나온다.

1장 슬기로운 치과대학 생활 엿보기

치의예과에서 가장 많이 회자되는 과목 중 하나는 치아 형태학이다. 이 과목은 치의학 계열(치과대학, 치위생학과, 치기공학과)에서만 배울 수 있는 독특한 과목으로, 치아의 모양과 치아 구조에 대한 이론과 실습을 통해 배우게 된다. 치아의 각도, 길이, 폭을 밀리미터 단위로 외운 뒤, 손에 쥔 작은 왁스 덩어리를 왁스 카버(Wax Carver)라는 스테인리스 스틸 도구로 정교하게 깎아내어 실제 치아 모양을 재현한다. 마치 조각가가 된 듯한 느낌을 받으며, 예술과 과학의 조화를 이룬 치아를 만들어내는 과정은 매우 흥미롭고 독특하다.

이 실습에서는 알코올 램프를 이용해 카버를 달군 뒤, 매끄러운 치아 표면을 만들어내기 위한 섬세한 작업이 이어진다. 이때 처음 만난 왁스 카버는 본과 4학년이 끝날 때까지 계속 사용하게 될 중요한 도구가 된다. 실습을 할 때마다 항상 실습 가운 주머니에 첫 번째로 챙겨 넣는 도구로 왁스 치아를 만들며 손재주를 키우는 데 필수적이다.

처음에는 대부분의 학생들이 어설픈 솜씨로 엉뚱한 모양의 왁스 치아를 만들어내지만, 시간이 지나면서 조금씩 실제 치아와 닮아가는 과정을 통해 뿌듯함을 느끼게 된다. 그중에는 마치 타고난 재능을 가진 듯 치아의 형태를 완벽하게 재현하는 '신의 손' 학생도 있어 모두의 부러움을 사기도 한다. 하지만 대다수의 학생들은 왁스 덩어리에서 원하는 모양을 만들어내기 어려워하며, 치아가 아니라 육각형 또는 구형태를 만들어 버린다. 이때 서로를 '금수의 손' 또는 '곰손'이라 부르며 위로하곤 한다. 때로는 손이 떨리는 학생도 있는데, 이는 긴장 때문이 아니라 몸이 자연스레 반응하는 경우다. 실망할 필요는 없다. 손이 떨리던 학생들 역시 현재 훌륭한 치과의사로 환자를 잘 치료하고 있으니 걱정하지 않아도 된다. 다만, 손 떨림이 심하다면 한 번쯤 의학적 검진을 받아보는 것이 좋을 것이다.

치아 형태학은 단순한 수업을 넘어 손재주, 공간 지각 능력, 그리고 심미적 감각을 키워주는 과목이다. 동시에 많은 학생들에게 치과대학에 온 것을 후회하게 만들기도 한다. "이걸 5년 동안 더 해야 하나?"라는 질문이 자연스럽게 나올 정도로 어려움을 느끼게 하는 과목이기도 하다. 그러나 반복 연습을 통해 결국엔 대부분의 학생들이 어느 정도 성공적으로 치아를 재현해낼 수 있게 된다. 신의 손이 되는 것은 어려울지라도, 끊임없는 연습으로 머리와 손이 따로 놀다가도, 점차 조화를 이루게 되어 싱크가 맞아 들어가는 과정은 그 자체로 의미 있다. 치과의사는 졸업하고도 계속 이러한 싱크를 맞추기 위한 노력을 해야 실력이 좋게 될 수 있다.

이렇게 예과 2학년의 마지막 학기인 겨울방학이 되면 많은 학생들이 '마지막 예과 방학'이라는 생각에 뭔가 특별한 경험을 하고자 한다. 겨울 스포츠나 여행, 그동안 해보지 못한 활동들을 시도하며 방학을 보내는 경우가 많다. 예과 학생회에 소속된 학생들이나 차기 회장으로 지목된 학생들은 겨울 연습 또는 훈련이나 국시 호텔 방문 등의 행사를 기획해 진행하기도 한다. 보통 본과 1학년 때 회장이 되어 1년간 활동을 하지만, 예과 2학년 겨울부터 차기 회장단이 함께 준비를 시작하며 활동을 이어간다.

본과 1학년:

치의학의 기초와
임상을 향한 도전 (feat. 유급)

드디어 본과에 입성했다. 학교가 시작되면 그동안 보지 못했던 친구들이 간혹 눈에 띈다. 편입생이 본과 1학년에 들어오거나 오랫동안 휴학했던 선배들이 복학하는 경우, 혹은 유급을 당해 다시 본과 1학년으로 내려온 선배들이다. 유급은 학년 평균 학점이 2.0 미만이거나 특정 과목에서 F 학점을 받은 경우 발생한다. 유급을 당하면 그 학기 또는 학년을 다시 이수해야 하며 치과대학에서 3~4회 유급을 당하면 제적될 수 있다. 최근에는 제적 후 재입학이 불가능한 경우가 많아 학생들은 유급을 피하기 위해 더욱 열심히 공부한다. 이렇게 못 보던 학생들이 동기로 지내게 되면 사정을 대략 파악하고 예과 때와는 다른 긴장을 하게 된다. 어렵게 들어온 치과대학에서 유급을 하여 쫓겨날지도 모르기 때문이다.

치과대학에서의 유급제도는 학생들의 학업 성취도와 의료인으로서의 자질을 엄격히 관리하는 중요한 장치다. 단 한 과목에서 F를 받아도 해당 학기나 학년 전체를 다시 들어야 한다는 규정은 환자의 생명과 직결되는 의학 지식의 완벽한 습득을 목표로 하고 있다. 이러한 엄격한 기준은 학생들에게 큰 부담으로 작용하지만, 동시에 자기 관리를 철저히 하고 학업에 대한 진지한 태도를 기를 수 있는 기회가 된다. 또한, 이 제도를 통해 치과대학은 교육의 질적 수준을 유지하며 졸업생의 역량을 보장하고, 나아가 의료 서비스의 질을 높이는 데 기여한다.

과거에는 2학기 때 F 학점을 받으면 다음 해에 1학기부터 다시 다녀야 했으나 최근에는 학기 단위로 유급을 적용하여 2학기 때 유급을 당하면 1학기는 쉬고 2학기만 다시 이수하면 되는 방식으로 변화했다. 최근의 트렌드로, 남학생의 경우 유급을 당하면 군복무를 빨리 다녀오기도 한다. 자의 반 타의 반 군복무 18개월을 빨리 다녀와서 나태해진 정신을 차리기 위한 조치다.

이러한 긴장감을 잠시 잊고, 학기 초에는 신입생 OT에 참석하게 된다. 학교마다 다르지만, 본과 1학년 또는 2학년들이 조장이 되어 신입생들에게 치과대학 생활을 전수하는 중요한 역할을 맡는다. 신입생 OT에서는 2학번 차이가 큰 의미를 갖는다는 점이 자연스럽게 알려진다. 본과 4학년 때 레지던트 1년 차가 되는 선배들이 본과 3~4학년의 임상실습 및 원내생 생활을 담당해 학점에 큰 영향을 미칠 수 있기 때문이다. 본과 4학년이 되면 치과병원에서 임상실습을 진행하게 되는데, 이때 레지던트 1년 차 선생님들이 학생의 진료를 지도하고 평가한다. 따라서 신입생 때부터 2학번 차이의 선배들과 좋은 관계를 유지하는 것이 중요하다는 점이 강조된다.

신입생 OT가 끝나면 본과 1학년은 본격적으로 공부 모드로 전환된다. 유급의 그림자가 슬며시 다가오는 시점이기 때문이다. 본과에서는 대부분 수강신청을 따로 할 필요가 없고, 교학과에서 알아서 과목을 배정해준다. 일부 선택과목이 있는 학교에서는 수강신청을 직접 해야하는 경우도 있지만, 대부분은 정해진 커리큘럼을 따라간다.

본과 1학년 1학기에는 기초 치의학 과목들이 주를 이룬다. 생화학, 약리학, 치과재료학, 미생물학, 조직학 등 다양한 과목들을 배우게 되며, 구강 생화학이나 두경부 해부학처럼 치과와 관련된 세부적인 과목들도 등장한다. 본과에 올라오면 수업 장소가 크게 변하지 않고 하루 종일 같은 강의실에서 수업을 듣는 경우가 많다. 자연스럽게 자신이 앉던 자리에 계속 앉게 되고, 새로운 학문의 세계에 본격적으로 발을 들이게 된다.

본과 1학년에서 가장 독특한 과목은 바로 치과재료학이다. 나뿐만 아니라 모든 학생들이 이구동성으로 이야기를 한다. 다른 과목들이 주로 생물학적 접근을 취하는 것과 달리, 치과재료학은 화학과 물리학의 원리를 바탕으로 다양한 치과 재료의 특성을 배운다. 이 과목은 치과 진료의 90% 이상이 치과 재료를 사용하는 만큼 중요한 과목이다. 예를 들어, 충치 치료에 사용되는 레진부터 금니, 지르코니아, 티타늄으로 만든 임플란트, 인공뼈, 교정용 브라켓까지 모든 진료는 치과 재료의 적절한 사용과 직결된다.

본과 1학년 학생들은 처음 치과재료학을 접할 때 상당한 어려움을 겪는다. 낯선 화학적, 물리적 개념들이 쏟아져 들어오고, 동시에 임상에서 사용하는 전문 용어들이 등장해 머리가 복잡해진다. 이론과 실제 임상 적용 사이의 연결고리를 이해하기 어려워 그저 막연하게 느껴지기 때문이다. 그냥 소 귀에 경읽기 하는 것처럼 난감하게 다가온다. 나역시 치과재료학을 좋아했고 그래서 현재 치과재료학을 가르치는 입장이지만, 본과 4학년이 될 때까지 이 과목을 이해하기란 쉽지 않았다. 그럼에도 불구하고 학생들은 치과재료학이 향후 임상에서 얼마나 중요한지를 점차 깨닫고 선배들로부터 이 과목을 포기해서는 안 된다는 조언을 듣게 된다. 특히 국가고시에서 중요한 과목이므로 어떻게든 이해하고 넘어가려는 노력이 필요하다.

전국의 치과재료학 교수님들이 모여 더 쉽게 가르칠 방법을 고민하지만, 본과 1학년 커리큘럼에 배정되어 있기 때문에 어려운 과목으로 남아 있다. 하지만 치과재료학 및 다양한 임상과목에서 반복 학습을 통해 조금씩 익숙해지고 임상 과목에서 재료를 직접 다뤄보면서 점차 이해의 폭이 넓어진다. 졸업 후 실제로 다양한 재료를 적용해볼 때, 이 과목의 중요성을 가장 깊이 깨닫게 된다.

본과 1학년은 여전히 치의예과 시절의 습관이 남아 있어 하루 종일 수업을 듣는 데 익숙하지 않은 학생들이 많다. 수업이 20분을 넘어서면 조는 학생들이 많아지며, 교수님들은 서서 수업을 들으라고 하거나 직접 일어나서 서서 수업을 듣는 경우도 종종 발생한다. 답답함을 이기지 못해 수업 중간에 밖으로 나가는 학생들도 생긴다. 만약 너무 많은 학생들이 나가거나 수업 분위기가 흐트러지면 교수님들은 문을 닫고 다시 출석을 부르기도 한다. 이때 자리에 없으면 '출튀(출석 후 튀기)'를 당해 결석 처리되고 꾸중을 듣는 일이 발생한다. 또한, 전날 폭음이나 기타 이유로 지각 및 결석을 하는 경우도 생긴다. 어떤 학생들은 결석을 피하기 위해 새벽에 교실에 들어와 학교에서 잠을 청하기도 한다.

1장 슬기로운 치과대학 생활 엿보기

친구들은 수업시간 직전에 잠든 학생을 깨워준다.

출석은 학점에도 큰 영향을 미친다. 많은 치과대학에서는 한 과목에서 무단으로 4~6번 결석하면 F를 받게 된다. 출석이 학점의 약 30%를 차지하는 경우가 많기 때문에 출석을 잘 챙겨야 한다. 학점은 보통 100점을 기준으로 30%는 출석, 35%는 중간고사, 35%는 기말고사로 나뉜다. 대학은 성적을 100점을 기준으로 95이상이면 A+, ~90 이면 A, ~85 이면 B+, ~80 이면 B, ~ 75 이면 C+, ~70 이면 C, ~65 D+, ~60 D, 60 미만이면 F이다. 만약 4번 결석이 F인 경우, 3번 결석을 한다면 출석점수 30점에서 5점씩 3번 깎여 15점만 남게 된다. 이 경우, 중간과 기말고사 시험에서 모두 100점을 받아도 최종 학점 산정 점수에서 85점(70+15)을 획득하여 최대 B+밖에 받을 수 없다. 평균적으로 학생들이 중간고사와 기말고사에서 70점을 받는 경우 출석까지 같은 방법으로 합산하면 64점(49+15)으로 D를 받게 된다.

결국, 출석만 잘하고 시험 기간에 남들처럼 공부만 해도 F나 평락(학년 평균 2.0 미만으로 유급되는 것)을 걱정할 필요가 없다. 이러한 이유로 본과 1학년 학생들은 출석에 더 신경을 쓰며, 멀리서 통학하는 학생들은 학교 근처에 자취방을 구해 생활하기도 한다.

본과 1학기에 처음으로 치르는 시험은 중간고사다. 이때부터 학생들이 가장 주목해야 할 것은 족보(야마, 기출문제)의 확보와 활용이다. 족보는 과거 시험에 출제된 문제들을 모아둔 자료로, 특히 시험 대비에서 매우 중요한 역할을 한다. 학생들은 어떤 족보를 확보하고, 그중에서 무엇을 중심으로 공부할지를 신중히 결정해야 한다. 여기서 '짤' 족보(야마)는 '압축된' 또는 '요약된' 족보를 의미하며, 시험에 나올 가능성이 높은 중요한 부분만 정리된 자료를 말한다.

족보는 주로 세 가지 경로로 확보된다. 첫째, 1년 위 선배들이 과대를 통해 전달해 주는 족보다. 이 족보는 과거 10년 넘게 쌓인 자료와 최근에 업데이트된 자료가 섞여 있다. 둘째, 선배들이 개인적으로 관리하는 족보다. 일부 선배들은 시험을 치르고 난 후, 재시험을 준비하기 위해 문제를 기록하고 표시해둔다. 이러한 족보는 보통 동아리나 친분을 통해 전달되며 전체 학번에 공유되지 않고 개인적으로만 사용할 경우가 많다. 이런 상황에서 족보를 공유하지 않는다면 동기들 간에 갈등이 발생할 수 있다. 하지만 대다수의 학생들은 족보를 공유하여 서로 도움을 주고받는 분위기를 형성한다. 셋째, 동기들이 직접 정리한 족보다. 공부를 잘하는 동기가 정리한 노트나 필기 자료는 동기들 사이에서 큰 도움이 된다. 특히 개인 족보 및 동기들이 직접 정리한 족보를 공유하면 동기들 내에서의 평판, 그리고 이것을 받을 후배들에게도 좋은 인상을 남기게 된다. 그래서 족보에는 사람 이름, 동아리 이름, 자기가 하고 싶은 말 등이 적혀서 누가 이것을 작업했는지에 대한 흔적을 남겨 두곤 한다. 이러한 족보 말고도 학교에 따라 학번별로 학습부가 꾸려져 있어서, 작년 학습부가 만든 내용을 과목별로 업데이트하고 기출문제를 추가해 전체 학생에게 공유시켜주는 문화를 가진 학교들도 있다. 그런데 여기서 한 가지 재미있는 사실이 있다. 열심히 족보를 모아 보면 그 양이 교과서 시험범위의 두께와 같아지기도 하고, 오히려 더 많아 지기도 한다는 것이다.

족보를 공유하는 이유는 간단하다. 첫째, 개인 족보를 모두 공유하지 않으면 나도 다른 사람이 가진 족보를 못 보는 경우가 생기고, 이에 시험 준비에 큰 어려움이 생겨 재시험이나 F를 받을 가능성이 높아진다. 족보를 모두 나눠서 보는 게 나를 위해서도 이득인 셈이다. 둘째, 족보를 모두 공유하더라도 성적이 같아질 수는 없다. 같은 족보를 보고 공부해도 개인의 이해력과 지식의 깊이에 따라 성적은 달라진다. 또한, 족보에 적힌 답이 잘못된 경우가 있거나 문제의 의도에 맞게 답을 변형해야 하는 등 변수가 많기 때문이다.

의학계열에서 쓰이는 족보의 다른 말 '야마'

'야마'라는 용어의 기원이 다양한 설이 있지만, 일본어 'やまあて(야마아테)'에서 유래되었다고 생각된다. 이는 '산을 겨냥하다'라는 뜻을 가진다. 이 용어는 원래 일본의 교육 현장에서 시작되어 한국으로 전파되었다. 일본에서 '야마아테'는 주로 입시나 자격증 시험 준비 과정에서 사용되며, 시험 출제 경향을 예측해 중요한 주제를 집중적으로 학습하는 전략을 의미한다.

한국에서는 특히 의학계열 학생들 사이에서 '야마'가 널리 쓰이며, 주로 '기출문제'나 '예상문제'를 지칭하는 은어로 자리 잡았다. 학생들은 과거 시험 문제를 분석하고 출제 패턴을 파악해 효율적인 학습 전략을 세우는데, 이를 흔히 '야마를 잡는다'라고 표현한다. 이러한 표현은 시험 준비에서 전략적 학습의 중요성을 강조하는 문화와 맞닿아 있다.

특히 방대한 양의 정보를 학습해야 하는 의학과 치의학 같은 분야에서는 '야마'를 잡고 이를 바탕으로 학습하는 것이 효율적인 학습 방법으로 자리 잡고 있다. 기출문제나 요약집을 확보해 전략적으로 학습하는 것은 학생들에게 큰 도움이 된다.

하지만 간혹 학생들이 보는 야마에서 거의 문제가 출제되지 않는 '탈야마'가 발생하기도 하기에 (교수님들도 야마의 존재를 당연히 알고 있기에 간혹 문제를 완전히 새로 내기도 한다), 야마와 수업자료를 두루두루 공부해야한다.

이제 족보를 확보했으면 본격적으로 공부를 시작해야 한다. 많은 학생들이 사용하는 방식은 '작년 기출문제 + 올해 동기가 정리한 요약집 + 과대가 준 자료 + 반복 출제된 문제 + 올해 강의 자료'를 조합하는 것이다. 족보만으로 공부하면 이해가 되지 않는 경우가 많기 때문에 수업 시간에 들었던 내용을 떠올리거나 교과서를 참고해야 족보의 내용을 이해하고 암기할 수 있다. 가끔 '스캐너'처럼 한번 글을 보면 기가 막히게 모든 것을 암기하는 친구들이 있는데, 대단한 능력의 소유자들이다. 어떤 친구는 이해하는 것을 정말 잘해서 남들에게 설명까지 해 줄 수 있는데, 정작 그 많은 것을 기억하기 힘들어 하는 친구도 있다. 본인은 그 어느 것도 아니라 그냥 남들만큼 이해하고 남들만큼 기억하면서 공부를 했던 것 같다.

시험 준비는 보통 시험 2주 전부터 시작된다. 학생들은 중고등학교 때처럼 시험 스케줄에 맞춰 계획을 세우며 하루에 1~2과목씩 공부한다. 예를 들어, 시험이 다음주 월요일부터 금요일까지 A, B, C, D, E 과목이 있으면, E, D, C, B, A, E, D, C, B, A 이런 식으로 계획해 시험 전날 A 과목을 공부할 수 있도록 한다. 물론 과목의 양과 난이도를 고려해서 시험공부 스케줄을 일부 조절하면 된다.

통합교과목으로 구성된 경우에는 과목 수가 적어 보이지만, 실제로는 여러 전공 과목이 하나의 교과목으로 묶여 있어 준비할 내용이 많다. 전통적인 단일 교과목으로 나눠져 있는 경우 1학기에 8~10개 과목을 1~2주 사이에 시험을 보게 되어, 하루에 1~2과목씩 시험을 볼 수 있도록 과대와 교수님들이 협력해 시험 일정을 조율한다.

이때 학번 분위기는 교수님들과의 관계에서 중요한 역할을 한다. 교수님들은 학번별로 특정 이미지를 가지고 있는데, 유난히 조용하고 태도가 좋은 학번이 있는가 하면, 반대로 분위기가 좋지 않아 시험 문제가 까다롭게 나오거나 F와 재시험이 많이 나오는 학번도 있다. 과대는 동기들에게 수업 시간에 졸지 않고 지각 및 결석하지 않도록 신경 써달라고 요청하고, 교수님들과 소통하며 학번의 이미지를 개선하려는 노력을 기울인다. 이는 학번 전체의 치과대학 생활이 얼마나 평화로울지를 결정짓는 중요한 요소다.

학번 분위기와 동기 간 조율 과정에서 갈등이 발생할 수도 있지만, 중요한 것은 공동체 의식을 가지고 행동하는 것이다. 개인적인 이익을 최소화하고, 동기들과의 협력을 통해 서로 돕는다면 학문적 성취와 공동체 생활 모두에서 긍정적인 결과를 얻을 수 있다.

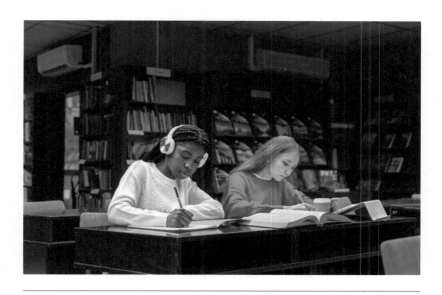

치과대학의 시험은 각자가 공부하더라도 동기들 간에 함께 준비하는 분위기가 강하다. 학생들은 기출문제나 족보를 서로 공유하며, 유급을 피하고 함께 진급하는 것을 목표로 한다. 사실 중고등학교 때 시험공부에 쏟았던 노력의 절반만 투자해도 다음 학년으로 진급하는 데는 큰 문제가 없을 것이라는 생각이 든다. Designed by Freepik.

첫 번째 중간고사가 끝나면 많은 학생들이 긴장 속에 재시험을 준비하게 된다. 치의예과 시절에는 공부를 크게 신경 쓰지 않는 경우가 많았지만, 본과 첫 중간고사는 학생들에게 학번 내에서 자신의 위치를 확인하는 중요한 시험이다. 예과 때 공부를 잘하던 학생이 생각보다 좋은 성적을 받지 못하는 경우도 있고, 반대로 예과 시절에는 공부에 소홀했던 학생이 갑작스럽게 높은 성적을 받아 동기들을 놀라게 하기도 한다. 하지만 첫 중간고사 성적에 좌절하지 않고 1년 전체를 목표로 꾸준히 노력한다면 성적이 서서히 안정되며, 자신의 위치를 찾아가게 된다.

나 역시 지도했던 한 학생이 중간고사에서 하위 20%에 속했지만, 공부 방법을 개선해 기말고사에서 상위 20%로 성적이 상승한 경우가 있었다. 이 학생은 처음에는 교과서만 읽고 이해하는 방식으로 공부했지만, 기말고사 때는 기출문제 위주의 암기를 추가하며 성적을 끌어올릴 수 있었다. 이처럼 절대적인 공부량도 중요하지만, 치과대학 시험에 맞는 공부 방법을 찾는 것이 성적 향상에 큰 도움이 된다.

학교마다 성적 공개 방식은 다양하다. 1) 학생들의 이름과 점수를 그대로 게시판에 게시하는 전통적인 방법 2) 학생들이 자신만 아는 숫자를 답안지에 적고, 그 숫자와 함께 성적을 공개하는 방법 3) 성적을 공개하지 않고 재시험 대상자만 과대를 통해 통보하는 방법 등이 있다. 대체로 1번 방식인 경우가 과거에는 많았는데, 성적이 게시되어 동기들 사이에서 누가 잘했는지, 누가 재시험 대상자인지 단번에 알 수 있었다. 동기들 사이에서 재시험 대상자를 찾고 자신의 이름이 빨간 줄 밑에 있지 않은 것을 확인하며 기쁨을 느끼기도 했다.

재시험은 의학계열에서 유급을 방지하고 학생들이 학업을 지속할 수

1장 슬기로운 치과대학 생활 엿보기

있도록 돕는 중요한 제도다. 대부분의 시험에서 60점 미만이 유급 기준이기 때문에 이 기준에 못 미친 학생들에게 재시험 기회가 주어진다. 이는 국가고시에도 적용되어 총점의 60% 점수가 되지 않으면 국가고시에 불합격하게 된다. 재시험에서도 60점을 넘기지 못하면 해당 과목에서 F를 받게 되고 유급 처리된다. 교수들도 시험 난이도를 조절하는 데 실패한 경우 재시험 기회를 주는 경우가 많다. 시험에서 60점 미만을 받은 학생이 전체의 절반을 넘는다면 교수님들은 하위 20%부터 재시험을 주거나 평균 점수와 표준편차를 기준으로 재시험 라인을 설정하기도 한다.

교수 입장에서 재시험을 위한 기준을 정하는 일은 매우 섬세한 작업이다. 1~2점 차이로 재시험 기회를 주는 것이 합당한지 고민하며, '이 정도는 알고 있어야 다음 수업을 이해할 수 있다'는 기준으로 재시험을 부여하려고 한다. 하지만 1~2점 차이로 재시험 대상이 되지 않은 학생과 재시험 대상 학생이 실질적으로 얼마나 차이가 나는지에 대한 의구심이 들기도 한다.

중간고사와 재시험이 끝나면 전치제 준비가 본격적으로 시작된다. 전국 치과대학 행사인 전치제를 앞두고, 운동 동아리와 공연 동아리들은 방과 후 많은 시간을 투자하며 연습에 매진한다. 본과 1학년부터는 운동 실력이 예과 때보다 향상되었기 때문에 운동을 하면서 더욱 재미를 느끼기도 한다. 나 역시 방과 후 테니스장에서 선배들과 내기를 하며 재미있게 시간을 보냈던 기억이 있다.

전치제가 끝나면 지도교수 모임이나 동문회 활동도 이어진다. 고등학교 동문회나 향우회, 동기회 등 다양한 모임을 거치다 보면 어느덧 5

월이 지나고, 6월의 기말고사가 다가온다.

기말고사는 6월 중순에 치러지며, 5월의 전치제가 끝난 후 방과 후 동아리 활동과 각종 모임에 참여하다 보면 어느새 코앞에 다가오게 된다. 기말고사는 중간고사와 마찬가지로 치러지지만, 과목 수가 더 많아지는 경향이 있다. 이는 실습 과목도 기말고사 때 시험을 보기 때문이다. 또 다른 차이점은 기말고사에서는 F가 나올 수 있다는 점이다. 1학기 중간고사에서는 재시험을 주는 과목이 많지 않지만, 기말고사 후에는 중간고사와 기말고사 점수를 합산해 재시험 기회가 주어진다.

재시험은 개인마다 방학 기간을 다르게 만든다. 시험이 끝나고 바로 방학을 시작하는 친구도 있지만, 재시험 대상자는 방학이 늦어지면서 남들보다 2주 늦게 방학을 시작해야 한다. 재시험은 1학기 전체 범위를 다시 공부해야 하는 부담이 따르며 기출문제를 기반으로 재시험 준비를 하면 통과할 수 있는 경우가 많다. 재시험에 통과하면 학점은 D나 C로 처리되지만, 통과하지 못하면 F를 받고 유급을 당할 수 있다.

만약 D 학점을 받게 되면 평락(학년 평균 2.0 미만) 기준을 피하기 위해 B 학점을 받는 과목이 필요하다. 하위권 학생들에게는 B 학점을 받는 것이 쉽지 않기 때문에 최소한 C 학점을 유지하려고 노력하는 것이 중요하다. 재시험 대상자들은 상위권 친구들에게 도움을 청해 문제 복기를 부탁하거나 기출문제를 다시 분석하는 등 최선을 다해 유급을 피하려고 노력한다.

유급이 되면 학생들은 자중의 시간을 갖거나 교수님에게 삼시의 기회를 요청하는 경우도 있다. 심지어 부모님들이 학장님이나 담당 교수님에게 찾아와 읍소하는 상황도 발생할 수 있다. 기말고사가 끝나고 2주 뒤쯤 치과대학을 가보면 교수님 방 앞에서 침울한 표정으로 대기하

1장 슬기로운 치과대학 생활 엿보기

는 학생들을 종종 볼 수 있다.

　치의학전문대학원의 경우 이미 학부를 마친 학생들이라 공부 습관이 잘 잡혀 있어 유급 사례가 드물지만, 수능을 보고 치과대학에 입학한 학생들 중에서는 본과 1학년에서 유급을 당해 어려움을 겪는 경우가 종종 있다. 특히, 본과 1학년과 본과 2학년 1학기는 절대적인 공부량과 시험 개수가 증가하는 시기이기 때문에 많은 학생들이 이 시기에 당혹감을 느낀다. 보통 유급은 본과 1학년과 2학년에서 가장 많이 발생한다.

　하지만 학번과 학교마다 다르겠지만, 유급 비율은 약 5% 이내로 크게 걱정할 수준은 아니다. 하위 20% 이내에 속하지 않는다면 유급에 대한 걱정을 덜어도 된다. 내가 본 유급 사례들은 대부분 게임에 지나치게 몰두해 공부를 거의 하지 않거나 시험 전날에만 조금 공부하던 학생들이었다. 치과대학에 들어온 학생들은 모두 기본적인 학습 능력을 갖추고 있기 때문에 중고등학교 때 했던 공부 루틴만 잘 따라도 큰 문제가 없을 것이다. 학생들에게 상담할 때는 중고등학교 때의 시험 준비 노력의 50%만이라도 치과대학에서 해보라고 조언한다. 출석, 수업 내용 이해, 족보 암기 등 기본적인 학습을 충실히 하면 무사히 진급할 수 있을 것이다.

　폭풍 같은 1학기가 지나가고, 드디어 기다리던 여름방학이 찾아온다. 본과 1학년 1학기에는 벚꽃 구경도 제대로 하지 못하고 중간고사에 매달렸던 만큼, 여름방학 동안 최대한 신나게 지내고 싶어지는 시기다. 봉사활동 동아리에 참여한 학생들은 본과 3~4학년 선배나 인턴, 레지던트를 따라 간단한 치과 봉사활동에 참여하기도 한다. 이들은 양치질 교육, 치과 기구 세척, 어시스트 역할 등을 하며 치의학 임상 기술을 조금씩 맛본다.

또한, 본과 1학년이 동아리 회장을 맡은 경우, 여름방학 동안 동아리 MT나 8월 말에서 9월 초에 열릴 공연을 준비하는 시간을 갖는다. 여름방학을 맞아 작품을 준비한 사진 및 그림 동아리는 방학 동안 만든 작품을 치과대학 1층이나 전시관에 전시하며, 동기들과 선후배들은 과자나 꽃, 케이크와 함께 축하의 메시지를 담은 카드를 작품 근처에 놓아 마음을 전한다.

여름방학이 끝나고 맞이하는 2학기는 각 공연 동아리의 메인 행사가 열리는 시기다. 동기들과 졸업한 선배들이 함께 모여 축하와 격려를 보내는 이 행사는, 특히 동아리 중심인 본과 1학년에게 중요한 행사로 책임감 있게 행사를 주도하고 공연을 마무리한다. 물론, 오케스트라 동아리처럼 시간이 많이 필요한 공연 동아리의 경우 연주 실력이 아직은 부족할 수 있지만, 모든 것이 성장의 과정으로 의미가 크다. 몇몇 동아리들은 2학기 초가 아닌 2학기 중간고사 이후에 공연을 하는 동아리도 있다.

본격적인 2학기가 시작되면 가장 큰 변화는 임상 치의학 수업이 시작된다는 것이다. 1학기는 주로 기초 치의학 과목들이었지만, 2학기부터는 보존학, 보철학, 치주학, 영상치의학 등 본격적인 임상 치의학 과목들이 개설된다. 실습 수업이 포함되지는 않지만, 임상 수업을 통해 학생들은 치과 진료의 개념을 하나씩 배워 나가게 된다.

임상 수업에서는 수업 분위기가 달라진다. 주로 레지던트들이 출석을 부르기 때문이다. 레지던트들은 수업 시작 5~10분 전에 들어와 출석을 부르고 맨 앞줄에 앉아 수업을 듣는다. 출석 과정은 매우 엄숙하게 진행되며 학생들 역시 긴장한 채 출석 체크에 임한다. 출석을 부를 때는 간혹 이름이 아닌 번호를 부르기도 하는데 대답이 늦으면 지각이나 결석 처리되므로 정신을 바짝 차려야 한다. 이렇게 출석 과정은 각 과의 자존심과 교수님들에 대한 존경심을 나타내는 것으로 여겨지며 수업 분위기를 바로잡는 역할을 한다.

임상 수업의 시작은 학생들에게 치과대학에 입학한 의미를 실감하게 한다. 내용이 한번에 와닿지는 않지만, 충치 치료, 잇몸 치료, 보철 치료 등에 대한 개념을 차근차근 배워나가며 임상 사진과 다양한 증례를 통해 수업이 지루하지 않게 흘러간다. 이 수업은 기초 치의학 수업과 비교할 때 학생들이 더 흥미를 느끼는 경우가 많다.

본과 1학년 2학기에서 특히 기억에 남는 과목은 병리학과 교정학이다. 병리학은 전신 질환에 대해 깊이 있게 학습하는데, 학생들은 방대한 양의 정보에 압도되곤 한다. "이 많은 병리 질환을 어떻게 다 외워야 하지?"라는 생각이 들 만큼 학습량이 많다. 이때 미국의 의학 드라마 하우스를 떠올리게 된다. 하우스는 진단 병리학과 의사인 천재 하우스의 이야기를 다루는데, 그의 뛰어난 진단 능력을 보면서 학생들은 진정한 천재란 무엇인지 느끼게 된다. 병리학 공부를 하다 보면 질병의 원인이 다양한 경우가 있는데, 교수님들은 종종 "원인이 다양하다는 것은 사실 정확한 원인을 모른다는 말이다"라고 말씀하신다. 그래서 연구에 관심 있는 학생들은 그 질병을 공부해보라는 권유를 받기도 한다.

교정학은 임상 과목 중 가장 인상적인 학문이다. 대부분의 학생들은 교정학을 "왜 교정이 필요하고, 어떻게 교정을 할까?"에 대한 답을 주는 과목으로 생각한다. 하지만 교정학에서는 교정 치료 이전에 구강 악안면 발달에 대해 깊이 있게 배운다. 처음에는 태아의 구강 악안면이 어떻게 발생하는지 세세하게 배우는데, 이때는 "이게 교정과 무슨 상관이 있지?"라는 의문이 들기도 한다. 우스갯소리로 1학기가 끝날 무렵에도 태아의 성장이 3개월밖에 진행되지 않았다는 농담이 오갈 정도다. 그러나 이러한 발달 과정을 배우는 것은 비정상적인 발달 패턴을 파악해 교정 치료 계획을 세우는 데 큰 도움이 된다. 하지만, 그 당시 교정치료에 대한 지식이 전무한 학생들은 발생부터 배우는 게 너무 어렵기만 했다. 일부 학생들은 혼자 교정 관련 전문 서적을 사서 공부하기도 한다.

2학기에는 시험도 빈번하게 치러진다. 병리학, 약리학, 생리학 등의 과목은 학습량이 방대해 학기 중 3~4번씩 시험을 치르는 경우가 있다. 이럴 때는 시험이 9월 말부터 시작해 기말고사까지 매주 이어진다. 또한, 임상 과목에서는 매주 퀴즈를 보는 경우도 있는데, 이는 이번 주에 배울 내용을 미리 공부하라는 의미다. 퀴즈 역시 학점에 반영되므로 학생들은 학기 내내 집중해야 한다. 의과대학에서는 보통 'Block제' 강의 방식이라 2~3주 동안 집중적으로 강의를 듣고 곧바로 시험을 치르는 경우가 많다. 이런 방식에서는 한 학기 내내 매주 시험공부를 하고 시험을 치르는 듯한 느낌이 들기 때문에 쉴 틈이 없다. 그래서 의대생들에게는 상당한 고강도의 정신적 체력이 요구된다. 치과대학에서는 'Block' 강의 만큼의 압박감은 아니지만, 이러한 시험과 퀴즈가 지속되는 상황이기에 자신만의 공부 및 휴식 스케줄을 잘 짜는 것이 중요하다.

임상 과목의 첫 시험은 2학기 중간고사에서 치러진다. 이때 학생들은 다시 한 번 공부 방법을 바꿔야 할 필요성을 느낀다. 임상 과목에서는 '적응증'과 '비적응증'이라는 개념이 자주 등장하는데, 이는 특정 치료나 시술을 할지 말지를 결정하는 중요한 기준이다. 적응증은 해당 치료가 효과적으로 적용될 수 있는 상황을, 비적응증은 치료가 부적절하거나 위험할 수 있는 상황을 의미한다. 예를 들어, 신경 치료의 적응증으로는 비가역적 치수염, 치수 괴사 등이 있으며, 이러한 경우 신경 치료는 치아를 보존하고 통증을 해소하는 데 효과적이다. 반면, 비적응증으로는 치아 지지가 불충분하거나 환자의 전신 건강 상태가 좋지 않은 경우가 있다. 이런 상황에서는 신경 치료 대신 발치나 다른 대안적 치료법을 고려해야 한다.

적응증과 비적응증을 시험에서 서술형으로 잘 답변하기 위해서는 개념을 이해하고 외워야 한다. 이해를 바탕으로 객관식으로 고르는 것은 쉽지만, 어찌 보면 당연한 내용을 토씨 한자 빠지지 않고 외우는 것은 또 다른 영역으로 여겨진다. 예를 들어, 시험 문제에 "치과치료를 할 때 적응증과 비적응증을 아는것이 중요한 이유를 7개 서술하시오.(7점)"이라고 나온다면 환자 안전 확보, 치료 효과 극대화, 의료 자원의 효율적 사용, 법적·윤리적 기준, 의사 결정 지원 등 7가지를 빠짐없이 외워야 한다. 이를 위해 학생들은 뻔하게 맞는 말이지만 앞 글자를 따서 외우는 방식으로 암기를 돕는다. 예를 들어 '환치의 법의 표교'처럼 나열하고, 이것을 바탕으로 시험 시간에 하나씩 풀어 쓰는 것이다. 이러한 시험문제 스타일을 우리는 넘버링(numbering) 유형이라고 부른다. 보통 문제에서 몇개를 나열하라고 하기에 붙여진 이름이다. 이처럼 임상 과목이 시작되면 단순 암기력이 좋은 학생들이 시험 점수를 잘 받는 경우가 많다. 시험에 답을 쓰기만 하면 점수를 받을 수 있기 때문이다. 간혹 족보를 보다 보면 선배들이 기억이 잘 나도록 기깔나게 넘버링 문제에 대한 답을 앞 글자로 잘 만들어 놓은 것을 보면서 미소 짓기도 한다.

이러한 첫 임상 관련 시험을 치르고 나면 학생들은 자신의 공부 방법을 점검하고 수정해나간다. 동기들과 선배들에게 조언을 구해 자신만의 효율적인 공부 루틴을 만들어가는 것이 중요하다.

의학계열 대학의 Block제 강의란?

의학계열에서 흔히 활용되는 Block제 강의는 실제로 매우 효과적인 교육 방식이다. Block제 강의는 특정 주제나 과목을 2~3주 동안 집중적으로 학습한 후 곧바로 시험을 치르는 시스템이다. 이 방식의 장점은 한 번에 하나의 과목이나 주제에만 몰입할 수 있어 학습 효율을 높일 수 있다는 점이다. 예를 들어, 2주 동안 순환기 시스템을 집중적으로 배우고 시험을 본 후, 그다음 2주 동안은 호흡기 시스템을 학습하는 식이다.

이러한 방식은 방대한 의학 지식을 체계적으로 습득하는 데 매우 유용하며, 각 Block이 끝날 때마다 바로 시험을 치러 학습 내용을 즉각적으로 평가받고 피드백을 받을 수 있다. 또한, Block제는 전통적인 학기제보다 유연한 커리큘럼 운영이 가능하며, 임상 실습과의 연계성도 높일 수 있다는 장점이 있다. 하지만 단기간에 집중적인 학습을 요구하기 때문에 학생들에게 상당한 스트레스와 부담을 줄 수 있다는 단점도 있다.

본과 1학년 2학기까지는 아직 실습이 포함되지 않은 임상 과목들이기 때문에 저녁 시간 이후로는 비교적 자유로운 시간을 가질 수 있다. 덕분에 학생들은 동아리 활동이나 다양한 행사에 참여하며 학업 스트레스를 해소할 수 있다. 그러나 겨울이 다가오면 2학기 기말고사가 성큼 다가오고 다시 긴장감이 높아진다.

　2학기 기말고사는 기초 치의학 과목과 기초 치의학 실습 과목, 그리고 임상 과목이 섞여서 하루에 2~3개의 시험을 연이어 치르는 경우가 많다. 아무리 2~3주 전부터 준비를 해도 시험 기간이 되면 하루에 3~4시간밖에 못 자는 상황이 벌어지곤 한다. 특히 나처럼 밤샘 공부가 능률에 오히려 방해가 되는 사람들은 적은 시간이라도 잠을 자면서 공부를 이어간다. 하지만 시험이 연달아 진행되면 미리 공부해둔 내용을 기억하는 데 어려움을 겪고, 시험지를 보면 순간적으로 멍해지며 공부했던 내용들이 뒤섞여 버리는 경험을 하기도 한다. 심지어 A과목에 B과목의 답을 적는 실수도 생긴다.

　임상 과목은 시험 일정 조정이 쉽지 않다. 임상 과목 교수님들과 레지던트 선생님들은 이미 환자 스케줄이 잡혀 있는 경우가 많기 때문에 시험 시간을 변경하기 어려워 예정된 스케줄대로 연달아 시험을 치르게 된다. 이렇게 하루에 치르는 시험과목이 많아지면 시험 당일 모든 과목의 족보에 집중하기 어려워 선택과 집중이 필요해진다. 이 선택에 따라 학생들의 성적과 운명이 결정된다. 이럴 때는 평소에 공부를 잘했던 학생이 뜻밖에 재시험을 보게 되는 경우도 있고, 반면에 하위권 학생이 3개의 과목에서 모두 재시험을 면하는 행운을 겪기도 한다. 이렇게 시험 결과에 따라 학생들의 희비가 엇갈리며, 모두의 목표는 학점이 어떻든 간에 재시험 없이 겨울방학을 맞이하는 것으로 바뀐다. 이렇게 기말고사가 끝난 후에도 재시험이 이어지고, 경우에 따라 삼시까지 치르는 경우도 있다. 재시험과 삼시가 크리스마스 이후 또는 1월까지 연장되며 방학을 기다리던 학생들에게 큰 스트레스가 된다.

　재시험과 삼시를 볼 때는 적은 인원이 남아 서로 응원하고 협력하며 시험을 준비한다. 각기 다른 과목에 동시에 재시험이 걸린 학생들끼리는 긴밀한 유대감을 형성하게 되고, 모두가 이 힘든 시험 기간을 넘기기 위해 최선을 다해 족보를 공유하고 공부를 함께한다. 이렇게 시험 기간이 끝나고 나면 몇몇 학생은 유급을 당하거나 평락을 맞게 되지만, 대부분의 학생은 1학년 2학기를 무사히 마치고 다음 학기를 준비하게 된다.

본과 2학년:

임상 실습의
문을 열다

본과 1학년을 무사히 마치고 드디어 본과 2학년이 되었다. 돌이켜보면 본과 1학년 2학기와 본과 2학년 1학기가 가장 힘든 시기였던 것 같다. 1학년 2학기는 끝없는 시험의 연속이었고, 본과 2학년 1학기에는 처음으로 임상 실습을 시작하면서 빠르면 저녁 10시, 늦으면 새벽 1시에야 집에 갈 수 있었기 때문이다(최근에는 학생들의 학습권 보호 차원에서 실습 시간을 밤 10시까지로 제한하는 듯하다).

본과 2학년의 시작 역시 신입생 OT로 열렸다. 사실 본과 2학년은 OT 참석이 필수인 마지막 학번이다. OT에 참석하면 이제 선배가 거의 없기 때문에 어깨를 펴고 당당하게 수련원 곳곳을 누비는 자신을 발견하게 된다. 본과 학생회에 속한 학생들은 OT의 계획, 준비, 레크리에

이션, 인원 통솔, 예산 관리 등 다양한 역할을 맡으며 행사 진행을 주도했다. 또한 오케스트라, 춤 동아리, 합창부, 사물놀이 동아리 등에서 본과 2학년은 중심 멤버로 활약해 공연을 이끌기도 한다. 다른 학생들도 OT의 재미와 출석 인정이라는 이유로 적극 참여한다.

이 OT에서 예과 1학년 후배들을 만나게 된다. '어떻게 3년이 이렇게 빨리 흘렀나'라는 생각이 절로 들며, 자연스럽게 신입생들에게 이런 말을 하곤 한다. "너희 언제 졸업하냐?", "난 벌써 절반 지났다", "예과 때 하고 싶은 건 다 해라. 나중에는 시간이 없어서 못 한다"는, 소위 '라떼'식의 조언들이다.

그리고 본과 1학년 때처럼 신입생들에게 했던 "2학번 차이가 정말 중요한 것 알지?"를 이제는 "3학번 차이가 정말 중요한 것 알지?"라는 말을 또다시 꺼내게 된다. 3학번 차이가 중요한 이유는 2학번 차이가 중요한 이유와 비슷한데, 우리가 레지던트 1년 차일 때 본과 3학년 1학기 임상 전단계 실습을 담당하게 되고, 그 이후에는 로테이션 및 원내생 생활을 함께 하게 되기 때문이다. 이 시기는 학생들이 임상과에서 각 과를 순환하며 실습하고 병원에서의 첫 진료 경험을 쌓아가는 과정이다. 본과 3학년 1학기 때부터 3년 선배들과 함께하며 많은 도움을 받게 된다.

간단히 말해, 로테이션은 1주일씩 10개 임상과를 순환하면서 각 과의 업무를 배우는 시간이다. 원내생 생활은 로테이션에서 배운 지식과 실습 수업의 내용을 바탕으로 환자를 실제로 진료하는 과정을 관찰하며 익히는 시간이다. 본과 4학년이 되면 의국장을 맡아 원내생 점수를 주는 역할까지 하게 되므로 1.5년 정도는 병원에서 긴밀하게 생활하게 된다.

1장 슬기로운 치과대학 생활 엿보기

특히 자교 출신들이 치과대학병원의 인턴 및 레지던트로 많이 남는 경우 대학 시절 함께했던 선배들이 병원에서 나를 지도하는 선생님으로 다시 만나게 된다. 교수님들과 많은 시간을 보내며 지도를 받긴 하지만, 아무래도 레지던트 선생님들이 더 가까이에서 다양한 궁금증을 해결해 주고 실질적인 조언을 해주는 경우가 많다.

본과 2학년이 되면 학생들이 가장 먼저 관심을 갖는 것 중 하나가 바로 마이너스 통장이다(본과1학년부터 가능한 경우도 있다). 본과 1학년 때까지는 주말에 과외를 하며 수입을 어느 정도 유지할 수 있었지만, 본과 2학년이 되면 스케줄 관리가 정말 어려워진다. 그 결과, 모아둔 돈을 사용하거나 마이너스 통장을 개설해 생활비를 충당해야 하는 상황에 이른다. 대출 한도는 보통 1000~3000만 원 정도이고, 이율은 약 5%로 시작했던 것 같다. 은행에 따라, 그리고 그 해의 금리에 따라 한도와 금리가 달라지며, 더 유리한 조건을 찾기 위해 통장 갈아타기를 하는 학생들도 많다.

나 역시 처음에는 마이너스 통장을 쓰지 않고 버텼다. 하지만 실습이 끝나고 나서 야식을 먹고 싶은데 돈이 없거나 후배들에게 밥을 사주지 못하는 상황이 반복되면서 선배들에게 사사 받은 '기적의 논리'를 앞세워 마이너스 통장을 개설했다. 이 논리는 다음과 같다. 미래의 나는 (10년 뒤 개업했을 때를 상정한다) 돈이 있지만, 함께 놀 친구도 많이 없고 시간도 없다. 반면, 현재의 나는 돈이 없지만, 시간을 갖고 친구들과 함께할 기회가 많다. 그러니 미래의 내가 현재의 나에게 선물을 주는 형식으로 대출을 받아 사용하자는 논리다. 다만, 이 돈을 치과대학 실습비, 자취방비, 여행 등 꼭 필요한 데만 쓰면 공부에 더 집중할 수 있어 오히려 학교생활이 윤택해질 거라는 합리화를 하게 된다.

　마이너스 통장은 주로 의료계열 본과생들이 미래를 담보로 제1금융권 은행에서 쉽게 개설할 수 있다. 그래서 마이너스 통장은 부모님에게 도움을 받지 않고, 나의 명의로 통장을 개설해 내가 원하는 것을 할 수 있는 경제적인 여유를 줄 수 있다는 점에서 학생들에게 일종의 금융 치료로 다가온다. 처음에는 손 떨리는 마음으로 1만 원, 10만 원을 쓰지만, 어느새 100만 원을 넘어 1000만 원까지 금방 사용하게 된다. 마이너스 통장의 함정은 자릿수가 바뀌어야지 돈을 쓴 느낌이 들고, 같은 자릿수에서는 얼마만큼 썼는지에 대한 개념이 무뎌지는 것이다. 본과 3학년이 되면 한도를 늘려가며 적은 금리의 통장으로 갈아타기를 하게 된다. 마이너스 통장은 경제적으로 숨통을 틔워주지만, 무계획적인 사용은 개인 파산으로 이어질 수도 있다. 한도를 꽉 채워 사용하다가 신용불량자가 되려고 할 때 부모님께 들키는 사례도 종종 있다. 따라서 마이너스 통장을 개설하더라도 한도의 50% 정도만 사용하는 것을 추천한다. 그 이상 사용하면 불안감에 잠을 설치게 되고, 심지어는 친구들에게 돈을 빌려야 하는 상황에 처할 수 있다. 돈거래는 친인척 사이에서도 종종 안 좋게 끝나는 일이 많으니 특히 주의해야 한다.

　또 하나 기억해야 할 지출 항목은 바로 실습 비용이다. 치과 진료는 대부분 치과재료 및 기구를 사용하기 때문에 임상 실습에서도 다양한 재료가 필요하다. 덴티폼(치아 모형, ~50만 원)과 인공치아(개당 0.5~3만 원), 교합기(턱관절 운동을 모사하는 장치, ~300만 원), 그리고 루뻬(눈에 쓰는 확대경, 200~300만 원) 같은 고가 장비가 대표적이다. 보통은 선배들에게 중고 실습 도구 세트를 통째로 사서 사용하고 그때그때 필요한 물품을 추가로 채워 넣는다. 웬만한 장비는 150만 원 정도면 해결할 수 있지만, 새

장비를 선호하는 학생들은 500만 원 이상을 투자하기도 한다. 현재는 본과 3~4학년에서도 실습시험 준비를 위해 이러한 실습도구들이 장기간 필요하기에 선배(졸업하는 선배)에게 중고물품을 사거나 새 것을 사야 하는 경우가 많이 발생한다.

치과대학 내 건물을 지나가다 보면 창고나 후미진 곳에 치과 재료들이 1년 넘게 방치된 것을 종종 볼 수 있다. 잘 살펴보고 탐문하여 이러한 것이 버려질 때 필요한 도구를 확보하는 것도 하나의 방법이다. 소모품으로 쓰이는 인공치아, 석고, 인상재, 신경치료 파일 등은 한 학기에 약 200만 원 이상이 소요된다. 이처럼 실습 비용이 한 학기에 평균 300~500만 원 정도로 상당하기 때문에 많은 학생들이 마이너스 통장을 개설해 이러한 지출에 대비하게 된다.

본과 2학년은 치과대학에서 가장 중추적인 역할을 담당하는 시기다. 대부분의 동아리, 지도교수 모임, 향우회, 고등학교 동문회 등의 회장을 맡는 학년이기도 하며, 특히 치과대학 학생회장과 학생회를 본과 2학년이 주도한다. 그래서 본과 2학년은 치과대학생으로서 가장 바쁜 시기 중 하나다. 바쁜 수업과 실습 스케줄 속에서도 다양한 모임과 행사를 기획하고 진행해야 한다.

본과 2학년이 되면 이전에 다소 내성적이었던 학생들이 동아리 회장이나 회장단(총무, 회계, 연락부장, 연습부장 등)의 역할을 맡으면서 외향적으로 변하는 경우가 많다. 본과 2학년은 학기별 개강과 종강 행사, 스승의 날, 본과 3학년의 등원식, 본과 4학년 국시 100일 모임 등 다양한 행사를 계획하고 거의 필수적으로 참석해야 한다. 이 시기에 좋은 리더십을 발휘하면 선후배들에게 존경받고 귀감이 되는 경우도 많다. 특히 본과 2학년 회장단이 학내 또는 동아리 전통이나 문화를 바꾸고 싶다면 이 시기에 변화를 시도할 수 있다.

또한, 각종 모임을 통해 교수님들과 직접적인 만남의 기회가 많아지기 때문에 사회성을 키우는 중요한 시기이기도 하다. 나도 처음에는 동아리(테니스) 회장직을 고사했지만, 선배들의 권유로 결국 맡게 되었다. 돌이켜보면, 이 경험이 인생에 큰 도움이 되었음을 깨닫게 된다. 60~70명에 이르는 동아리원을 관리하고, 조직을 능동적으로 운영하는 경험은 인내와 협동심, 형평성 등을 고려해야 하는 상황에서의 리더십을 키워주는 중요한 기회였다. 물론 20대의 어린 나이에 갈등을 조율하는 과정에서 다툼이 생기기도 했지만, 졸업 후 시간이 지나 돌이켜보면 그 당시 고민을 많이 했던 갈등들이 그렇게 큰 것이 아니었음을 느끼곤 한다. 치과대학 생활을 하면서 개인적 관계에서 갈등이 생기면, 큰 호흡으로 조율하거나 상황을 그냥 지켜보면 큰 어려움이 없을 것으로 생각된다.

본과 2학년 1학기는 대부분 임상과목으로 구성되어 있다. 가끔 기초치의학 관련 수업을 듣긴 하지만, 주로 임상 실습과 수업이 중심이다. 레지던트 선생님들이 엄중한 분위기에서 출석을 부르고 학생들은 정숙한 가운데 수업을 듣게 된다. 특히 기억에 남는 수업은 프렙(Preparation을 줄여 'Prep') 실습이다. 이는 충치 치료나 치아 파절 시, 치아를 깎아 특정 치과 재료를 넣을 준비를 하는 과정으로, 쉽게 말해 치아를 깎는 기술을 연습하는 것이다. 이를 위해 처음으로 임상전단계 실습실인 마네킹 실습실에 입성하게 된다.

처음으로 하이스피드(고속 핸드피스, '하이'라고 부르기도 한다)를 사용해 마네킹 내 덴티폼의 치아를 깎게 된다. 고속으로 돌아가는 하이스피드는 치과에서 '위잉'하는 소리를 담당하는 기구다. 이 실습 시간에 치아를 깎는 모습이 얼마나 정교해야 하고 어려운지 깨닫게 된다. 내가 실제로 깎아보면 치아가 타거나 모양이 엉망이 되는 일이 다반사다. 치아가 너무 많이 깎여버리거나 엉뚱한 주변 치아를 건드리기도 한다. 이 과정에서 '내가 이 연습을 몇 년 더 한다고 해서 과연 정상 치과의사처럼 할 수 있을까?'라며 다시 한번 좌절감을 느끼지만, 속단하진 말자. 시간이 지나고 꾸준히 연습하게 되면 나아지게 된다. 가끔, 진짜 그냥 잘하는 친구들이 있어서 모두의 부러움을 사기도 한다.

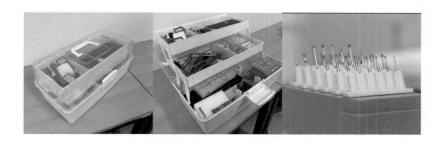

치과대학생이 임상실습을 하며 항상 들고 다니는 실습 기구 통. 왁스카버, 핸드피스 하이/로우, 덴티폼(치아모형), 치과용 bur, 신경치료용 파일 등 실습을 하기 위한 모든 기구가 있다. 주로 선배들에게 중고로 구매한다. 사진 정연우 제공 및 Designed by Freepik.

이 실습시간에 하이스피드에 끼워 지대치 형성, 일반적인 치아 삭제, 여러 치과재료를 실질적으로 절삭하는 데 사용되는 치과 기구로 고속 핸드피스용 버(bur)를 만나게 된다. 치과의사에게는 손과 마찬가지로 가장 많이 사용하는 필수 도구로 상황에 맞게 다양한 버를 바꿔 끼우며 실습을 진행하게 된다. 이는 기공통을 확보하게 되면 정말 무수히 많은 다양한 버가 들어가 있는 것을 확인할 수 있을 정도로 매우 다양한 종류가 있다. 서로 비슷해 보이지만, 그 재질과 모양에 따라 용도가 다르다.

가장 널리 쓰이는 버는 다이아몬드 버(인공 다이아몬드)로, 330(원통형. 평평한 끝), 856(원뿔형), 6856(긴 원뿔형), 801L(화염형. 촛불 모양), 368(구형태) 등이 있다. 이들은 내구성이 뛰어나며 절삭력이 우수해 거친 삭제부터 미세한 마무리까지 다양한 입자 크기로 제공된다. 카바이드 버는 탄화칼슘(CaC) 또는 탄화규소(SiC) 성분으로, 330, 245(원뿔형), 701L(긴 원뿔형), 170L(화염형) 등이 있다. 다이아몬드 버보다 더 날카로워 금속 절삭에 특히 효과적이다. 세라믹 버는 열 발생이 적고 진동이 적어 정밀한 작업에 적합하며 스테인리스 스틸 버는 저속 핸드피스('로우'라고 부른다)에 주로 사용되지만, 일부는 고속용으로도 쓰인다. 각 버의 모양도 특정 목적에 맞게 설계되어 있다. 원통형 버는 평평한 표면을 형성하는데, 원뿔형은 경사진 표면을 만드는 데, 화염형은 곡선 표면을 형성하는데, 라운드는 부드러운 곡선이나 오목한 부분을 다듬는 데 사용된다. 이 중 330 버는 범용성이 뛰어나 충치 제거나 크라운 지대치 형성 등 다양한 용도로 자주 쓰여서, 치대생의 '최애' 버 로 뽑힌다. 실습시간에 적재적소에 맞게 이러한 버를 쓰는 법에 대해서도 배우지만, 처음이라 매우 낯설고 언제 무엇을 사용해야 하는지 매우 헷갈린다.

치아 삭제 실습 중 느끼는 또 다른 어려움은 치과용 미러를 사용하는 것이다. 물이 튀면서 보이지 않는 상황에서도 정확하게 깎아야 하므로, 미러를 통해 반사된 치아를 보며 작업해야 한다. 처음에는 물이 튀어 전혀 보이지 않아 머리를 마네킹 입안으로 넣고 작업하게 되는 웃픈 상황도 벌어진다. 사실 이렇게 하면 안 되나 하면서도 이렇게라도 해서 최고의 결과물을 만들려고 시도 해본다. 또는 포기하고 치아모형을 마네킹 입안에서 밖으로 꺼내서 쉬는 시간에 깎아 보기도 한다. 사실 그래도 처음에는 쉽지가 않다. 그래서 이런 푸념을 실습 끝나고 야식을 먹을 때, 선배들한테 털어놓으면 누구나 처음엔 그렇다며 꾸준히 연습하라는 조언을 듣는다. 하지만 현재 치아 한 개 깎는 데 1시간 넘게 걸리는데 나중에 진료를 어떻게 하며, 진로 선택을 잘못한 게 아닌가 하며 걱정을 하게 된다.

한편, 실습 중 느끼는 또 다른 고충은 목과 허리 통증이다. 마네킹의 치아를 깎기 위해 고개를 계속 숙이게 되면서 목 디스크와 허리 디스크의 위험성을 실감하게 된다. 실습만 해도 고개가 아프고 삭신이 쑤시기 때문이다. 한국의 치과의사는 하루에 20~40명 이상의 환자를 보게 되는 경우가 많아, 그만큼 몸에 무리가 많이 가해진다. 이 때문에 최근에는 요가, 스트레칭, 마사지 등의 신체 관리를 병행하는 것이 권장된다. 그렇지 않으면, 건강악화로 은퇴 시점이 매우 빨리 다가올 수도 있다. 나 역시 안 좋은 자세로 인해 고등학교 때 목 통증이 발병했다가 치과대학 실습 중 심해진 통증을 해결하기 위해 헬스장에 등록해 꾸준히 목 및 허리 운동을 한 결과, 통증이 많이 사라졌다.

'치아를 깎는다'는 또 다른 표현 Prep(프렙)

지대치 형성(Abutment preparation, 줄여서 prep(프렙)이라고 한다)은 치과 보철물을 장착하기 위해 자연치아를 특정 형태로 다듬고 삭제하는 과정으로 치과의료인들은 보통 줄여서 prep(프렙)이라고 말한다. 이 과정은 주로 크라운, 브릿지, 베니어 등의 보철물을 제작하기 전에 이루어지며, 치아의 건강한 구조를 최대한 보존하면서도 보철물이 정확히 맞고 기능할 수 있도록 하는 것이 목적이다.

지대치 형성 시에는 여러 가지 중요한 원칙이 적용된다. 먼저, 보철물이 마이쭈나 엿 같은 점착성 있는 음식에 의해 떨어지지 않도록 충분한 유지력과 교합력에 저항할 수 있는 저항력을 제공할 수 있도록 적절한 높이와 각도로 치아를 삭제해야 한다. 또한, 보철물의 두께를 고려해 균일하게 치아를 삭제하며, 치아와 보철물이 만나는 경계선인 변연부를 정확하게 형성해 보철물이 틈 없이 맞도록 한다. 변연부가 정확히 맞아야 음식물이 끼는 문제를 방지할 수 있다.

변연부의 모양은 칼날 모양(knife-edge), 어깨 모양(shoulder), 사면 모양(chamfer) 등 다양한 형태가 있으며, 보철물의 종류나 치아 상태에 따라 적절한 모양을 선택한다. 이러한 변연부의 모양은 루뻬 등 확대경을 사용해 세밀하게 확인할 수 있다.

치수의 건강을 보호하기 위해 과도한 열 발생을 피하면서 적절한 냉각을 유지하며 삭제하는 것이 중요하다. 이 과정에서는 다이아몬드 버나 카바이드 버 같은 다양한 도구를 사용해 정밀하게 치아를 다듬는다. 정확한 지대치 형성은 보철물의 수명과 기능, 그리고 환자의 구강 건강에 큰 영향을 미치므로 매우 중요한 술식으로 여겨진다.

본과 2학년 1학기에 학생들이 겪는 가장 재미있는 경험 중 하나는 알지네이트 인상 채득과 석고 모형 제작이다. 이 작업은 보철학 실습 수업 시간에 주로 진행되며, 총의치(전체 틀니)나 국소의치(부분 틀니) 제작에 필요한 과정이다. 인상 채득과 석고 모형 제작이 중요한 이유는 환자가 집으로 돌아가더라도 그 구강 상태는 치과에 기록되어 남아 진료 계획을 세우거나 보철물 제작 등에 활용될 수 있기 때문이다. 환자의 구강 상태를 정확히 기록하는 것이 매우 중요해 성공적인 결과가 나올 때까지 반복해서 실습을 진행한다.

그러나 이 과정이 익숙하지 않은 학생들은 실습 내내, 혹은 방과 후까지 연거푸 실패를 경험하곤 한다. 주된 실패 원인은 알지네이트 혼합 시 과도하게 공기가 유입되거나 너무 빠른 혼합 속도로 인해 기포가 생기는 것이다. 또한, 지대치의 정확한 마진이 나오지 않거나 트레이 선택 오류, 부적절한 압력 적용, 인상재의 조기 경화로 인해 문제가 발생하기도 한다. 이러한 오류가 발생하지 않도록 기포 없이 정확한 마진을 잡을 때까지 실습은 계속된다.

실패 사례를 보면, 학생들은 처음에 물과 알지네이트 비율을 잘못 맞추어 너무 묽거나 진한 혼합물을 만들고, 이후 혼합 시간을 짧게 가져 덩어리가 남거나 인상 면이 거칠어지기도 한다. 알지네이트를 담는 트레이에 이를 과도하게 담아 인상이 왜곡되거나 트레이가 한쪽으로 기울어져 불균형한 인상이 얻어지기도 한다. 인상재가 경화되기 전에 트레이를 제거해 찢어짐이 발생하거나, 인상체 유지를 위해 가해진 압력이 과도해 부정확한 인상을 얻는 경우도 있다. 그 외에도 혼합 시 온도 관리를 잘못해 경화 시간이 예상보다 빨라지는 문제, 실습 파트너의 갑작스러운 움직임 등 다양한 실수가 발생할 수 있다.

설령 알지네이트 인상 채득에 성공하더라도 석고 모형 제작 과정에서 다시 실패를 경험할 수 있다. 석고 주입 시 기포가 생기거나 물과 분말의 비율을 잘못 맞춰 강도가 약해지거나 표면이 거칠어지는 등의 문제가 발생한다. 또한, 석고 경화 시간을 잘못 예측해 트레이에서 너무 일찍 혹은 늦게 분리하여 모형이 파손되거나 왜곡되기도 한다. 이러한 반복된 실패는 학생들에게 좌절감을 안겨주며 자신의 적성에 대해 고민하게 만들기도 하지만, 사실 이는 모든 치과대학 학생들이 거치는 필수적인 학습 과정이다. 결국, 이러한 실패를 극복하며 학생들은 정밀한 기술을 습득하고 진정한 치과의사로 성장해 나가는 것이다. 한달 내내 알지네이트와 씨름하면서 인상 채득을 했던 기억이 아직도 새록새록하다.

본과 2학년 1학기는 치과대학생들에게 가장 힘든 시기로 꼽히곤 한다. 하루에 두세 개씩 시험을 보며, 이해보다는 암기를 요구하는 과목들이 많아 학생들이 종종 지루함을 느끼기도 한다. 특히 이공계 출신 학생들은 기초과학을 기반으로 한 논리적 접근에 익숙해져 있어 이러한 단순 암기 중심의 학습이 더욱 어려울 수 있다.

수업은 보통 오후 3시까지 진행되고, 그 후에는 실습이 이어져 저녁 8~10시까지 끝나지 않는 경우가 흔하다. 실습으로 인해 신체적 피로가 쌓이는 와중에, 시험기간이 되면 세밀한 치아 삭제 수치(몇 mm의 치아 삭제를 해야 한다), 앞서 말한 적응증 및 비적응증, 재료에 붙는 색의 의미 등 다양한 세부 사항들을 외워야 한다. 이러한 정보들은 처음 접하는 학생들에게는 낯설고 복잡하게 느껴질 수 있지만, 반복적으로 학습하다 보면 어느 순간 자연스럽게 익숙해지기 마련이다.

중간고사가 끝나고 잠깐의 휴식을 취할 때쯤 전치제 준비가 시작된다. 학생들은 이 기간 동안 짧은 시간이지만 그간 쌓인 스트레스를 풀기 위해 열정적으로 운동 시합이나 공연 준비에 몰두한다. 본과 2학년은 과중한 실습과 시험 일정 속에서도 열정적으로 동아리 활동을 병행하며, 자신의 한계를 시험하고 극복하려는 노력을 아끼지 않는다.

　실습 시간이 많아지면서 동기들끼리의 관계도 변화한다. 매일 아침 8시부터 저녁 10시까지 동기들과 함께 지내다 보면 저녁도 같이 먹으면서 그동안 알지 못했던 서로의 모습을 발견하기도 하고, 실습 중간에 자연스럽게 친해지는 경우도 생긴다. 실습 시 보통 가나다 순으로 된 출석번호대로 앉게 되고, 그로 인해 실습 시 모르는 것을 출석번호 앞/뒤 번호 동기들이나 우연히 앉게 되는 맞은편이나 뒤에 앉은 동기들에게 많이 묻게 된다.

　특히 실습을 잘하는 동기들이(실습 Ace) 이 시기에 더욱 두각을 나타내기 시작하면서 그들의 팁을 얻기 위해 주변 동기들이 몰리는 광경이 흔하게 목격된다. 이들은 시험 성적과는 상관없이 손재주나 문제 해결 능력이 뛰어나 실습에서도 우수한 성과를 보여주며 동기들에게 귀감이 된다. 간혹 잘못된 팁이 동기들 사이에 전파되어 레지던트 및 교수님들이 원하지 않은 결과물이 만들어져 전체 학번이 다시 실습을 하는 경우도 왕왕 생긴다. 그래서 실습을 잘하려면 실습 수업을 잘 듣고, 이해 안되는 부분을 교과서로 정독해보고, 주위에 잘하는 친구에게 팁도 들으면서 진행한다.

　실습 중에는 실패를 피하기 위해 다양한 전략들이 실행된다. 그 중 한 전략으로, 먼저 실습 과정을 진행하던 주위 동기들이 실습에 실패하는 것을 보고 타산지석을 삼아 조금 천천히 실습을 진행하는 경우를 생각해 볼 수 있다. 실습 수업 시 매주 진행해야 할 양이 있고, 매주 실습과정이 차곡차곡 쌓이면서 매 학기 마지막이 되면 원하는 결과물이 만들어져야 한다. 어떤 때는 이 진행이 빨리 되는 사람들이 먼저 실습 수업을 마치고 집에 가는 경우가 있어 정확한 지식없이 무턱대고 빨리 실습을 하게 되는 경우가 있다. 하지만, 실습 과정에서 실패한 경우 중간부터 다시 시작하는 것이 아니라, 처음 단계부터 모든 과정을 다시 해야 한다. 따라서 급하게 끝내려 하기보다는 차근차근 정확하게 과정을 수행하는 것이 오히려 시간을 절약하는 방법이 되기에 '선공부 후실습'의 전략이 실행되기도 한다.

1학기 기말고사는 주로 이론 과목 위주로 치러지며, 실습과 관련된 시험은 대부분 실습 시간에 진행된다. 이번 학기 역시 유급의 위험에서 벗어나기 위해 모든 학생들이 최선을 다해 공부에 매진하고 재시험 없이 여름방학을 맞이하기를 희망한다. 본과 2학년 1학기 여름방학은 치과대학생들이 마지막 여름방학이라는 인식을 강하게 가진다. 본과 3학년이 되면 공식적인 방학이 없기 때문에 대부분의 학생이 국내외 여행을 계획하며 마지막까지 불태워서 방학을 알차게 보내려는 노력을 기울인다.

본과 2학년 2학기에서도 학생들은 다양한 실습과 이론 수업을 통해 치의학적 기술을 익히고 실습 경험을 쌓아가면서 치과의사로서의 성장을 체험하게 된다. 그 중에서도 가장 기억에 남는 수업이 근관치료학이다. 이 수업은 학생들에게 처음으로 신경 치료의 복잡성과 정밀함을 실감하게 하는 과정이다. 최근에는 실습을 위해 인공치아를 사용하기도 하지만, 과거에는 직접 충치가 거의 없는 단근치(치아 뿌리가 하나인 치아)나 다근치(어금니)를 구해야 했다. 이를 위해 선배들이나 주변 치과를 방문해 발치된 치아를 최대한 모으는 진풍경이 펼쳐지곤 했다. 이 중에서 신경치료 실습에 사용할 수 있는 치아는 한정적이었다. 대부분

신경치료가 되어있거나 근관이 매우 복잡한 사랑니가 많아서 실제로 근관 치료 실습을 위해서 사용될 수 있는 치아는 매우 한정적이다.

교정용 발치나 치주질환으로 발치된 치아가 주로 적합한데, 그래서 어렵게 구한 치아들을 실습 시간에 소중히 다루는 모습은 마치 보물을 대하는 것과 같았다. 치아를 구하지 못한 학생들은 치아를 여분으로 구한 친구들에게 부탁하기도 했다.

이때는 처음으로 사람 치아를 가지고 실습하는 시간이라 나름 긴장되기도 했다. 치아를 다듬을 때, 그동안 사용했던 인공치아와는 전혀 다른 질감을 느낄 수 있었다. 치아를 구한 후에는 보통 세균을 죽이기 위해 락스에 담가두는데, 그럼에도 불구하고 치아에서 나는 매우 안 좋은 냄새를 맡으니 구강 내 세균의 위력을 실감하게 했다.

치아를 구하고 나면 치근단 감염이 있는 치아 모형을 만드는 과정이 이어진다. 학생들은 마치 소형 조각가가 된 듯, 세심하게 작업해 근관 치료가 필요한 치아 모형을 직접 만든다. 물론, 시중에서 판매되는 근관치료용 치아 모형을 사용하는 학교도 있지만, 이때만큼은 직접 제작하는 과정에서 많은 것을 배운다. 어떤 학생은 너무 열심히 치수 제거를 하다가 실수로 치아에 구멍을 내거나 치근을 부러뜨려 처음부터 다시 실습을 진행하는 해프닝을 겪기도 한다.

X-ray 촬영 실습 또한 큰 도전이다. 처음으로 X-ray 기계를 다루는 학생들은 긴장한 나머지 손이 떨리기 마련이다. 한 학생은 각도를 잘못 맞춰 치아 대신 자신의 손가락이 찍힌 영상에 당황하기도 했다. 디지털 X-ray가 아닌 경우 수동으로 필름을 인화해야 해서 현상액, 정착액, 수세의 과정을 배우는 시간을 갖기도 했다.

근관장이라고 하는 치아 근관의 길이 측정 실습에서는 치아 내부 구조의 복잡함을 처음으로 실감하게 된다. 치아 내 치수를 제거하는 파일을 삽입해 치아 뿌리의 길이를 측정하는 과정에서 어떤 학생은 너무 힘을 줘 파일을 구부러뜨리기도 하고, 또 다른 학생은 파일이 치아 내부에서 빠지지 않아 당황하는 경우도 있었다. "왜 파일이 안 들어가지?"라며 고민하다가 알고 보니 치아 안에 이미 부러진 파일이 있었다는 에피소드도 있었다.

근관을 매끄럽게 만드는 근관 성형 과정은 학생들의 인내심을 시험하는 단계다. 미세한 움직임으로 정확하게 근관을 넓혀야 하는데, 한 학생은 너무 열심히 하다가 치근 끝을 관통해 버려 "제가 실수로 치근단 개방술을 해버렸어요!"라고 농담을 던지기도 했다. 근관 실습의 마지막 단계는 거터퍼차(gutta-percha)라는 재료로 근관을 충전하는 과정이다. 이때 실수로 너무 많은 양을 넣어 치아가 마치 거터퍼차를 토해내는 것 같은 장면을 연출해 동기들과 함께 웃음을 나누기도 했다.

이런 다양한 경험을 통해 학생들은 근관치료가 얼마나 정밀하고 복잡한 과정인지 깨닫게 된다. 처음에는 좌절하고 당황하지만, 점차 기술을 익히면서 성취감을 느낀다. 실습이 끝날 무렵, 한 학생이 "이제 치과에 가서 '간단한 신경치료만 하면 돼요'라는 말을 들으면 웃음이 나올 것 같아요"라고 말하자 모두가 공감의 웃음을 터뜨렸다. 1학기 내내 근관치료를 실습했지만, 실제 치과에서 도합 1시간이면 끝날 일이기 때문이다.

2학년에서 또 하나 기억에 남는 수업은 돼지의 턱뼈를 이용한 치주학 실습이다. 이 실습에서 가장 인상 깊었던 부분은 치주판막술(Periodontal Flap)을 연습하기 위해 냉동된 돼지 아래턱뼈를 구해 진행했던 경험이다. 현재는 치아모형을 이용한 실습이 가능하지만, 당시에는 돼지 턱뼈가 인간의 턱뼈와 구조적으로 유사해 실제 인체 조직과 비슷한 느낌을 제공하는 탓에 주로 사용되었다. 학생들은 이 실습을 통해 잇몸 절개, 판막 거상, 골 삭제, 그리고 봉합 같은 치주 수술의 기본 술식을 익히게 된다.

실습 중 가장 인상 깊었던 점은 삶지 않은 돼지의 골막이 뼈에 단단히 붙어 있다는 사실이다. 우리가 갈비찜 등을 먹을 때 쉽게 분리해내는 근막과 달리, 날것의 골막은 치과 기구를 사용해도 힘들게 제거해야 할 만큼 단단히 붙어 있었다. 최대한의 힘을 써서 근막을 떼어내려 해도 쉽지 않았고, 이를 다시 제자리에 위치시켜 봉합하는 작업 역시 상당한 시간이 소요되었다. 이후 치주과에서 원내생으로 치주판막술을 할 때, 실제로 30분에서 2시간까지 소요되는 이유를 실감하게 된다. 돼지 턱뼈로 실습을 하더라도 작업이 오래 걸리고 힘든 과정임을 몸소 경험했기 때문이다.

이러한 실습은 학생들에게 치주 수술의 기본 개념을 직접 체험하게 하는 중요한 기회가 된다. 돼지 턱뼈를 사용함으로써 윤리적인 문제를 피하면서도 실제와 유사한 조건에서 실습할 수 있기 때문에 임상 실습에 앞서 중요한 학습 경험을 제공한다. 이를 통해 학생들은 치주 수술에 대한 자신감을 기르고, 앞으로 임상 실습에서 더 나은 성과를 거둘 수 있게 된다.

구강외과 수업과 실습 역시 많은 학생들에게 깊은 인상을 남긴다. 특히 악안면 수술 및 재건에 관한 수업은 학생들의 관심을 크게 끌었다. 이 수업에서는 양악수술과 같은 미용 목적의 수술뿐만 아니라, 교통사고 피해자나 구강암 환자의 얼굴을 복원하는 고난도 재건술을 배우게 된다. 교수들은 수술 전, 진행 중, 그리고 수술 후의 사진을 순차적으로 보여주며 재건 과정을 설명해주는데, 학생들은 12시간 이상 걸리는 대수술의 전 과정을 사진과 영상으로 간접 체험할 수 있었다.

처음에는 피, 근육, 그리고 살점들이 드러나는 수술 장면을 보면서 심리적인 거부감을 느끼는 학생들도 있었지만, 시간이 지나면서 이런 과정에 익숙해지게 된다. 수술 후 3~6개월이 지나 회복된 환자의 모습을 보면서 학생들은 의학의 발전과 인체의 회복력에 경외감을 느낀다. 또한 유리 피판을 이용한 재건술(팔다리 등에서 필요한 신체조직을 떼어 얼굴에 이식하는 재건 수술), 미세혈관 문합술, 골 이식을 통한 악골 재건 같은 고도의 기술을 배우며, 각 술식의 적응증, 장단점, 그리고 합병증에 대해서도 상세히 배우게 된다.

특히 최신 기술인 3D 프린팅을 활용한 맞춤형 악안면 임플란트나 보형물 제작 과정이 인상 깊었다. 환자의 CT 데이터를 바탕으로 3D 모델을 만들어, 수술 전 시뮬레이션을 진행하는 과정을 학습하며 디지털 기술이 어떻게 환자 치료의 정확성과 효율성을 높이는지 직접 체험하게 된다. 수업이 진행될수록 학생들은 구강악안면의 복잡한 해부학적 구조와 기능을 깊이 이해하게 되고, 신경, 혈관, 근육을 보존하면서 재건하는 과정의 난이도를 실감한다. 이로 인해 치의학 기술의 발전에 감탄하게 되고, 재건 수술이 단순한 외형 회복을 넘어 환자의 삶의 질에 어떻게 영향을 미치는지 깨닫게 된다.

수업에 감명을 받은 일부 학생들은 어려운 수련 과정을 감수하면서도 구강외과에 대한 관심을 가지기도 한다. 구강외과 실습 수업에서 처음으로 경험하는 발치술은 많은 학생들에게 긴장되는 순간이다. 처음으로 포셉이라는 기구를 잡고 치아 모형을 발치하는데, 과도한 힘을 주어 주변 치아를 손상시키거나 반대로 너무 약한 힘으로 치아를 전혀 움직이지 못하는 경우도 많다. 봉합 실습에서는 인공피부를 이용해 다양한 봉합 방법을 연습하며, 작은 바늘을 다루는 데 어려움을 겪고 엉뚱한 곳에 바늘을 넣거나 자신의 손가락을 찔러 피가 나는 해프닝도 벌어진다.

이러한 경험들은 학생들에게 술기의 중요성을 일깨워 주며 환자의 안전을 고려하는 신중함을 배우게 한다. 치의학 기술을 실습하는 과정에서 학생들은 수많은 실수와 실패를 경험하지만, 이를 통해 더욱 성장해 나가고 치과의사로서의 자신감을 쌓아간다.

2학년 2학기의 중간 및 기말고사는 1학기 때 어느 정도 적응이 된 덕분에 상대적으로 수월하게 지나가는 경향이 있다. 특히 임상 실습 과목의 경우, 성적이 공부보다는 손기술에 따라 결정되기 때문에 하위권 학생들이 오히려 높은 학점을 받는 경우가 많다. 이로 인해 평락(유급)의 위험이 줄어들게 된다. 반면, 중위권 이상의 학생들은 시험 공부와 실습을 모두 잘해야 2학년 2학기부터 성적이 잘 나오기 때문에 더 큰 부담을 느끼는 시기이기도 하다. 실제로 공부와 실습을 모두 잘 해내는 학생도 있지만, 대부분 한쪽에 치우치는 경향이 있어 학점 분포가 좁아지는 모습이 나타나기도 한다.

학교마다 다를 수 있지만, 유급이 가장 많이 나오는 학년은 보통 본과 1, 2학년이다. 그렇기 때문에 이 시기를 잘 넘기면 본과 3, 4학년은 이전의 공부 방식대로 학습해 나가면 되기에 상대적으로 덜 부담스러워진다. 그래서 많은 학생들이 2학년 2학기까지 긴장감을 유지하면서 학업에 집중하는 모습이 보인다.

또한, 2학년 2학기는 일반 대학으로 치면 졸업학기인 4학년 2학기와 같다. 그래서 학생들은 이제 단순히 공부만 하던 치과대학생에서 벗어나 내년부터 치과병원에서 실제로 근무하며 교육을 받는 의료인으로서의 기대감을 가지게 된다. 학생회장이나 다양한 모임의 회장직 역시 이 시점에서 마무리되며, 내년부터는 의무적으로 참여해야 하는 행사나 활동이 거의 없어져 학생들은 어느 정도의 자유를 느끼게 된다.

　이러한 변화는 학생들에게 새로운 기대감과 함께 약간의 해방감을 주는 동시에 본과 3, 4학년으로 이어지는 중요한 전환점을 만들어 준다.

본과 3학년:

드디어 실전 임상,
환자와 마주한 순간

　본과 3학년은 이전 학년들과 달리 다양한 모임에서의 의무감 없이 자유를 만끽할 수 있는 시기다. 이제 더 이상 신입생 OT에 참여할 필요도 없이 바로 본격적인 수업에 집중할 수 있다. 그동안은 의무적으로 참여해야 했던 OT나 동아리 모임들이 이제는 자유로운 선택이 되기에 바쁜 와중에도 후배들을 만나거나 동아리 모임에 가는 것은 단순히 학교생활의 일탈을 즐기기 위해서다. 이렇게 조금의 여유가 생기긴 했지만, 본과 3학년은 각 과의 로테이션과 병원 생활에 적응하면서 본격적으로 임상 진료를 위한 훈련을 받기 시작하는 중요한 시기다.

　이제 학생들은 오전에는 수업을 듣고 오후에는 로테이션이라는 과정을 통해 다양한 임상 실습 과목을 경험하게 된다. 예를 들어, 보철학 실습에서는 환자의 인상을 채득하는 과정부터 최종 보철물을 제작하기까지의 전 과정을 직접 경험하게 된다. 그동안 책과 실습 시간에 배웠던 내용들을 실제로 처음부터 끝까지 자신의 손으로 다시 해보면서 총의치, 부분의치, 보철물, 근관치료, 교정 장치 제작, 방사선 촬영 등을 익히고, 임상 치과 진료에 대한 깊은 이해를 쌓는다.

치과대학 교육의 핵심은 '반복'이다. 흔히 의과대학과 치과대학 생활의 차이를 묻는다면 두 가지 점을 강조할 수 있다. 첫째는 치과대학에서의 교육이 매우 많은 반복을 요구한다는 것이다. 치의예과에서 배운 기초 치의학 과목을 임상 이론과 실습 수업에서 반복하고, 로테이션 생활을 통해 짧은 시간 동안 이를 다시 한번 되짚으며, 병원 생활 중에는 환자의 치료 과정을 보고 직접 학생진료를 해보면서 반복적으로 학습하게 된다. 이런 반복 과정을 최소 열 번 이상 거치면서 이론과 실습, 타인이 진료하는 행위와 자신의 진료 행동을 비교 분석하면서 치과 진료를 체화하게 된다. 이러한 반복 학습을 통해 치과대학만 졸업해도 바로 환자를 진료할 수 있는 능력을 얻게 되는 것이다. 흔히 구강외과 수술을 제외하고 일반 치과진료에 활용되는 술기의 90% 정도를 할 수 있도록 치과대학 교육은 진행된다. 전문의 수련과정이 대부분 필요한 의과대학과 크게 다른 점이다.

두 번째 차이점은 치의학이 상당한 손기술을 요구하는 학문이라는 점이다. 치의학에서는 지식을 습득하는 것만으로 끝나지 않고, 항상 그 지식을 손으로 행해야 한다. 어쩌면 치의학은 초등학교 시절의 공작이나 미술 수업의 연장선에 있는 학문이라 볼 수 있다. 종이와 풀로 입체 모형을 만들고 점토를 빚어 형상을 만들었던 그때처럼, 치과의사는 정교한 손기술로 치아와 구강 구조물을 다루는 것이다. 초등학교

미술 시간에 사용했던 가위와 풀, 조각칼이 이제는 정밀한 치과 기구로 바뀌었을 뿐, 본질은 여전히 '손으로 만들어내는 예술'이다.

치아 성형, 보철물 제작, 임플란트 식립 등은 마치 정교한 조각 작품을 만들어내는 과정과 같다. 미술 시간에 느꼈던 창의성, 집중력, 그리고 작품을 완성했을 때의 성취감은 치과 진료실에서도 그대로 이어진다. 하지만 그 결과물이 일반적인 예술 작품이 아닌, 환자의 건강과 삶의 질을 직접적으로 향상시키는 '실용적인 예술'이라는 점에서 그 의미가 다르다. 그래서 치의학은 과학적 지식을 바탕으로 한 '손재주의 예술'이라고 할 수 있다.

초등학교 때의 미술 시간이 우리의 창의성과 손재주를 길러주었다면 치과대학의 교육은 이를 한 단계 더 발전시켜 인체의 건강과 아름다움을 창조해내는 고차원적인 기술로 승화시킨다. 그래서 치의학계에서는 종종 치의학을 'Art and Science', 'Art and Engineering', 'Art and Materials' 등으로 부르기도 한다. 특히 'Art and Science'는 유명한 보존학 교과서의 제목이기도 하다. 그래서 그런지, 치과대학을 졸업하면 없었던 심미안이 생기면서 좌우대칭과 조화로운 색 및 형태에 대해 관심을 많이 가지게 된다.

본과 3학년의 꽃이라 불리는 로테이션(또는 PK, 폴리클이라고도 한다) 과정을 본격적으로 살펴보자. 로테이션은 보통 오전에 임상 치의학 관련 수업을 진행한 이후부터 저녁 늦게까지 진행한다. 이때 쿼터제로 1개의 임상과목을 2주씩 몰아서 집중 강의하기도 한다. 이 시기는 방학 없이 계속되며, 로테이션이 끝나면 곧바로 원내생 생활을 시작해 대부분의 시간을 치과병원에서 보내게 된다.

로테이션은 학생들이 치과병원에서 임상 관찰(observation)과 진료 보조를 원활히 수행할 수 있도록 집중적으로 교육하는 과정이다. 본과 2년 동안 배웠던 임상 이론과 실습을 요약해 빠르게 다시 경험하는 시간이라고도 할 수 있다. 각 분야의 다양한 치과 전문 진료 과정을 짧은 시간 안에 배우고 임상 술기를 직접 익히는 중요한 순간이다.

로테이션 조는 대개 랜덤으로 배정되거나 총대단에서 시험 성적, 실습 능력, 대인 관계 등을 고려해 공정하게 배분한다. 랜덤 배정 시 특정 조에 학점이 쏠리는 문제를 방지하고, 형평성 있게 분배하는 것이 목적이다. 로테이션 실습도 정식 수업으로 인정되어 학점이 부여된다.

이 시기부터는 '총대단'이라는 새로운 조직이 형성된다. 총대는 각 임상과와 학생들 사이의 소통을 담당하는 대표 학생을 의미하며, 교수님이나 레지던트(인턴)와의 의사소통을 중재한다. 총대의 주요 역할은 병원 스케줄 조정, 공지사항 전달, 학생들의 의견을 수렴하고 조율하는 것이다. 예를 들어 보존과 총대, 보철과 총대, 치주과 총대 등 9~10명의 총대들이 존재하며, 그들은 각 과별로 학생들의 병원 생활을 돕는다.

본과 2학년까지는 과대와 부과대가 이러한 역할을 담당했으나 본과 3학년의 로테이션이 시작되면서 업무량이 급증하자 총대단이 생겨 업무를 분담하고 역할을 세분화하게 된다. 총대단은 각 과의 총대들이 모여 학년 전체의 문제를 논의하고 각종 현안을 공유하며, 학교와 병원에 학생들의 목소리를 전달하는 역할을 한다.

총총대는 이러한 총대단을 대표하는 학생으로, 학년 전체를 대표해 병원과의 소통을 주도하고 총대 간의 조율이 필요할 때 중재 역할을 한다. 또한, 총총대는 전국 치과대학과의 모임에 참여해 각 대학의 병원 시스템을 공유하고, 학생들의 권익 보호와 실습 환경 개선을 위한 협의를 이끌어간다.

로테이션 과정에서는 보통 1주일 단위로 다양한 항목들을 배우게 된다. 각 치과병원 상황에 맞춰 9~10개 조로 나뉘며, 월요일부터 금요일까지 진행된다. 주말은 다음 주 로테이션 준비를 위한 시간으로 사용된다. 과마다 다르지만 보통 5~10개의 SCI 논문을 학생들에게 제공하거나 주제만 주고 관련 논문을 검색해 준비하도록 한다. 이때 학생들은 조원들과 함께 주말을 활용해 논문을 요약하고 정리하면서 Q&A를 준비하게 된다. 이를 통해 치의학 논문을 이해하고 학습하는 능력을 기르게 된다.

보존과 로테이션에서는 학생들이 치근단 방사선 촬영 기술부터 간단한 충치 치료, 근관 치료까지 다시 한 번 익히게 된다. 와동 형성, 컴포짓 레진 충전, 근관 성형 및 충전 등 다양한 술기를 실습하며, 치아 모형이나 발거된 치아를 활용해 반복 연습을 한다. 환자 진료 시 진료과정에 따라 어떠한 재료와 기구들이 나열되어 있어야 하는지도 배운다. 이러한 실습을 통해 학생들은 임상 진료의 기본을 다지며 실전 준비를 철저히 한다.

보철과 로테이션에서는 크라운, 브릿지, 의치 등의 제작 과정을 배운다. 인상 채득, 임시 보철물 제작, 교합 조정 등의 술기를 익히며 기공 과정에 대한 실습도 다시 한번 직접 진행한다. 이를 통해, 환자 진료 시 진료과정에 따라 어떠한 재료와 기구들이 나열되어 있어야 하는지도 배운다. 특히 인상 채득은 매우 중요한 부분인데, 알지네이트나 실리콘 인상재로 본을 정확하게 떠서 석고를 부어 환자의 치아와 구강 상태를 그대로 재현하는 과정이 필수적이다. 이러한 실습을 위해 하루에 20~30번씩 서로 인상을 채득하는 연습을 반복하다 보면 입술이 부르트고 입가가 찢어질 정도로 힘들기도 하지만, 이를 통해 임상에서의 준비를 철저히 다지게 된다.

구강외과 로테이션에서는 발치, 소수술, 봉합 등의 기본 외과 술기를 익힌다. 구강외과에서 가장 강조하는 것은 소독 및 감염에 대한 개념이다. 아무래도 수술을 하는 과이기에 소독된 공간과 그렇지 않은 공간을 인지하고, 수술부위를 소독한다. 기구를 사용하여 진료할 때 주위 환경에 소독된 기구들과 수술 부위가 오염되지 않도록 조치를 해서 수술 후 감염이 일어나지 않게 하는 법을 익힌다. 학생들은 모형을 사용해 발치술을 연습하고 인공 피부를 사용해 봉합술을 연습한다. 국소마취와 수술 후 관리에 대해서도 학습하며, 친구끼리 서로 정맥과 동맥에서 혈액을 뽑는 실습을 하기도 한다. 이 과정에서는 긴장감이 고조되며 서로의 팔에 피멍이 들기도 한다. 또한, 서로에게 직접 국소 침윤 마취나 하치조 신경 전달 마취를 시도해보기도 하는데, 처음으로 사람에게 마취를 시도하는 것이라 긴장이 클 수밖에 없다. 특히 하치조 신경 전달 마취는 사랑니 발치 시 필수적으로 시행되는 마취법으로, 긴 바늘이 깊이 들어가는 모습을 보면 두려움이 밀려온다. 하지만 이 과정 또한 임상 훈련의 중요한 부분으로 학생들이 실전에 대한 자신감을 쌓는 데 큰 역할을 한다.

치주과 로테이션에서는 학생들이 치석 제거, 치근 활택술, 치주 검사 등의 기본적인 치주 치료 술기를 배운다. 초음파 스케일러와 수동 스케일러의 사용법을 익히고 치주 차트 작성법도 학습한다. 이 과정에서 학생들은 서로의 치아에 직접 스케일링과 치근 활택술을 시행하며 치주 검사를 진행한다. 문제는 멀쩡한 치아로 서로 실습하다 보니 통증을 느끼는 경우가 많아 동기간에 작은 다툼이 일어나기도 한다.

소아치과 로테이션에서는 어린이 환자의 행동 조절법과 유치 치료, 예방적 처치 등을 배운다. 학생들은 소아용 치과 기구의 사용법을 익히고 불소 도포와 치면 열구 전색 등의 예방 술식을 실습한다. 또한, 소아용 교정 기구를 제작하는 방법에 대해서도 실습하며, 소아 환자에게 특화된 치료법을 습득한다. 웃음가스 등의 호흡마취(진정)기구나 패디랩(Pedi-Wrap)이라고 하는 행동조절 기구 사용법에 대해서도 교육 받는다.

교정과 로테이션에서는 교정 진단과 장치 제작, 와이어 벤딩을 배우게 된다. 교정 모형 분석이나 두부 계측 방사선 사진 분석을 통해 교정 진단 과정을 학습하고, 학생들끼리 서로 치과용 브라켓을 부착하거나 와이어를 조정해 보기도 한다. 실제로 교정력이 얼마나 강한지 몸소 체험하게 되는 순간이다. 최근에는 왁스를 이용한 인공 치아 모형에서 주로 이러한 실습을 진행한다. 교정진단을 위한 교정 연구 모형을 하얀색 석고로 만드는 작업은 매우 중요해서 많은 시간을 이에 할애하게 된다.

구강내과 로테이션에서는 초진 방법에 대한 학습이 주를 이룬다. 약 50여 가지의 질문과 간이 검사를 통해 구강내과 진료 시 필요한 다양한 정보를 기록하는 법을 배우며, 구강 연조직 질환의 진단과 치료, 턱관절 검사 및 턱관절 장애의 진단도 학습한다. 또한, 턱관절염 치료를 위한 레이저와 초음파 등 다양한 물리 치료 기기의 작동법에 대해서도 배운다.

영상치의학과 로테이션에서는 치근단, 교익, 교합 구강내 방사선 촬영법을 학습하며, 촬영 시 방해되는 목걸이나 귀걸이 제거에 대한 교육도 받는다. 환자에게 납복을 입혀 방사선 피폭을 최소화하는 방법도 배우고, 다양한 정상 및 비정상 해부학적 구조물의 식별과 최적의 방사선 촬영 및 판독 능력을 기른다.

예방치의학과 로테이션에서는 구강 질환 예방과 공중 구강 보건을 주제로 학습이 이루어진다. 양치질 및 치실 사용법, 구강 보건 교육 방법, 치아 검진법, 구강 위생 지수 측정과 평가법, 그리고 구취 측정 기기의 사용법까지 익히게 된다.

치과마취과 로테이션에서는 치과 치료 시 필요한 마취와 진정 기법을 배운다. 다양한 국소마취 술식 실습(하치조 신경 블록, 상악 후방 블록 등)을 진행하고, 전신마취와 진정 요법의 기본 원리 및 기기 사용법을 학습한다. 응급 상황에 대비한 기본 심폐소생술 실습도 중요한 교육 과정 중 하나다.

통합치의학과 로테이션은 여러 치과 분야를 종합적으로 다루며, 실제 임상에 가까운 경험을 제공한다. 초진을 보는 법, 복합 증례 분석 및 치료 계획 수립 연습, 그리고 디지털 치의학 기술(CAD/CAM, 3D 프린팅 등) 실습도 진행되어 다양한 분야의 임상 경험을 통합적으로 쌓을 수 있다.

로테이션 활동 시간은 동기들 간의 관계가 한층 더 가까워지는 순간이다. 예과 1학년부터 4년 가까이 함께 시간을 보내도, 본과 3학년이 되기 전까지는 인사만 할 뿐 깊게 친해지지 않은 동기들도 있다. 그런데 로테이션 조가 함께 배정되면 약 10주 동안 잠자는 시간을 제외하고는 거의 모든 시간을 함께 보내게 되면서 서로에 대해 더 잘 알게 된다. 이 시기가 지나고 나면 곳곳에서 동기들끼리 커플이 생기는 경우도 흔하다. 오랜 시간 함께하다 보면 이전에는 몰랐던 상대방의 새로운 면모를 보게 되고 자연스럽게 정이 들면서 작은 마음이 커지는 것 같다.

로테이션이 진행되는 동안 수업 전 학생들이 모여 있을 때면 다양한 이야기들이 오간다. 예를 들어, 어느 과에서 누가 실습을 잘했는지, 누가 실수를 해서 꾸지람을 들었는지, 무엇을 꼭 해야 하고, 하지 말아야 할 것들이 무엇인지 등 총대들의 공지와 각종 에피소드가 공유된다. 이런 이야기를 들으며 "와, 어떻게 저렇게 우둔하게 행동할 수 있지?" 하고 웃었던 상황을, 나중에 내가 직접 겪게 되면서 겸손에 대해 다시 한번 생각하게 되는 순간들도 찾아온다.

돌이켜보면, 본과 3학년 로테이션 기간이 치과대학 생활 중 가장 활기차고 재미있었던 시기였던 것 같다. 몸은 힘들었지만, 동기들끼리 서로 에너지가 넘쳤고, 이제 치과대학 생활이 끝을 향해 가고 있다는 묘한 설렘에 마음이 붕 떠 있던 시기였다. 그 힘든 와중에도 같은 로테이션 조끼리 가까운 곳으로 MT를 가거나 술자리를 가지면서 소소한 즐거움을 나누곤 했다.

로테이션이 끝나면 학생들은 곧바로 방학 없이 치과병원에 입성하는 '등원식'을 맞이하게 된다. 가끔 1주일 정도의 짧은 휴식을 주기도 하지만, 대부분은 곧바로 이어지는 일정이다. 등원식은 '치과병원에 오르다'라는 의미에서 '등산'할 때의 '등'자를 사용하기도 하고, 영어로는 'White Coat Ceremony'라 불리기도 한다. 이 행사는 학생들이 치과의사로서의 첫 발을 내딛는 중요한 의식으로 그 상징성이 크다.

등원식 당일, 학생들은 처음으로 자신의 이름이 새겨진 하얀 가운을 입고 치과병원에 모인다. 하얀 가운을 입는 그 순간, 학생들은 자신이 이제 막 치과의사의 길에 들어섰음을 실감하게 된다. 마음속에서는 설렘과 긴장감이 교차하며 스스로의 위치를 다시 한 번 되새기게 된다. 식은 보통 병원 강당이나 대강의실에서 열리며, 병원장의 환영사를 시작으로 선배 의사들의 축사와 격려가 이어진다. 이와 함께 학생 대표가 나서서 환자의 건강과 안전을 최우선으로 여기겠다는 다짐을 담은 선서를 낭독한다. 이 순간, 모든 학생들이 치과의사로서의 책임과 소명을 깊이 느끼게 된다.

등원식의 하이라이트는 바로 화이트 가운 세레모니다. 교수님들이 직접 학생들에게 하얀 가운을 입혀주는 이 장면에서 몇몇 학생들은 감격의 눈물을 흘리곤 한다. 그 가운을 입는 순간, 비로소 진정한 의료인으로서의 책임감을 온몸으로 느끼게 되는 것이다.

등원식이 끝난 후, 학생들은 각자 배정받은 진료과로 이동한다. 처음으로 진료실에 들어서면 학생들은 기대감과 약간의 두려움을 동시에 느낀다. 실제 환자를 마주할 생각에 긴장되지만, 그동안 배운 지식을 실제로 적용할 수 있다는 기대감에 설레기도 한다. 이날은 학생들에게 매우 특별한 날이다. 자부심과 설렘이 가득하지만, 동시에 앞으로 다가올 책임에 대한 무게도 실감하게 된다. 몇몇 학생들은 '내가 과연 잘할 수 있을까?'라는 불안감을 느끼기도 하지만, 대부분은 오랫동안 꿈꿔온 이 순간을 맞이하며 새로운 도전에 대한 열정으로 가득 차 있다. 이렇게 등원식을 마친 학생들은 본격적인 임상 실습의 세계로 발을 내딛는다. 이 날의 경험은 앞으로의 치과의사 생활에서 잊지 못할 순간으로 남게 되며 앞으로의 여정에서 중요한 이정표가 된다.

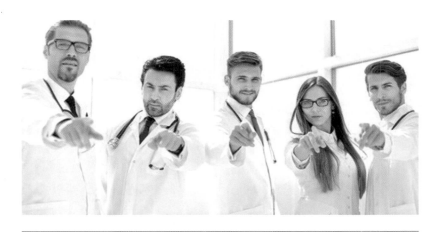

등원식 때는 처음으로 멋진 의사가운을 입고 동기들과 기념 사진을 찍는다. 드디어 치과병원에 입성하는 것이다. Designed by Freepik.

등원식이 끝나면 본격적으로 원내생 생활이 시작된다. 이 시기를 축하하기 위해 각종 동아리와 동문회 모임에서 등원식 환영 행사를 열어주곤 한다. 이때만큼은 그동안 열심히 견뎌온 자신을 칭찬하며 선후배들과 함께 기쁨을 나누는 시간이 된다.

원내생 생활은 보통 로테이션이 끝난 본과 3학년 여름부터 본과 4학년 여름까지 약 1년간 이어진다. 원내생 생활은 크게, 옵져(Observation) 및 어시스트, 기공물 제작, 학생진료로 나눌 수 있다. 어시스트 시 진료를 바로 하기 위한 상차리기(치과재료 및 기구 준비하기), 불빛 각도 조정, 타액 및 입안의 물을 제거하는 Suction 장치를 이용한 보조 등의 역할 뿐만 아니라, 진료 후 치과 유니트체어별로 치과재료 정리 및 치과 기구의 세척, 소독 및 관리까지 하는 경우도 있다. 기공물 제작은 인상 채득 및 진단 또는 최종 보철 제작을 위한 석고모형, 임시 틀니, 간단한 교정 장치 제작 등이 있다. 학생진료는 직접 환자를 보는 행위를 하는 것이다.

수업이 없는 시기에는 오전 9시부터 오후 6시까지 병원에서 지내고, 6시 이후에도 기공 과정이 남아 있으면 치과병원 기공실에서 각자 작업을 진행한다. 수업이 있는 3학년 2학기는 매일 오전 8시에서 9시, 저녁 6시에서 8시 사이에 수업이 잡혀 있어 병원에서의 원내생 생활과 수업을 병행해야 한다. 가끔 진료가 늦어져 수업에 늦게 들어가는 경우가 있는데, 보통 진료 중인 선생님에게 양해를 구하고 수업에 참석한다. 하지만 이로 인해 출석이 지각으로 처리되면 억울해지기도 한다. 특히 출석 번호가 앞쪽인 학생들은 먼저 이름이 불리기에 뒤쪽 학생들보다 지각으로 체크될 확률이 높다. 다행히 이런 경우에는 수업 후 담당 교수나 레지던트에게 말하면 지각 처리를 없애주기도 한다.

원내생 생활은 처음에는 기대와 기쁨으로 시작되지만, 시간이 지나면 치과병원 내에서 가장 낮은 계급으로 느껴지기 시작한다. 병원에는 교수, 레지던트, 인턴, 그리고 숙련된 치과 보조 인력(치과위생사, 간호사, 간호조무사)과 치과기공사들이 있는데, 원내생은 그 사이에서 가장 밑의 존재로 여겨지곤 한다. 흔히 치과대학에서는 본과 3학년이 고개를 숙일 일이 거의 없지만, 병원에 들어가면 모든 사람들에게 고개를 숙이며 '죄송합니다'라는 말을 입에 달고 살아야 하는 처지가 된다. 원내생들 사이에서는 "병원에서는 기공실이나 진료실에 굴러다니는 인상재 찌꺼기보다 못한 존재가 원내생이다"라는 자조적인 말도 종종 들린다. 이는 원내생 생활에서 시행하는 기공물 제작이나 진료 보조가 서툴기 때문에 같은 공간에 있는 그 누구보다도 모르는 사람들이기에 생기는 자연스러운 현상이다.

때로는 같은 처지에 있는 치위생과 실습생들과 눈이 마주치면 서로

1장 슬기로운 치과대학 생활 엿보기

동병상련의 눈빛을 주고받기도 한다. 원내생들은 진료실 내에서 꼭 필요한 말 외에는 함부로 이야기하는 것이 금지되어 있기 때문에 그만큼 서로의 존재를 공감하는 순간이 짧고도 소중하다.

원내생들은 크게 두 가지 형태로 생활을 하게 된다. 첫 번째는 자기 선택에 의한 과 선택 방식이다. 학생 전용 휴게실에 모여 각 과의 호출을 기다리며, 아침에 온 순서대로 하얀색 보드에 자신의 이름을 적는다. 긴장감과 설렘이 함께 감도는 이 공간에서 학생들은 "치주과 신환 1명, 보존과 구환 1명 요청합니다"라는 방송이 들리면 순서에 따라 반응하며 각 과로 올라간다. 이때 '신환'과 '구환'이라는 용어는 환자의 진료 이력을 구분하는 데 사용된다. 신환은 해당 치과에 처음 내원한 환자로, 처음으로 구강 검진을 받고 진료 기록이 만들어진다. 반면, 구환은 이전에 진료를 받았던 환자로, 기존 기록을 토대로 진료를 이어가게 된다. 원내생들은 신환 진료 시 초진 차트 작성을 보조하고 구강 검사를 수행하며, 구환 진료 시에는 이전 진료 기록을 검토하고 치료 상황을 파악하는 경험을 쌓는다. 이 과정을 통해 환자 관리의 연속성과 진료 기록의 중요성을 깊이 배우게 된다.

두 번째 방식은 특정 과에 배정되어 하루 종일 진료 보조와 관찰을 하는 'keep'이다. 특정 과에 정해진 시간 동안 집중적으로 머물며 임상 활동을 보조하는 것이다. 예를 들어, 구강외과 keep을 서는 날에는 아침부터 수술실에 들어가 여러 케이스의 수술을 관찰하고 보조한다. 치주과, 영상치의학과, 예방치과 등에서도 keep을 두어 학생들이 해당 과의 시술과 진료에만 집중할 수 있도록 한다. 이 과정에서 학생들은 실제 임상 현장의 분위기를 익히고 다양한 케이스를 경험하게 된다.

특히 구강외과 수술실에서의 keep은 원내생들에게 가장 강렬한 경험 중 하나다. 구강암 제거 및 재건 수술을 관찰하는 날은 보통 12시간 이상이 걸리는데, 학생들은 아침 일찍 수술실에 도착해 손과 팔을 철저히 소독하는 스크러빙(scrubbing)을 시작한다. 의학 드라마에서 자주 볼 수 있는 소독 장면을 실제로 체험하는 순간이다. 손톱 밑까지 꼼꼼히 소독한 후 멸균 가운을 입는 과정에서 긴장감이 점점 고조된다. 수술실에 들어서면 특유의 차가운 공기와 소독약 냄새가 학생들을 압도한다. 수술이 시작되기 전, 마취과 의사들이 환자의 기도를 삽관하고 마취를 유도하는 일련의 과정을 지켜보며 그들의 숙련된 움직임에 감탄하게 된다.

수술이 시작되면 학생들은 숨을 죽이고 모든 과정을 주의 깊게 지켜본다. 때로는 긴 시간 서 있어 다리가 저리고 허리가 아프지만, 수술의 흥미진진한 과정에 몰입하면서 그 불편함을 잊는다. 이 과정은 학생들에게 강렬한 인상을 남기며 그들이 임상에서 경험하게 될 다양한 상황에 대한 기대감을 더욱 높여준다.

수술 중 가장 자주 보게 되는 과정은 메스('scalpel'의 일본식 발음) 또는 전기 소작기를 사용한 조직 절단과 봉합이다. 특히 전기 소작기는 고주파 전류를 이용해 조직을 절단하면서 동시에 지혈을 하는 장치로 매우 중요한 역할을 한다. 구강외과 치과의사는 펜 모양의 전기 소작기를 들고 세밀하게 조직을 제거하는데 출력이 너무 높으면 주변 조직에 열 손상이 발생하고, 너무 낮으면 절단과 지혈이 제대로 이루어지지 않는다. 그래서 출력 조절이 매우 중요하다. 특히 암 수술 시에는 전기 소작기를 사용해 종양 조직을 제거하는데 건강한 조직을 최대한 보존하면서 암 조직만 정확하게 제거해야 하므로, 의사의 숙련된 기술과 정확한 판단력이 필수적이다.

전기 소작기를 사용할 때는 특유의 타는 냄새와 함께 연기가 발생하며 이를 제거하기 위해 연기 흡입 장치가 사용된다. 이 과정에서 수술실은 긴장감으로 가득 차고, 구강외과 치과의사의 집중된 눈빛과 간호사의 신속한 보조가 어우러지면서 수술은 정교하게 진행된다. 환자의 몸에 부착된 다른 전기 장비들과의 간섭을 방지하기 위해 의료진과 학생들 모두 주의해야 하고, 금속 물질을 통한 의도치 않은 전류 흐름에도 신경을 써야 한다.

수술이 끝나면 절개 부위를 닫는 봉합 과정이 시작된다. 봉합은 상처 회복에 매우 중요한 단계이며, 상황에 따라 suture(봉합사)를 이용한 방법과 stapler(스테이플러)를 이용한 방법이 있다. Suture를 이용한 봉합은 가장 전통적인 방법으로, 가는 봉합사는 섬세한 부위나 작은 상처에, 굵은 봉합사는 깊은 상처나 장력이 많이 가해지는 부위에 사용된다. 단순 봉합, 매트리스 봉합, 연속 봉합 등 다양한 기법이 존재하며 이를 적절히 활용해 상처를 닫는다.

반면, stapler는 주로 넓은 면적의 상처를 빠르게 봉합할 때 사용되며, 복부나 흉부 수술에서 피부를 닫는 데 많이 쓰인다. 금속 클립으로 상처 양쪽을 빠르게 고정시키기 때문에 수술 시간을 단축시킬 수 있지만, 미용적으로는 suture에 비해 다소 떨어지기 때문에 얼굴이나 노출 부위에는 잘 사용되지 않는다.

이러한 봉합 과정에서 원내생들은 주로 보조 역할을 맡는다. 봉합사나 stapler를 준비하거나 조직을 잡아주고, 봉합 후에는 가위로 suture를 자르는 역할을 수행한다. 이를 통해 원내생들은 다양한 봉합 기법과 재료의 특성, 각 상황에 맞는 선택 기준 등을 배울 수 있다.

봉합이 완료되면 구강외과 치과의사는 봉합 부위를 꼼꼼히 점검한다. 출혈이 없는지, 봉합이 적절한 장력으로 이루어졌는지 확인하고, 필요에 따라 드레싱을 적용한다. 이 모든 과정을 가까이서 지켜보는 원내생들은 수술의 처음부터 끝까지의 흐름을 체험하며 실제 임상에서 필요한 중요한 지식과 기술을 습득하게 된다.

원내생들은 가끔 집도의 수술에 직접 참여하는 기회를 얻는다. 특히 인력이 부족할 때면 조직 견인기를 잡으라는 지시를 받게 된다. 이때 원내생들은 긴장감과 책임감을 동시에 느끼며 주어진 역할에 집중한다. 처음엔 흥분과 설렘 속에서 견인기를 꼿꼿이 잡고 서 있지만, 시간이 흐를수록 팔과 어깨에 힘이 들어가고 허리는 점점 뻐근해진다. 자세를 바꾸고 싶지만, 원내생들은 이를 참고 최선을 다해 견인기를 고정된 위치에 유지하려 노력한다.

수술이 길어질수록 피로감이 몰려오고 때때로 집중력이 흐트러지기도 한다. 견인기를 살짝 느슨하게 잡는 순간, 집도의의 날카로운 목소리가 들린다. "견인기 제대로 잡으세요! 환자 생명이 걸린 일입니다." 이 말에 원내생들은 깜짝 놀라 다시 긴장하며 견인기를 바로 잡는다. 때로는 다리에 쥐가 나거나 팔이 저려오기도 하지만, 수술실의 엄중한 분위기 속에서 이를 내색하기 어렵다. 그저 이를 악물고 주어진 역할을 끝까지 완수하려 노력한다.

이런 경험을 통해 원내생들은 수술의 긴박함과 중요성을 몸소 체험하게 된다. 작은 실수도 환자의 생명에 영향을 미칠 수 있음을 깨닫고 의료진으로서의 책임감을 깊이 느낀다. 특히 구강암 수술에서 암 조직을 제거하고 재건을 위한 유리 피판 형성 과정의 섬세함은 학생들에게 깊은 인상을 남긴다. 그 정교함에 감탄하며 수술의 복잡성과 중요성을 실감하게 된다.

수술은 점심 시간이나 저녁 시간이 되어도 계속 이어진다. 하루에 2~3개의 수술이 있는 날이면 아침 7시부터 밤 10시까지 수술실을 지키는 일이 다반사다. 학생들은 번갈아 가며 환복실에서 준비된 김밥으로 허기를 달래며 수술실 밖에서 서로 눈앞에서 벌어진 수술 장면에 대해 흥분된 목소리로 이야기를 나눈다. 오후가 되면 피로가 몰려오지만, 재건 수술이 본격적으로 시작되면 다시 긴장감이 고조된다. 특히 미세 혈관 문합 과정은 매우 흥미롭다. 현미경을 통해 머리카락보다 가는 실로 혈관을 연결하는 모습을 지켜보면 마치 마술 같은 장면이 펼쳐진다.

시간이 갈수록 수술실의 분위기는 점점 더 무거워지고, 의사들과 간호사들의 대화는 줄어들며 오직 모니터 소리와 기구를 요청하는 목소리만 들린다. 학생들은 이러한 긴장감 속에서 의료진의 집중력과 체력에 감탄하게 된다. 밤이 깊어 마침내 수술이 끝나면 피곤함에 절던 학생들도 성공적인 수술을 보고 안도의 한숨을 내쉰다. 레지던트 선생님이 "수고하셨습니다"라고 말하는 순간, 수술실 전체에 안도감이 퍼진다. 피곤함보다는 흥분된 마음으로 서로의 소감을 나누며, 이 12시간 넘는 경험이 구강외과 의사의 삶을 직접 체험하게 해준 소중한 시간으로 남는다.

수술 후 동기들과 대화를 나눌 때는 서로 어떤 수술을 보았는지, 그 과정에서 느낀 점을 공유하며 웃기도 하고 진지한 대화를 하기도 한다. 이런 경험을 통해 원내생들은 구강외과학의 실제 현장을 경험하며, 이론으로만 배웠던 것들이 실제로 어떻게 적용되는지 몸소 체감하게 된다.

환자가 한두 명씩 배정되면 원내생의 생활은 더욱 바빠진다. 담당 환자의 스케줄에 맞춰 진료에 참여하고, 때로는 환자보다 먼저 진료실에 도착해 모든 준비를 마친다. 환자의 치료 계획을 세우고, 매 진료 시마다 진행 상황을 기록하며, 필요한 경우 교수님이나 레지던트에게 질문을 하거나 조언을 구하기도 한다. 이 과정에서 학생들은 환자와의 관계 형성, 진료 기록 작성, 치료 계획 수립 등 실제 치과의사로서 필요한 역량을 쌓게 된다.

특히, 환자와의 관계 형성, 즉 '라포(rapport) 구축'이 중요한 역할을 한다. 라포는 의사와 환자 사이의 신뢰 관계를 형성하는 것을 의미한다. 의료 현장에서 라포는 환자의 치료에 대한 순응도를 높이고 원활한 소통을 통해 진료의 질을 향상시키는 중요한 요소다. 치과병원에서 원내생들은 환자와 라포를 형성하는 방법을 배운다. 환자의 말을 경청하고 공감을 표현하며, 환자가 이해하기 쉬운 언어로 설명하는 것이 그 핵심이다. 라포가 잘 형성되면 환자는 더 편안해지고 치료에 대한 불안감도 줄어들며, 의사의 조언을 더 잘 받아들인다.

처음에는 환자와의 관계가 서툴고 어색할 수 있지만, 시간이 지나면서 점차 자연스럽게 신뢰 관계를 형성할 수 있게 된다. 이러한 경험을 통해 원내생들은 의학적 지식과 기술뿐만 아니라, 환자와의 효과적인 소통 능력을 함께 키워나가며 진정한 의료인으로 성장해간다.

원내생 생활에서 가장 중요한 것 중 하나는 환자의 스케줄과 자신의 스케줄을 맞춰서 환자가 받는 다양한 치료 과정을 처음부터 끝까지 지켜봐야 한다는 점이다. 예를 들어, 틀니를 만들기 위해 치주과에서 잇몸 치료, 보존과에서 신경 치료를 받고, 다시 보철과에서 틀니를 만드는 환자라면, 이 모든 과정을 관찰해야만 점수를 받을 수 있다. 만약 환자가 치료 중간에 병원을 방문하지 않거나 치료 계획이 변경되면 치료가 완료된 과나 항목에 대해서는 점수를 인정받을 수 있지만, '틀니 전체 과정 관찰하기'라는 보철과 필수 항목은 충족되지 않게 된다. 이렇게 원내생은 환자의 치료 계획을 처음부터 끝까지 따라다니며 모든 진료 과정을 지켜보는 것이 중요한 의무다.

치과병원에서 원내생들은 각 과에서 정해진 케이스 수를 옵져로 채워야 하며 치료 과정의 처음부터 끝까지 참여해야만 점수가 인정된다. 이 과정에서 과목별로 정해진 최소(mini) 및 최대(max) 케이스 안에서 수를 채워야 한다. 사실 Max가 공식적으로는 없다고는 하지만, 각과 총대 입장에서 Max가 없으면 몇몇 학우가 그 케이스를 독점하게 될 경우(우연히 그 케이스가 자기 스케줄에 많이 걸리는 경우거나, 그것이 궁금해서 자기 시간을 투자해서 보는 경우), 다른 학우가 볼 수 있는 기회가 없어 유급에 처할 수도 있기에 자체적을 월별 및 학기별 Max를 두기도 한다. 또 이 때 학생 입장에서는 못마땅한 상황이 발생하는데, 새로 배정된 신환 또는 구환의 경우 어떤 진료를 하는지 모르고 들어갔다가, 알고 보니 자기가 이미 Max를 채운 케이스를 보게 되는 경우, 대타를 구하지 못해 어시스트는 그대로 하고 그 점수를 받지 못하는 경우가 그것이다.

예를 들어, 보존과에서는 복합레진 충전 10개에서 20개 사이의 케이스를 완료해야 하고, 구강외과에서는 발치 5개에서 15개 사이의 케이스를 완료해야 한다. 그러나 환자의 일정 변경이나 치료 계획 수정으로 인해 전 과정을 연속적으로 관찰하지 못하면 점수가 인정되지 않을 가능성이 크다. 보철과에서는 크라운 제작 3개에서 8개 사이의 케이스를 완료해야 하고, 치주과에서는 치석 제거 및 치근 활택술 15개에서 30개 사이의 케이스를 완료해야 한다. 소아치과에서는 유치 충전 5개에서 12개 사이의 케이스를 완료해야 하지만, 어린 환자들의 비협조적인 태도나 감기로 인한 갑작스러운 일정 변경으로 인해 계획된 치료가 중단되는 경우가 빈번하다.

학생들은 종종 예기치 못한 상황에 직면하기도 하는데, 갑작스럽게 응급으로 약속시간 이외에 환자가 내원한 경우나, 복잡한 케이스로 인해 정해진 진료시간이 넘어 다음 시간에 있는 다른 환자와의 약속에 참석하지 못하는 경우도 있고, 나도 모르게 잡힌 시험 직전 스케줄로 패널티를 감수하고 시험 공부를 하는 상황도 발생한다. 상황이 어렵게 돌아가 불가피하게 레지던트 선생님에게 한소리를 듣고 페널티를 받아서 2~3달 했던 케이스 점수가 다 없어지는 경우도 생긴다. 그래서 때로는 점심도 거르고 케이스를 보거나, 내게 배정된 환자들의 스케줄 표를 검토하면서 시간을 보내기도 한다. 치과병원에서는 레지던트 진료 보조를 보통 원내생이 하기에 원내생이 해당 약속시간에 없으면 진료가 원활하게 진행되지 않기 때문에 일어나는 현상이기도 하다. 이런 이유로 원내생 생활은 매우 바쁘고 스트레스가 많다. 이런 과정을 통해 원내생들은 동기들과의 유기적인 소통과 함께 예상치 못한 상황에 대처하는 능력을 기르게 된다.

이러한 경험을 통해 원내생들은 치과의사로서의 정체성을 점차 형성해 나간다. 처음에는 어색하고 긴장되었던 진료실에서의 시간이 익숙해지고 환자를 대하는 태도는 더욱 능숙해지며, 술기 또한 점차 능숙해진다. 이론으로 배운 지식들이 실제 임상에서 어떻게 적용되는지를 체감하며 진정한 치과의사로 성장해 나가는 과정이 시작되는 것이다.

원내생 생활에서 케이스 점수를 인정받는 방법은 크게 두 가지로 나

넌다. 첫째는 매일 관찰(Observation, '옵져'라고도 한다)한 내용을 즉시 서명(학생이 이 환자를 봤음을 인정하여 점수를 부여한다는 의미)을 받아 점수를 획득하는 방식이다. 이 방식에서는 그날 본 케이스에 대해 담당 교수나 전공의에게 즉시 서명을 받는다. 이 방법의 장점은 관찰한 내용을 정확히 기억할 때 평가받을 수 있어 공정한 평가가 이루어진다는 점이다. 또한, 부족한 부분에 대해 즉각적인 피드백을 받아 학습 효과가 높다. 하지만 환자가 많은 날이나 본인이 바쁜 날에는 케이스를 채웠음에도 불구하고 서명을 받지 못해 점수를 아예 받지 못하는 경우가 발생할 수 있다. 각 과마다 규율이 다르기 때문에 즉시 서명을 받아야만 점수를 인정받는 경우 전공의가 자리에 없으면 점수를 받지 못하는 상황이 생기기도 한다. 물론, 나중에 다시 설명을 드려서 점수를 받을 수 있는 경우도 있다.

둘째는 한 달 또는 일정한 기간 동안 관찰한 내용을 한꺼번에 정리해 월말에 몰아서 서명을 받는 방식이다. 이 경우 학생들은 해당 기간의 케이스를 정리해 여러 교수님과 전공의들에게 한꺼번에 서명을 받는다. 이 방식은 당일 서명을 받지 못하는 상황을 피할 수 있어 시간적으로 여유가 있지만, 때때로 '치팅'이 발생할 여지가 있다. 예를 들어, 일부 학생들은 실제로 보지 않은 케이스를 본 것처럼 기록하거나 다른 학생의 케이스를 자신의 것으로 기록하는 경우도 있다. 또한, 일부만 관찰하고도 전체 과정을 본 것처럼 기록하거나 서명을 비슷하게 위조해 점수를 얻는 경우도 있다.

이러한 치팅 행위는 윤리적 문제를 일으킬 뿐만 아니라, 학생들의 실제 임상 경험과 학습의 질을 저하시키는 심각한 결과를 초래한다. 치팅이 발각되면 해당 학생은 징계를 받거나 심각한 경우 유급이나 제적과 같은 처벌을 받는다. 이 문제를 방지하기 위해 많은 치과대학에서는 평가 시스템을 개선하고 있다. 예를 들어, 전자 로그북 시스템을 도입해 실시간으로 케이스를 기록하고 평가받도록 하거나 윤리 교육을 강화해 학생들이 성실하게 실습에 임하도록 유도하고 있다.

결국, 원내생들은 이러한 평가 시스템과 윤리적 딜레마 속에서 학습과 성장, 그리고 미래의 전문성을 위해 정직하게 실습에 임하는 것의 중요성을 깨닫게 된다. 교수들도 융통성을 발휘하는 경우가 있는데, 핵심적인 부분만이라도 관찰했다면 부분 점수를 인정해주거나 케이스 수가 부족하더라도 전반적인 실습 태도와 이해도를 고려해 평가하는 방식으로 학생들을 돕기도 한다.

사실 치과병원에서 원내생의 평가는 두 가지로 나뉜다. 하나는 앞서 설명한 케이스를 관찰하고 기공물 제작을 진행하면서 점수를 받는 방식이고, 다른 하나는 직접 환자를 진료하여 점수를 받는 방식이다. 후자는 '학생진료'라고 불리며, 원내생들에게 필수적인 졸업 요건 중 하나다. 케이스 관찰 및 기공 평가에서는 주로 교수나 전공의의 진료를 지켜보며 학습하고 이를 바탕으로 점수를 받는다. 이 과정에서 학생들은 다양한 케이스를 접하며 임상적 지식을 쌓아간다. 그러나 직접 환자를 진료하고 평가받는 과정은 훨씬 더 복잡하고 도전적이다.

학생진료는 다양한 케이스를 필수적으로 포함하며, 이 케이스들을 완수해야만 졸업 요건을 충족할 수 있다. 신경치료를 예로 들어보면, 원내생들은 스스로 환자를 찾아야 하기 때문에 주위 사람들에게 자신의 명함을 돌리며 진료를 부탁하게 된다. 부모님, 형제자매, 친구, 사촌 등 다양한 루트를 통해 환자를 구하는 것이 일반적이다. 대학마다 약간의 차이가 있을 수 있지만, 일반적으로 학생들이 필수적으로 수행해야 하는 진료 케이스는 다음과 같다.

1. 단순 발치: 주로 잇몸 밖으로 나와 있는 사랑니를 대상으로 한다. 원내생들은 국소마취부터 발치, 봉합까지 전 과정을 직접 수행한다. 후배 중 사랑니가 필요한 경우 미리 예약하고, 진료 후 식사 대접을 하며 관계를 다지기도 한다.

2. 신경치료: 주로 소구치나 전치 등의 단근치가 대상이 되며, 근관 와동 형성, 근관 성형, 세척, 충전까지의 전 과정을 진행한다. 신경치료 케이스를 구하는 것이 매우 어려워 난이도가 높지만, 꾸준히 환자를 찾다 보면 결국 케이스를 확보할 수 있다.

3. 복합레진 수복: 비교적 단순한 와동을 대상으로 하며, 와동 형성부터 충전, 연마까지의 전 과정을 수행한다. 기존의 아말감이나 치과 재료를 제거하고 새로운 충치를 치료하는 경우도 포함된다.

4. 치주 치료: 전악 스케일링, 치은 연하 소파술, 치근 활택술 등을 수행한다. 주로 부모님이나 조부모님 같은 가까운 어르신들을 대상으로 스케일링을 진행하며, 초음파 스케일러와 수동 스케일러를 사용한다.

5. 단순 보철: 단일 크라운 제작을 위해 지대치를 형성하고, 임시 크라운을 제작한 후 최종 크라운을 장착하는 과정을 포함한다. 하지만 최근 구강청결도가 높아져 젊은 환자들 중 크라운 치료를 필요로 하는 경우가 적어 케이스를 구하는 것이 어려운 편이다.

6. 예방 치료: 불소 도포, 치면열구전색 등의 예방적 처치를 수행한다. 이모나 고모의 자녀 같은 친척 아이들을 통해 예방적 치료를 진행하는 경우가 많다.

7. 소아 치과 치료: 불소도포, 유치 충전, 신경치료, 기성 금속관 수복 등 소아 치과의 간단한 치료를 수행한다. 소아 치과의 환자도 역시 친척이나 지인을 통해 케이스를 확보하는 경우가 많다.

st진료 Minimum(치과대학병원 내 원내생 진료)   (*학기 구분 없음 / curettage는 Root Planing 구분 없음)

	강릉치대	경북치대	경희치대	단국치대	부산치대	서울치대	연세치대	원광치대	전남치대	전북치대	조선치대
치주	Scaling 10회	양악 4회, 각 원데당 Scaling 3회, Curettage 4분악	Scaling 12회, Supportive Periodontal Treatment 12회, Curettage 6분악	Scaling 5회, Curettage 1분악	Scaling 4회, Curettage 12분악이상 될 3분, 6-chart 2분, 4-chart 1분	Oral Examination 15회, Scaling 20회, Curettage 30분악, PC (plaque control instruction) 30회	Scaling 12회, Curettage 4분악의) month check-up 4회	Scaling 7회, Curettage 16분악	Scaling 3회	Scaling 12회, Curettage 6분악	Scaling 3회, Curettage 12분악
보존	Restoration 2개, Root canal treatment 1개	Amalgam filling 4회, Root filling 6개, Root canal treatment 2개	Resin filling 22회, Root canal treatment 2개, inlay 2개	Resin filling 5개 (1급 4개, 2급 1개), Root canal treatment 2개	충전3개(RF3급), NCCL(2급), Am(4급) Root canal treatment 2개	Resin filling 15개 (1,5급-10, 2급-10, 3,4급-2), Root canal treatment 4개	Resin filling 15회, Amalgam filling 5회 (1급 2회 포함), Root canal treatment 3개	Resin filling 5개 (1,5,2급 indirect restoration), 와액2개(13회), Root canal treatment 1개	Amalgam filling 1개, Root canal treatment 1개, inlay 1개, Resin / Bleaching 5개	Caries Treatment 5개	Resin filling 9개 (1,5급, 각 3개 이상), Root canal treatment 1개
구강악안면외과	Simple extraction 3개, Surgical extraction 1개	Extraction 5개 (3rd molar)	Extraction 5개 (3rd molar)	Simple extraction 2개, Surgica extraction 1개	Extraction (simple 15 포함-치주발치의 경우, 10 포함-일반 치식발치의 경우, 추가로 surgical 1회)	총30회 (simple 30회, surgical 4회, refer 1회, stitch-out&dressing 각 0.5회)	Extraction 8개	Simple extraction 4개	Extraction 3개		Extraction 3개
보철	Crown 1개(1st molar)	Crown(Gold / Metal ceramic) 1개, 선택적 Partial denture 가능(surveyed crown)	Crown 3개	Crown 1개	Crown 1개(single)	Gold or PFM Crown	Crown 3회, 1개(Gold crown, RPM) 개편 포함, Denture 1 or 2개	고정성 수복 보철치료 1개	Crown or Crown & Bridge 1개	Crown 1개	고정성 수복 보철치료 1개
소아치과	PRR, Amalgam filling, GI pulpotomy, pulpectomy, Sealant 중 1개	extraction of primary teeth 2개, pulpotomy or pulpectomy 2개, GI or resin filling 6개, Fluoride 4개, Sealant 4개		Sealant 2개 이상 단 6개	유치발치, 실란트, 불소도포 중 종류 상관없이 2회	PRS 1회(등6확) REF(RR또는) 2회(등4+) RDA 2회(등6+) 수복치료 3회, Sealant 3회, Fluoride 1회	Sealant, Fluoride® 여유분 수복치료(PRR, 수복치료, pulpotomy) 1회	Practice 총35개 (송치당 0~4회)	Fluoride, Extraction, Sealant 중 1개	총50개(pulpotomy 5개, pulpectomy 8개, SS crown 8개, 발치 2개, 공간유지장치 8개, 아말감 5개, Resin 5개, Sealant 8개)	총300개(PRR 30개, Amalgam filling 50개, Sealant 10개, Extraction 10개)
방사선		획재 80회			치근단 사진 200장		Panex 20장 판독, Peri, bitewing 150장 촬영 및 판독		전약 치근단 방사선 사진 tracing, 파노라마 방사선 사진 tracing		
통합진료과							OE 1명				

치과대학 원내생 때 진행해야 할 학생진료의 최소조건을 나열한 표. 2016년 기준. 서한빈 원장 제공.

이와 같은 학생진료는 원내생들이 졸업을 위해 반드시 완수해야 하는 필수적인 경험이다. 환자를 구하는 과정부터 직접 진료를 수행하고 평가받는 과정까지, 원내생들은 임상 실력을 키우고 진정한 치과의사로서의 자질을 쌓아가게 된다.

이러한 케이스를 수행하는 동안 원내생들은 학생진료 담당 교수나 전공의의 감독 하에 진료를 진행하며 단계마다 확인과 피드백을 받는다. 케이스별로 정해진 최소 횟수를 달성해야 하며 이는 졸업을 위한 필수 요건이다. 이 과정을 통해 원내생들은 실제 임상 환경에서의 경험을 쌓고 다양한 치과 치료 술기를 익혀나간다.

예를 들어, 신경치료 학생진료 케이스를 살펴보자. 먼저, 원내생은 신경치료가 필요한 환자를 구해야 하는데, 이는 예상보다 쉽지 않다. 대부분의 환자들이 경험 많은 치과의사에게 치료받기를 선호하기 때문이다. 학생들은 가족이나 지인들에게 부탁하거나 병원에 내원한 환자들 중에서 동의를 구해 환자를 확보한다. 환자를 구한 후에는 레지던트에게 구두 시험을 봐야 한다. 이 과정에서 학생은 환자의 진단과 치료 계획, 예상되는 어려움 등에 대해 설명해야 한다. 예를 들어, "이 환자의 상악 좌측 제1대구치는 심한 우식으로 인해 치수가 노출되었습니다. 방사선 사진상 치근단 병소는 없지만, 냉자극에 민감한 반응을 보여 비가역성 치수염으로 진단하고 근관치료를 계획했습니다"와 같은 설명을 한다.

레지던트는 학생의 설명을 듣고 추가 질문을 던진다. 예를 들어, "근관의 개수는 몇 개로 예상하나요?", "작업장 측정은 어떻게 할 계획인가요?", "근관 성형 시 사용할 파일 시스템은 무엇인가요?"와 같은 질문에 학생은 명확히 답변해야 한다. 구두 시험에 통과하면 학생은 실제로 진료를 시작하게 된다. 진료 과정에서 원내생은 근관 와동 형성, 근관장 측정, 근관 성형 및 세척, 근관 충전 등 각 단계를 진행하며 매번 교수나 전공의의 확인을 받아야 한다.

이 과정에서 학생진료 담당 교수와 임상외래교수가 학생들의 진료를 꼼꼼하게 지도하고 평가한다. 학생진료 담당 교수는 치과대학 소속 정규 교수이며, 임상외래교수는 사회에서 활동하는 치과의사로서 학생들의 진료를 돕기 위해 지원한 분들이다. 이러한 과정에서 학생들은 실질적인 임상 기술을 습득하며 모든 과정이 끝나면 진료 기록을 작성한 후, 다시 한 번 레지던트와 케이스를 논의한다. 이때 잘한 점과 개선할 점에 대해 피드백을 받으며 학습한다.

이러한 과정은 원내생에게 긴장되고 부담스러울 수 있지만, 실제 치과의사로서 갖춰야 할 능력을 키우는 데 매우 중요한 경험이 된다. 기술적인 능력뿐만 아니라, 환자와의 소통, 스트레스 관리, 시간 관리 등 다양한 역량을 기를 수 있는 기회다.

이렇게 '옵져'와 '학생 진료'로 케이스를 채워가는 동안 원내생들은 2학기 중간 및 기말고사를 치르게 된다. 학교에서는 방학이 시작되지만, 원내생들은 병원 생활을 계속 이어간다. 물론, 일부 학생들은 짧게는 3일, 길게는 1주일 정도 환자 스케줄을 조정해 잠깐 여행을 다녀오기도 하지만, 원내생 생활은 학사 일정과 상관없이 지속된다. 이렇게 본과 3학년의 시간이 흘러간다.

1장 슬기로운 치과대학 생활 엿보기

본과 4학년:

미래를 설계하는
치열한 시간

본과 4학년이 되는 순간은 직전 학년이 국가고시를 본 이후부터 시작된다. 이제 남은 학년은 우리뿐이다. 드디어 6년간의 치과대학 생활이 끝을 향해 가고 있는 것이다. 원내생 생활은 여전히 이어지며, 그 속에서 다양한 사건들이 끊임없이 발생한다. 본과 3학년 때 깊이 다루지는 않았지만, 원내생 생활은 그야말로 다이나믹하다. 크고 작은 사건들로 인해 개인적으로 경고를 받거나 심지어 학번 전체가 패널티를 받는 경우가 종종 발생한다.

예를 들어, 구강외과에서 원내생이 마취 부위를 잘못 지정하는 사고가 발생할 수 있다. 하악 좌측 사랑니 발치를 위해 하치조신경 전달 마취를 해야 하는데, 실수로 하악 우측에 마취를 놓는 일이 생길 수 있다. 이런 사고가 발생하면 해당 학생은 즉시 전공의에게 엄중한 경고를 받게 되며 추가적인 마취 실습을 받아야 한다. 심각한 경우에는 전체 학번이 마취 실습에 대한 재교육을 받거나 '옵져' 케이스 점수가 상승하는 등 학번 전체에 영향을 미치기도 한다.

또한, 진료 어시스트 중 졸다가 발각되는 일도 있다. 특히 겨울철 점심시간 이후 창가 쪽에 서서 어시스트를 하다 보면 집중력이 떨어져 졸게 되는 경우가 생긴다. 이런 일이 발각되면 큰 불호령이 떨어지며 개인적으로 패널티를 받는다. 만약 이러한 일이 반복되면 재발 방지를 위한 특별 교육이 시행된다.

진료 준비물이 제대로 갖춰지지 않아 발생하는 문제도 잦다. 예를 들어, 차트를 보고 근관치료를 위해 필요한 파일이나 거터퍼차를 미리 준비하지 않으면 진료가 지연된다. 이런 경우 해당 학생은 준비성 부족에 대해 문책성 레포트 작성 및 케이스 점수 패널티를 받기도 한다.

기공물 제작 과정에서 발생하는 실수도 예외가 아니다. 지대치에 기포가 발생하거나 잘못된 인상 채득으로 인해 보철물의 정확성에 문제가 생기면 기공물을 다시 제작해야 하고, 추가적인 실습 시간을 통해 기술을 향상시켜야 한다. 이런 실수가 심각할 경우 학번 전체가 보충수업을 받게 되는 일도 있다.

이런 사고들이 반복되거나 심각한 수준에 이르면 각 임상과 차원에서 전체 학번에 경고가 내려지기도 한다. 한 학기 동안 특정 과에서 중대한 실수가 여러 번 발생할 경우 의국장이 주재하는 전체 소집이 열리며 엄중한 경고와 함께 재발 방지 교육이 이루어진다. 이런 상황들은 원내생들에게 큰 스트레스가 되지만, 동시에 중요한 학습 기회이기도 하다. 학생들은 이를 통해 실수의 중요성과 책임감을 깨닫고, 임상 실습에 더욱 신중하고 성실하게 임하게 된다.

하지만 이런 상황이 만들어질 수밖에 없는 학생들의 고충도 존재한다. 케이스 점수를 채우기 위해 매일 긴장 속에서 실습을 진행하고 반복되는 실수에 대한 부담을 견디면서도, 원내생들은 임상 현장에서 배우는 경험을 소중히 여기며 성장해 나간다. 이러한 경험들은 나중에 실제 임상에서의 실수를 예방하고 더 나은 의료인이 되는 데 큰 도움이 된다.

본과 4학년이 되어 다시 3월이 오면 신입생이 들어왔다는 소식을 듣는다. 이제 졸업이 얼마 남지 않은 시점에서 신입생들에게 "너희는 언제 졸업하냐"며 다소 장난 섞인 말을 하게 된다. 그들은 이제 막 시작한 5년의 여정이 남아있기 때문이다. 본과 4학년 생활은 본과 3학년 때의 원내생 생활과 크게 다르지 않다. 4학년 1학기 중간고사가 끝나는 5월 중순까지 원내생 생활이 이어지며 오전 8시부터 9시까지는 수업, 9시부터 18시까지는 원내생 활동, 그리고 18시부터 20시까지는 수업이 계속된다. 중간고사 이후에는 남은 학생진료와 수업을 진행하지만, 케이스 점수가 모자란 학생은 원내생 생활을 더 이어나가야 한다. 일종의 패널티 개념으로, 다른 학생들이 진료를 마칠 때 혼자 계속 원내생 생활을 해야 하는 경우다.

이 시기에 밑 학번 원내생들과 함께 생활하는 사람들은, 처음에는 매우 어색해 한다. 그러나 1년 선배인 만큼 밑 학번의 과탑보다 더 많은 지식을 가지고 있기에 후배들의 질문에 자신 있게 대답할 수 있고 다양한 팁을 전수할 수 있다. 그래서 치과대학 내에서는 '윗 학번 꼴찌가 밑 학번 과탑보다 지식이 많다'는 말이 종종 회자되기도 한다. 이렇게 후배들과 함께 지내다 보면 부담스러운 존경을 받기도 한다.

1학기가 끝나면 기말고사를 보고, 마지막 방학인 본과 4학년 2학기 여름방학을 맞이하게 된다. 본과 3학년 때부터 방학이 없다고 한 이유는 이 시기 대부분의 학생들이 졸업고사 준비에 바쁘기 때문이다. 졸업고사는 치과의사 필기시험을 대비한 시험으로, 보통 8월 말이나 9월 초에 첫 시험이 치러진다. 학생들은 실기시험 연습과 필기시험 공부, 그리고 원내생 케이스 점수를 채우느라 바쁜 여름을 보내게 된다. 하지만 시간이 여유로운 학생들은 방학을 이용해 국내외로 여행을 떠나며 본격적인 공부를 시작하기 전 에너지를 충전하기도 한다. 짧게는 며칠, 길게는 한 달 넘게 여행 계획을 잡아 충전의 시간을 갖는 경우도 있다.

본과 4학년이 되면 가장 신경 써야 하는 것은 바로 학생진료다. 각 학교의 임상과에서 요구하는 케이스의 종류와 개수가 정해져 있으며, 학생들은 이를 완료해야만 졸업 자격을 얻을 수 있다. 하지만 이 과정은 쉽지 않다. 비록 일반 진료비 절반 정도의 비용으로 학생진료를 받을 수 있지만, 많은 사람들이 학생진료를 선호하지 않기 때문에 환자를 구하는 것이 어려울 때가 많다. 그 결과, 학생들은 환자의 스케줄에 맞추다 보니 진료가 늦어지기 마련이다.

각 학생진료의 마감일이 지정되어 있지만, 유급을 피하기 위해 마감일이 약 한 달 정도 연장되는 경우도 있다. 심한 경우 국가고시가 있는 12월까지 학생진료가 연장되는 사례도 발생한다. 최근에는 이러한 무기한 연장을 막기 위해 케이스 마감일을 더 엄격히 관리하고, 그 마감일을 넘기면 해당 과목에서 유급을 주는 등 조치가 강화되었다. 이는 학생들이 케이스 마감을 미루면서 국가고시 준비에 지장을 받을 수 있기 때문이다.

본과 4학년의 또 다른 중요한 과제는 치과의사 국가고시를 위한 실기 및 필기시험 준비다. 과거에는 필기시험만 있었지만, 2021년 본과 4학년부터는 실기시험도 함께 치르게 되었다. 이로 인해 두 시험을 모두 통과해야 치과의사 면허증을 받을 수 있다. 두 시험을 모두 통과하는 비율은 약 95%에 달하지만, 한 시험에서만 합격한 경우 다음 시험에서 해당 시험을 면제받는다.

나는 실기시험을 치르지 않았지만, 실기시험을 치른 후배 치과의사들의 여러 경험담과 관련 자료들을 모아 최대한 왜곡없이 표현하고자 했다. 실기시험 자체가 시행된 지 채 5년이 되지 않았고 평가 목표에 관한 개정이 진행되고 있는 상황이기에 설명한 내용과 시행되는 시험 내용 사이에 약간의 불일치가 있을 수도 있다는 점에 대해 양해를 구한다.

치과의사 실기시험은 크게 '과정평가('가'형)'와 '결과평가('나'형)'으로 나뉜다. 결과평가를 먼저 9월 첫째 주 토요일에 각 졸업(예정)대학 내 실습실에서 전 인원을 대상으로 진행한다. 과정평가의 경우 11월 중순부터 약 2주에 거쳐 서울 광진구에 위치한 국시원 청사 내 치과의사실기시험센터에서 무작위로 배정한 시험일자 및 사이클에 따라 나뉜 응시인원을 대상으로 실시한다. 결과평가는 주로 기술적인 수기의 결과만 평가하며, 과정평가는 진료 태도와 종합적인 진단 및 치료 계획 수립 능력 등의 전반적인 과정을 평가한다.

결과평가에서는 치아 모형을 사용해 실제 술식을 수행하고, 그 결과물의 정확성과 완성도를 평가한다. 예를 들어, 크라운 형성, 근관 치료, 보철 치료 등의 기술을 평가한다. 그 세부적인 영역은 다음과 같이 구분된다.

1. 보존수복치료: 전치부 복합레진, 구치부 아말감/금인레이 와동형성 등을 평가
2. 근관치료: 전치부/구치부 근관와동형성 등을 평가
3. 보철치료: 주조금관/ 금속도재관을 위한 지대치 형성과 임시치관 제작 등을 평가

　각 문항 당 1 문제씩 총 3 문제가 출제되며, 문제를 해결하는 순서 및 시간은 응시자가 자유롭게 선택할 수 있으나 총 120분의 제한시간 내에 모든 수기문제를 반드시 완료해야 한다. 사전 공지된 필수준비물 (가운, 보안경, 기구세트 및 tray, 핸드피스, endodontic explorer, spoon excavator등) 및 추가 지급된 물품만을 사용해야 하며, 시험 도중 별도의 쉬는 시간은 없으며 시험종료 전에는 사전 퇴실 및 화장실 사용이 불가하므로 주의가 필요하다. 또한, 시험종료 전 마네킹의 구강 내에서 별다른 사유 없이 덴티폼을 제거하면 즉시 실격 처리되며, 이는 덴티폼만을 구강 외로 꺼내 놓고 시야를 확보한 상태에서 술식을 시행하는 부정행위를 방지하기 위함이다. 결과평가의 예시 시험문제는 다음과 같이 출제된다고 볼 수 있다.

1. (사진) 주어진 방사선사진을 바탕으로, 하악 우측 중절치(#41)에 복합레진 수복을 위한 적합한 와동을 형성하시오.
2. 상악 좌측 제1대구치(#26)에 근관치료용 근관와동을 형성하시오.
3. 하악 좌측 제1대구치(#36)에 주조금관을 위한 지대치를 형성하시오.

　결과평가의 경우 술기가 끝난 후의 결과물만을 최종적으로 평가하기에, 그 결과물을 얻기까지의 과정 자체는 일절 평가 대상이 아니다(마네

킹 및 술자의 비정상적인 자세로 인해 감독관에게 여러 번 경고를 받고도 고치지 않아 퇴실 조치되는 등의 특별한 경우를 제외).

한편, 과정평가는 9개의 평가영역(문진, 구내검사, 구외검사, 영상검사, 치료계획 수립, 예방치료, 부정교합 관리, 치주 및 구강점막 치료, 외과치료)으로 구성되며, 1개 또는 2개 이상의 영역이 복합적으로 구성되어 진료수행 및 임상수기 능력을 측정한다. '진료', '수기', '복합'의 a/b/c세 문항으로 나뉘어져 있으며, 기본적으로는 표준화환자 역할을 맡은 전문 연기자 및 마네킹을 대상으로 진료 또는 수기를 수행하고 그 전반적인 과정에 대한 평가를 채점위원 및 표준화환자가 시행하게 된다(표준화환자의 경우 채점항목 중 환자-치과의사관계만을 채점하고 나머지는 교수가 채점). 과정평가의 과정은 다음의 순서로 진행되는데, 치과의사실기시험센터에 정해진 시간 내 입실한 학생들을 대상으로 인원체크 및 기본교육 등을 실시한 후, 3명씩 조를 형성해 복도에 착석하여 대기하다가 센터 내 위치한 3개의 다른 시험실을 연달아 로테이션 식(a/b/c, b/c/a, c/a/b 중 하나의 순서)으로 방문하여 각각의 문항에 대한 실기를 수행하게 된다. 입실 전 1분의 문제확인 시간이 주어지며, 각 문항의 시험수행에 대해서는 10분의 시간이 주어진다. 진료문항 (a)의 경우 표준화환자를 활용해 실제로 환자를 대하듯이 이야기하면서 진료수행을 하게 되며, 수기문항 (b)의 경우 마네킹을 활용해 기본 임상 술기 능력을 평가한다. 복합문항 (c)은 말 그대로 진료 및 수기문항을 복합하여 수행하는 것으로, 그 예시 시험문제는 다음과 같다.

 # 25세 남자 홍길동 씨가 "오른쪽 아래 어금니가 찬 것을 먹을 때 시려요"라고 치과에 왔다. 응시자는 환자에게 증상과 관련된 병력을 청

취하고, 진단을 위한 전기치수검사를 마네킹에 시행하고, 검사결과 및 향후 치료계획을 환자에게 설명하시오.

이러한 이원화된 평가 방식을 통해 치과의사로서 필요한 기술적 능력뿐만 아니라 환자와의 상호작용, 진단 능력, 종합적인 치료 계획 수립 능력 등을 종합적으로 평가하게 되는데, 이는 단순히 기술만을 갖춘 치과의사가 아닌, 환자와 소통하며 전인적인 치료를 제공할 수 있는 '역량을 갖춘 치과의사'를 선발하기 위함이다. 시험에 응시하는 학생들은 이 두 가지 평가를 모두 통과해야 하며, 각 영역에서 요구되는 최소 점수를 획득해야 한다. 원칙적으로 합격/불합격으로 판정되며, 결과평가 및 과정평가를 구성하는 각각의 3개의 문항 중 최소 2개의 문항에 대한 개별 합격선을 넘어야 최종합격 처리된다. 실기시험의 최종합격자 발표는 12월 말인 크리스마스 전후에 발표된다. 후술하겠지만, 필기시험은 그 다음해 1월 중순에 시행되기에 학생들 입장에서는 열심히 필기시험 공부를 하는 도중에 결과가 발표되는 것이므로, 어찌 보면 상당히 잔인한 스케줄이다.

과정평가와 결과평가에서 불합격 사례로는 크라운 형성 시 과도한 치질 삭제, 근관 치료 중 치근 천공, 임시 크라운 변연 적합도 불량 등이 있다. 또한, 부적절한 병력 청취나 비전문적인 태도, 방사선 사진 판독 오류, 비현실적인 치료 계획 수립 등이 과정평가에서 불합격 처리될 수 있다.

이처럼 치과의사 실기시험은 치과의사로서 필요한 기술뿐만 아니라, 환자와의 소통 능력, 종합적인 진단 및 치료 계획 수립 능력을 평가하기 위한 엄격한 시스템이다. 시험에 응시하는 학생들은 이러한 다양한 평가 항목을 통과해야만 치과의사로서 자격을 얻을 수 있다.

실기시험에서 발생하는 실수는 단순한 기술적 오류부터 환자 안전과 직결되는 심각한 문제까지 다양하다. 이 시험은 치과의사로서의 종합적인 능력을 평가하기 때문에 단순히 기술적 능력만이 아니라 의사소통 능력, 판단력, 그리고 응급 상황 대처 능력까지 포함한 다방면의 역량이 요구된다. 학생들은 이러한 다양한 영역에서 준비해야 하며, 실제 임상에서 발생할 수 있는 상황을 염두에 두고 종합적인 능력을 키워야 한다.

치과의사 국가시험 실기 평가 목표에는 22종류의 평가 항목과 평가 요소들이 명시되어 있으며, 각 치과대학은 학생들에게 반복적인 교육을 통해 최상의 상태로 시험에 임할 수 있도록 준비를 시킨다. 따라서 학교 커리큘럼을 잘 따라가면 큰 어려움 없이 실기시험에 합격할 수 있다. 보통 본과 3학년 2학기와 4학년 1학기 때는 이를 대비한 별도의 과목을 개설하거나, 학생들끼리 조를 형성해 모의시험 및 채점을 진행하고 교수들도 채점에 참여하고 코멘트를 해주는 모의고사를 보기도 한다. 그 대비를 위한 과정이 학생 및 교수 모두에 있어서 상당한 노력과 시간을 요구하지만, 국시원에 따르면 이러한 실기시험의 시행을 통해 국가적 수준의 치과의사 역량을 갖춘 치과의사를 배출함으로써 의료서비스 질 향상에 기여할 수 있을 것이라고 한다.

필기시험 준비는 주로 치과의사 국가고시, 일명 '국시'를 100일 앞둔 시점부터 본격적으로 시작된다. 특히 추석이 지나면 필기시험 공부에 100%의 시간과 열정을 쏟아야 한다는 이야기가 많다. 후배들도 '국시

100일 모임'을 만들어 4학년들을 응원하며 "이제 졸업만 남았으니 국시만 잘 준비하면 되겠네요"라고 격려하곤 한다.

각 치과대학에는 본과 4학년을 위한 '국시 공부방'이 마련되어 있다. 마치 중고등학교 때 사용하던 독서실이나 스터디룸과 비슷한 형태다. 하지만 4학년들은 학교를 떠나는 2월쯤 자리 배정을 받고 나서도 초기에는 짐이나 책을 쌓아두는 창고처럼 사용하다가 본격적인 시험 준비 기간인 4학년 여름방학 때나 되어서야 자리를 잡는다. 국시 공부는 주로 각 학교에서 정리한 기출문제집과 정리집을 기반으로 진행된다. 총대단에서 이 자료들을 나누어 주는데, 과거에는 국시원이 필기시험 문제를 공개하지 않았기 때문에 선배들이 기억을 더듬어 복원한 기출문제를 기반으로 공부했다. 그러나 이 과정에서 기출문제나 풀이된 답에 많은 오류가 발생하곤 했다.

2019년부터 국시원이 필기시험 문제를 공개하면서 이를 바탕으로 한 기출문제집과 내용 정리집이 제작되었다. 본과 4학년 때 학술부에서는 보통 공부를 잘하는 10명 정도의 학생들이 모여 작년 선배들이 만든 자료를 업데이트해 전체 학번에게 배포한다. 하지만 오랜만에 자리에 앉아 공부하다 보면 집중력이 흐트러지고 엉덩이가 들썩거리게 된다. 여름방학 초반에는 국시 공부방이 한산하지만, 시간이 흐르고 졸업시험이 다가올수록 국시 공부방은 점점 북적이기 시작한다.

졸업시험은 치과대학에서 학생들의 학업 성취도를 평가하고 국가고시 합격률을 높이기 위해 도입된 중요한 제도다. 이 시험을 통해 중하위권 학생들이 국시 준비를 미루지 않도록 공부를 강제하게 되며, 국가고시 필기시험의 과락 기준과 유사하게 운영된다. 과거에는 국시 필기시험만 있었기 때문에 학생들이 공부를 늦게 시작해 시험에서 불합격하는 경우가 종종 발생했고, 이러한 문제를 해결하기 위해 졸업시험 제도가 전국의 치과대학에 도입되었다.

치과의사 필기시험은 300점 만점에 60%인 180점을 넘겨야 합격할 수 있으며, 각 과목에서 최소 40% 이상의 점수를 받아야 한다. 과목 중 하나라도 40% 미만의 점수를 받으면 전체 점수와 관계없이 불합격 처리된다. 국가고시와 마찬가지로 졸업시험에서도 과락이 적용되며, 이는 필기시험의 난이도와 형식을 최대한 유사하게 만들어 실전 감각을 익히도록 돕는다.

졸업시험은 보통 9월에 1차, 10월에 2차로 나뉘어 진행된다. 졸업시험의 총점과 과락 기준은 국가고시와 같으며 시험 출제는 각 대학 교수들이 담당한다. 2차 혹은 3차에 걸쳐 진행되며 학교에 따라 1차 시험에서는 시험 범위의 절반만, 2차 시험에서는 전체 범위를 다루는 방식으로 구성된다. 만약 3차 시험이 있는 학교에서는 1차가 20%, 2차가 30%, 3차가 50% 비율로 평가된다. 180점 미만의 점수를 받은 학생은 졸업 유보 처리가 되는데, 이는 유급과 달리 학사 수료는 하지만 졸업 논문 대체 과정인 졸업시험을 통과하지 못한 경우다. 졸업 유보 처리가 된 학생은 4학년 과정을 다시 밟지 않고 졸업시험과 국가고시를 다시 치러야 한다.

유급의 경우는 더 심각한데, 원내생 생활부터 다시 시작해야 할 수 있어 학생들에게 큰 부담이 된다. 1차 시험의 평균 점수는 보통 190점 정도로, 40% 이상의 학생들이 180점을 넘지 못한다. 2차 시험에서는 평균 점수가 210점으로 높아지며, 3차 시험에서는 230점 정도로 대부분이 합격하게 된다.

졸업시험은 본과 4학년 2학기 성적에 일정 비율 반영되며 학생들의 학업 성취도를 객관적으로 평가하는 지표로 활용된다. 이를 통해 교수진은 학생들의 취약한 부분을 파악하고 추가적인 보충 수업이나 개별 지도를 제공하기도 한다. 졸업시험은 학생들에게 상당한 부담이 되지만, 국가고시 준비에 체계적인 학습을 유도하는 효과적인 장치다.

실제로 9월에 졸업시험 1차를 치를 때, 실기고사인 결과평가 준비가 우선되기 때문에 필기시험 준비가 온전하지 않은 경우가 많다. 그럼에도 불구하고 실기와 필기시험의 합격률은 각각 약 97%로 높으며, 두 시험을 동시에 합격하는 학생들의 비율은 약 95%에 달한다. 2023년부터는 국가고시 필기시험이 개편되어 문항 수가 340문제에서 321문항으로 줄었고, 종이 기반 시험(PBT)에서 컴퓨터 기반 시험(CBT)으로 전환되었다. 이로 인해 답안 체크 실수를 줄일 수 있게 되었다.

○ 시험과목

시험 과목 수	문제수	배점	총 점	문제형식
13	321	1점/1문제 단, 구강생물학 : 0.5점/1문제	300점	객관식 5지선다형

○ 시험시간표

구분	시험과목(문제수)	교시별 문제수	시험형식	입장시간	시험시간
1교시	1. 구강내과학(13) 2. 치과보철학(35) 3. 소아치과학(23)	71	객관식	08:00~08:30	09:00~10:10(70분)
2교시	1. 치과교정학(29) 2. 구강병리학(13) 3. 구강생물학(42)	84	객관식	~10:35	10:45~12:05(80분)
	점심시간 12:05 ~ 13:05(60분)				
3교시	1. 영상치의학(23) 2. 치주과학(23) 3. 구강악안면외과학(35)	81	객관식	~13:05	13:15~14:30(75분)
4교시	1. 치과보존학(35) 2. 구강보건학(17) 3. 치과재료학(13) 4. 보건의약관계법규(20)	85	객관식	~14:55	15:05~16:25(80분)

* 보건의약관계법규 : 「보건의료기본법」, 「지역보건법」, 「국민건강증진법」, 「감염병의 예방 및 관리에 관한 법률」,
「후천성면역결핍증예방법」, 「검역법」, 「의료법」, 「응급의료에 관한 법률」, 「혈액관리법」, 「마약류관리에
관한 법률」, 「국민건강보험 법」, 「호스피스 · 완화의료 및 임종과정에 있는 환자의 연명의료결정에 관한 법률」과
그 시행령 및 시행규칙
* 응시자는 시험당일 오전 08:00부터 해당 시험실(컴퓨터실) 입장이 가능함(별도 대기장소 없음)

치과의사 국가고시 필기과목에 대한 정보(한국보건의료인국가시험연구원 2024) 300점만점에서 180점을 맞아야 한다. 매 과목 40퍼센트 이상의 과락이 없는 조건도 만족해야 한다. 치과대학 본과 4학년까지 교육을 받은 학생들은 95% 정도의 합격율로 치과의사가 될 수 있다. 각 대학에서는 경각심을 바탕으로 국시합격율을 높이기 위해 졸업고사 등을 통해 졸업을 유보하여 국가고시를 볼 자격을 박탈하기도 한다.

본과 4학년 2학기에 들어서면 수업은 주로 오전 8시에서 10시, 그리고 오후 5시에서 7시까지 진행된다. 이외의 시간은 필기시험 준비에 집중하게 되며 실기시험 준비를 위해 특강이나 잔여 연습을 병행한다.

필기시험 공부는 집에서 하기보다는 학교에 마련된 국시 공부실에서 하는 것이 좋다. 다른 사람들이 공부하는 모습을 보며 스스로에게 동기 부여를 할 수 있기 때문이다.

국가고시 준비는 하루에 8~10시간 정도 stopwatch를 이용해 시간을 관리하며 공부하면 큰 문제 없이 합격할 수 있다고 한다. 특히, 평소에 공부하지 않았던 '보건의약관계법규' 과목에 집중해야 한다. 이 과목은 상식으로 풀 수 없는 내용이 많아 암기가 필수적이다.

국가고시 필기는 총 13개 과목으로 구성되지만, 실제로 과락의 기준이 되는 과목군은 8개로 나누어진다.

1) 구강내과학, 구강병리학, 영상치의학, 2) 치주과학, 구강보건학, 3) 구강생물학, 치과재료학, 4) 소아치과학, 치과교정학, 5) 치과보철학, 6) 구강악안면외과학, 7) 치과보존학, 8) 보건의약관계법규

예를 들어, 치과재료학에서 13점만점에서 12점을 맞고 구강생물학 21점 만점에서 추가로 2점을 더 맞추면 총 14점이 되어 34점 만점의 3) 과목군에서 40%인 13.6점을 넘어 과락을 면할 수 있다. 마찬가지로, 2) 과목군에서 구강보건학에서 0점을 맞더라도 치주과학에서 16문제를 맞추어 16점을 획득하면 40점 만저인 2) 과문군의 40%인 16점을 넘어 과락을 피할 수 있다.

2020년 제72회 치과의사 국가시험 수석 합격자인 김유림 원장님의 사례는 국가고시 준비에 큰 도움이 될 수 있다. 치의신보(치과의사협회가 발간하는 신문)에 실린 그의 글에서는 효율적인 공부법과 전략을 소개하고 있다. 간단히 살펴보면 다음과 같다.

치과의사 국시수석 김유림의 국시 합격 팁

1. 실습 과정에 적극적으로 임하기

본격적인 국시 준비 전, 본과 3학년과 4학년 병원 임상 실습에 적극적으로 참여해 개념을 확인하는 것이 중요하다. 이 과정에서 기초 체력을 기르고, 환자를 실제로 대하며 경험을 쌓으면 시험 공부할 때 이해와 진도가 빨라진다.

2. 기출문제 풀이를 먼저 하기

시험 준비를 본격적으로 시작할 때는 요약집과 교과서를 보기 전에 기출문제를 먼저 풀어보는 것이 좋다. 기출문제를 통해 어떤 부분이 약한지 파악하고, 채점을 하며 해설지를 읽고 개념을 확인하는 과정을 통해 실전 감각을 익힌다.

3. 내용을 구분해 누적 복습하기

개념을 공부할 때는 형광펜을 사용해 중요 개념을 색으로 구분하며 읽는다. 예를 들어, 빨간색은 이미 알았지만 잊어버린 내용, 파란색은 처음 알게 된 내용, 노란색은 중요한 개념 중 가볍게 다시 확인할 내용, 초록색은 제목이나 열거되는 개념 등으로 표시하는 방식이다. 복습할 때는 이렇게 색을 구분한 내용을 빠르게 훑어보며 공부를 시작하고, 하루 마지막에는 그날 공부한 범위 전체를 한번 더 복습하는 방식을 사용한다. 시험이 다가오면 외우지 못한 개념들을 정리해 시험 전 마지막으로 확인할 수 있도록 한다.

4. 모든 과목을 전반적으로 공부하기

특정 과목에 지나치게 시간을 할애하기보다는 하루에 3~4과목을 조금씩 나누어 보는 것이 좋다. 이렇게 하면 망각을 방지하고, 다양한 과목을 동시에 점검할 수 있다.

5. 동기들과 함께 공부하기

혼자 공부하다 보면 매너리즘에 빠질 수 있기 때문에 동기들과 함께 공부하는 것도 중요한 전략이다. 점심과 저녁을 같이 먹으면서 정보도 교환하고, 스터디 그룹을 만들어 서로 부족한 부분을 보완할 수 있다.

국가고시 준비를 본격적으로 시작한 지 100일이 지나 9월 중순에 접어들면 하루하루 치열하게 공부하면서 어느새 크리스마스 연휴와 새해의 정취를 느낄 틈도 없이 시험일이 다가온다. 시험을 치르기 직전 대부분의 학생들은 케리어 1개 정도에 책을 챙겨서 2박 3일 일정으로 시험장소와 가까운 서울의 한 호텔에 1인실 또는 2인실에 머물며 마무리 공부를 한다. 이는 국시를 교통상황, 늦잠, 또는 기타 이유로 보지 못하는 사례를 방지하기 위해서다. 국시 전날 후배들이 찾아와 간식을 건네며 응원해주기도 하지만, 필기시험에 대한 압박감에 잠깐 인사를 나누고 다시 방으로 들어가 공부에 집중하게 된다.

국시 당일 아침이 되면 준비된 전세버스를 타고 시험장으로 이동한다. 학교별로 교수님과 후배들이 시험 보는 장소에 나와 본과 4학년의 합격을 기원하며 응원해준다. 4교시에 걸친 긴 시험이 끝나면 비로소 치과대학 생활이 마무리되는 순간이 다가온다. 집이나 학교로 돌아가자마자 학생들은 당일 저녁에 공개된 답안을 바탕으로 스스로 채점을 하며 합격 여부를 확인한다. 수능과 비슷하게 작은 쪽지에 답을 적어 나오기 때문에 바로 채점이 가능하다.

보통 1월 말에서 2월 초에 합격 여부가 핸드폰으로 통보된다. 합격 통보를 받은 학생들은 이제 실질적으로 치과의사 면허를 발급받기 위해 국가시험원에 면허자격신청서, 의사용 건강진단서, 졸업증명서를 준비해 발송해야 한다. 졸업증명서는 대학교 졸업식 이후부터 발급되기 때문에 일반적으로 2월 말쯤 면허증을 받아볼 수 있다.

국시 공부를 하기 전, 본과 4학년 원내생 생활 이후에 익스턴십을 경험할 기회가 생기기도 한다. 익스턴십은 자신이 다니는 병원이 아닌 다른 치의학 관련 기관에서 2~3주 동안 파견 생활을 하는 것으로, 본과 3

학년 때부터 본격적으로 고민하는 진로와 맞물려 해외 치과대학, 국내 타 치과병원, 치과의원, 대학 연구소 등을 방문하며 경험을 쌓는다.

그렇다면 치과대학 졸업을 앞둔 시점에서의 주요 진로는 무엇일까? 본과 4학년 이후의 진로는 공중보건의(남자), 치과병원(11개 치과병원) 및 3차 의료기관 치과(치대가 없는 대학병원인 아산, 성모, 고대, 이대 병원의 치과) 인턴 및 수련(레지던트 포함), 페이닥터, 기타 진로 등 크게 네 가지로 나눌 수 있다.

1년 치과의사 배출 수 약 720명

공중보건의 220명	페이닥터 240명	수련의 260명

기타 기초치의학자,로스쿨 등 0명

1년 치과대학 정원이 750명이지만 실제로 6년 뒤 치과의사 배출 인원은 유급, 전학, 휴학 등으로 720명이다. 이 중 4가지 진로에 대한 비율을 대략적으로 표시해 보았다. 기초치의학자나 로스쿨 진학 등으로 진출하는 경우는 매우 드물다는 것을 알 수 있다.

1) 공중보건의(줄여서 '공보의')의 경우, 국가고시 결과가 발표되고 나면 1월 말부터 2월 초중순까지 병무청에 지원하게 된다. 이후 3월 초에 결과가 발표되며 본과 4학년 학생들은 100% 지원이 승인된다. 3월 중순에는 육군훈련소에서 훈련을 받고 각 지역으로 배치된다. 근무지 배정은 지원자가 광역자치단체(도, 광역시) 혹은 중앙기관(교도소, 기타 국가기관) 중 TO(채용 인원)가 있는 지역을 1지망에서 5지망까지 적어내는 방식

으로 이루어진다.

　배정은 무작위로 부여된 난수번호에 따라 진행되며 난수번호 1번부터 각 지원자의 1지망을 우선적으로 채워준다. 만약 1지망의 TO가 다 찼을 경우, 1지망을 채우지 못한 지원자는 자동으로 2지망, 3지망 순서로 이동하게 된다. 이 과정에서 눈치 싸움을 잘못하면 TO가 많은 지역, 예를 들어 전라남도와 같은 지역에 배치될 수도 있다.

　배정이 끝난 후에는 광역자치단체별로 기초자치단체(시, 군, 구)를 다시 배정받게 된다. 이때는 난수표 번호순으로 원하는 시군을 선택하고, 이후 같은 기초자치단체 내에서 최종 근무지를 추첨, 제비뽑기, 나이순 등 다양한 방식으로 결정하게 된다. 공보의로서 일하게 되는 자리는 대부분 전역자가 남긴 자리들이기 때문에 상황에 따라 좋은 자리를 배정받지 못할 수도 있다.

　3년 동안 같은 곳에서 근무해야 하지만, 도간 이동이나 도내 이동을 통해 자리 이동이 가능하다. 예를 들어, 섬이나 격오지에서 1년 이상 근무하거나 병원선에서 근무하거나 공보의 대표로 활동하는 등의 경우에는 이동 자격을 얻을 수 있다. 이를 통해 공보의 생활 동안 자신에게 맞는 근무지와 생활환경을 선택하고 알차고 유익한 경험을 쌓을 수 있다. 보통 공보의를 끝내고 페이닥터로 일을 시작하는 경우가 대다수이고, 간혹 마음을 바꾸어 인턴/레지던트를 지원하거나 로스쿨 또는 의과대학 입학을 준비 해서 진학하는 경우도 있다.

　2) 인턴 지원은 보통 전년도 10월~11월부터 1월 말까지 진행되며 졸업증명서, 성적증명서, 지원서를 제출해야 한다. 인턴 지원은 다소 치열한 눈치 싸움이 펼쳐지는데, 자교 출신이 자교 치과병원에 지원하는 거라면 지원하는 인원을 미리 파악할 수 있는 장점이 있다. 자교에

서 인턴을 지원하는 경우 대부분 '나는 이 과의 레지던트를 할 것이다'라는 목표를 가지고 있기 때문에 인턴 생활 중 자연스럽게 경쟁이 이루어진다. 만약 자신이 원하는 과의 경쟁자가 성적이나 평판이 좋다면 다른 과나 다른 병원을 고려해야 하는 경우도 있다.

아산, 성모, 고대병원 같은 3차 의료기관의 경우 지원 전 각 과에 미리 '사전인터뷰(인사)'를 하러 가는 것이 일반적이다. 이때 자신을 소개하고 해당 과에 레지던트 지원을 위해 인턴 지원을 계획하고 있음을 알리는 절차를 거친다. 이는 주로 선후배, 교수님들을 통하거나 직접 연락을 취해서 이루어진다. 하지만 인턴으로 합격했다고 해서 무조건 그 과의 레지던트가 되는 것은 아니고 최대 2:1 정도의 경쟁이 있는 경우가 많다. 타 대학 치과병원의 인턴 지원의 경우 이러한 '인사' 없이도 지원이 가능하지만, 자교생이 우선시되는 경향이 강하다.

성적이 좋지 않은 자교생보다는 성적이 우수한 타교 출신을 우선적으로 인턴으로 선발하는 경우는 당연하다. 인턴 이후 원하는 과의 레지던트에 합격하지 못하면 인턴 생활 중 '떨턴(레지던트에 떨어진 인턴)'이 되어 추가 모집에 지원하는 방법도 있다. 따라서 본과 3~4학년 때부터 자신의 성적, 적성에 맞는 과를 신중하게 선택하고 전략적으로 지원해야 한다. 결국, 치과대학에서 공부를 열심히 한 학생들이 유리한 위치에 서게 되는 이유가 바로 여기에 있다. 또한 한 의국에서 3년 동안 지내야 하는 것이기에 공부뿐만 아니라 인성과 평판도 중요한 요소로 꼽는다.

3) 페이닥터 지원은 졸업 후 치과의사들이 선택하는 주요 진로 중 하나로, 보통 대학 선배가 운영하는 치과에서 일하거나 치과의사 모집공고를 보고 인터뷰 후 취업하는 방식으로 이루어진다. 졸업 직후에는 아는 선배가 운영하는 치과에서 페이닥터로 일하는 것을 선호하는 경

향이 있다. 선배와의 관계 덕분에 모르는 점을 편하게 물어볼 수 있고 진료에 대한 조언을 받을 수 있기 때문이다.

치과대학에서 배운 80~90%의 술기로도 충분한 진료가 가능하지만, 실제 한국 치과 현장에서는 많은 환자를 짧은 시간에 처리해야 하는 특성상 페이닥터로서의 초기 경험은 또 다른 'K-임상 치의학 술기'를 연마하는 중요한 시간이 된다. 많은 환자와의 임상 경험을 통해 실질적인 기술과 속도를 익혀야 하는 것이다.

나는 인턴/레지던트의 수련과정 없이 페이닥터를 바로 시작하는 것이 적합한 경우가 다음과 같다고 생각한다. 만약 혼자서 다양한 임상 세미나에 참석하고 꾸준히 공부 및 연습을 하며, 환자와의 관계를 잘 형성할 수 있는 능력과 과감한 판단력이 있다면 페이닥터로 바로 진출해도 무리가 없다고 말한다. 그러나 임상술기뿐만 아니라 학문적 지식도 천천히 배워가며 완성해나가고 싶다면 인턴과 레지던트 수련을 추천한다.

페이닥터로 바로 진출하는 경우는 주로 개원을 빨리 하고 싶은 장수생들이나 군복무를 해결한 이들이 많다. 본과 3~4학년 때부터 아는 선배를 미리 찾아가 인사를 하고 페이닥터로 일하고 싶다는 의사를 전하며 기회를 얻는 경우가 많다.

4) 기초치의학 대학원 진학, 로스쿨, 의학기자, 해외 치과대학 진학 등의 기타 진로는 사실 전체 졸업생 중 극소수만이 선택하는 길이다. 약 720명의 치과의사 중에서도 약 0.5% 정도인 3~4명이 이 길을 선택하는데, 나도 이 진로에 해당하는 사례다. 기초치의학을 공부하기 위해 대학원에 입학하는 경우는 전국적으로도 1년에 한 명 정도일 정도로 매우 드물다. 로스쿨, 의학기자, 해외 치과대학 진학도 그만큼 드물고, '어느 대학에서 누가 갔다더라'는 식으로 이야기가 전해질 정도다.

만약 자신의 꿈이 과거부터 과학자였다면, 그리고 집안 사정이나 부모님의 권유로 치과대학에 입학했지만 과학자의 꿈을 포기하지 못한 경우라면 이때 한 번 꿈을 실현할 기회를 가져볼 수 있다. 석사 과정은 2년, 석박사 통합 과정은 4~5년 소요되며, 이를 통해 자신의 가능성을 탐구할 수 있다. 100세 인생에서 2~5년은 긴 시간이 아니기 때문에 이런 기회를 통해 연구의 길을 탐구하는 것을 추천한다. 남학생의 경우 전문연구요원 제도를 이용하여 군복무와 학위를 병행할 수 있다. 예를 들어, 석박사 통합과정 4년과 전문연구요원 3년을 묶어서 6~7년 과정으로 기초치의학 박사학위와 군복무를 대체할 수 있는 제도는 상당히 매력적이다.

본과 4학년 9월에 기초치의학 대학원(재료, 해부, 생물학 등의 기초치의학, 보존학, 보철학 같은 임상치의학은 안 된다) 석박사 통합과정에 입학 원서를 제출하고, 그 다음 해 3월에 기초치의학 대학원에 입학할 수 있다. 이때는 본과 4학년 초창기에 미리 연구분야와 관심 있는 교수님을 찾아 인사를 드리고, 대학원생 TO를 확인한 후 지원해야 한다. 대학원 과정에서 학점을 이수하여 3~3.5년 이후 대학원 과정을 수료하면, 이후 전문연구요원 TO를 신청(학점, TEPS점수, 한국사능력시험3급이상, 매년 4월/9월 한국연구재단 통해 지원가능)해 획득한 이후, 이후 2년간의 전문연구요원 근무를 대학원에서 마친 뒤 박사 학위를 취득할 수 있다. 박사 학위 취득 후에는 1년간 다른 연구기관에서 근무를 해야 한다. 이렇게 하게 되면 3~3.5년(대학원 수료)+2년(전문연구요원, 이때 대학원 과정을 그대로 진행해 그 대학 박사과정 졸업)+1년(전문연구요원, 타기관으로 이직 후 연구)의 과정으로 치의학박사 학위 취득과 군복무를 해결할 수 있는 것이다. 국내 치과대학에서 치과의사 출신이 기초치의학 대학원으로 진학하는 경우는 거의 없기에 어느 과나 어느 교수님께 연락을 해도 두 팔 벌려 환영을 받고, 그 이후 기초치의학 관련 치과대학 교수까지 되는 길은 상대적으로 평탄하다. 본인만 마음먹고 연구에 매진하면 되는 것이다. 혹시, 과학자가 되고 싶은 자녀들에게 치과대학을 추천하고 싶다면 이 길을 알려주면 될 것이다. 미국을 벤치마킹하여 한국에서도 (치과)의사과학자에 대한 지원을 많이 해주고 있으며, 장려하는 정책을 펼치고 있다. 대다수 모든 자연계 대학원과 마찬가지로 대학원 등록금은 100% 장학금을 받으며, 생활비 명목으로 인턴~레지던트 정도의 월급은 받을 수 있다. (치과)의사과학자의 장점은 임상적 관점과 기초과학적 관점을 모두 가진상태에서 연구를 진행할 수 있기에, 더 수월한 또는 임상적으로 의미 있는 연구 결과를 낼 수 있다는 점이다. 만약, 이러한 과정 후 연구가 맞지 않으면 기초치의학 지식을 많이 가진 임상의를 하면 된다. 치과의사 면허는 매년 이수해야 하는 교육시간을 채우게 되면 유지가 된다. 치과대학 인증평가(치과대학이 합당한 교육을 학생에게 하는지 검증하여 치과의사 시험 조건을 부여하는 평가)를 받을 때 지적을 많이 받는 것 중에 한 가지가, 기초치의학 교수 숫자가 모자라는 경우다. 기초치의학이라는 특수성 때문에 치의학을 알면서 기초과학(생물,해부,재료 등)을 아는 치과의사 출신 기초치의학 전공자는 치과대학 교수임용 시 1번 선택지가 되는 것이다. 치과대학 교수가 꿈인 사람은 이 진로를 고민해 보는 것도 좋다. 임상과를 수련하고 임상과 교수가 되는 경우도 있지만, 이러한 경우 주위에 경쟁자가 많이 있을 수 있기 때문이다. 기초치의학 전공 교수는 상대적으로 경쟁이 덜 하다. 하지만, 가는 길이 외로워서 (같은 진로를 택한 사람이 거의 없기에) 심적으로 힘들 긴 하다.

로스쿨 진학도 가능한 진로 중 하나다. 본과 3~4학년 때 LEET(법학적성시험)를 준비해 LEET 성적, 대학교 내신, 영어 점수, 그리고 기초 법학지식을 면접을 통해 평가받아 로스쿨에 입학할 수 있다. LEET는 언어이해(수능언어영역의 고난도 문제), 추리논증(아이큐테스트문제+논리논증), 논술로 이루어져 있기에, 수능에서 4점짜리 고난도 문제를 모아놓은 시험이라고 생각하면서 공부하면 고득점이 가능하다. 의사, 변리사와 같이 치과의사 자격증이 가산점으로 인정될 수 있기에 유리한 점도 있다. 법학지식을 잘 닦아 변호사시험을 합격할 수 있는 능력과 끈기가 있음을 보여준다면, 입학이 어렵지는 않을 것이다. 로스쿨에 진학해 변호사 시험에 합격하면 치과의사 출신 변호사로서 의료법 관련 전문성을 살려 활동할 수 있다.

치과의사 5급 공무원의 경우 한국사능력2급이상, PAST(공직적격성평가, PASS/NON-PASS제 헌법, 언어논리, 자료해석, 상황판단, 역시 수능의 고난도 문제라고 생각하면 됨)를 1차에서 보고 논술 및 면접을 보게 된다. 치과의사가 자격으로 명시된 경력경쟁채용의 경우 매년 실시하지는 않으니 참고하자. 의학기자나 해외 치과대학 진학도 진로로 고려될 수 있다. 특히 해외 치과대학 진학의 경우 미국을 많이 생각한다. 미국 치과의사 면허 시험을 치고 (치과대학 생활 중에 볼 수도 있다), 적절한 영어성적을 제출해 각 주의 치과대학 본과 3학년으로 입학을 해서 2년간의 교육을 추가로 받아야 한다(학비는 보통 1억/년을 넘는다). 이 분야가 궁금한 독자들은 참고문헌의 기사를 참고해서 더 알아보자. 미국에서의 치과의사는 한국에 비해 상대적으로 덜 일하면서 물가를 고려하면 비슷한 수준의 연봉을 받을 수 있어 매력적인 선택지가 될 수 있다.

이처럼 치과대학 졸업 후 치과의로서 다양한 길이 열려 있으며 각자의 목표와 상황에 맞는 선택을 하게 된다.

2장

알수록
재미있는
치과 상식

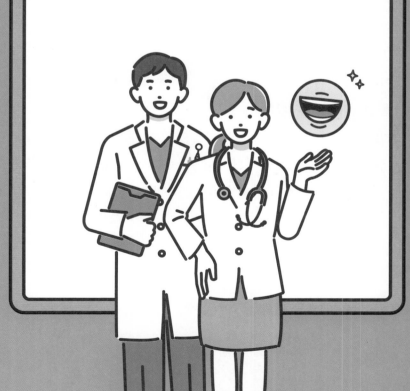

우리 몸의 특별한 공간,
구강악안면의 다섯 가지 비밀

답:

'치과' 하면 대부분의 사람들은 치아 및 잇몸 치료만을 떠올린다. 하지만 이는 치의학의 일부분일 뿐이다. 실제 치의학은 구강악안면 영역, 즉 치아와 잇몸은 물론 턱뼈, 턱관절, 안면 근육, 타액선을 포함한 얼굴 전반을 아우르는 폭넓은 의학 분야이다. 이러한 구강악안면 영역이 가진 특별한 특성들을 함께 알아보도록 하자.

구강악안면(입안, 치아 및 얼굴)은 우리 몸에서 매우 특별한 환경을 지닌 곳이다. 이를 다섯 가지 주요 특성으로 살펴보면, 구강악안면의 독특함을 보다 명확히 이해할 수 있다. 구강악안면은 복합조직으로 이루어져 있고 비가역적인 손상이 일어나며, 가혹한 외부 환경에 노출되면서도 강한 저작력에 견뎌야 한다. 또한 외부와의 소통 통로로서 중요한 역할을 한다. 이를 좀 더 구체적으로 알아보자.

구강악안면(치아, 입안, 및 얼굴)의 5대 특성

복합조직 (뼈+신경+혈관+결합조직 등)	비가역성 손상 (법랑질 재생x)	외부와의 중요한 통로 (심미, 대화, 병균, 음식)
가혹한 환경 (온도, pH 등)	강한 저작력 견뎌야 ($1mm^2$당 5kg)	

구강의 5대 특성. 구강은 딱딱한 뼈/치아에서부터 연한 신경 및 잇몸/치수/피부 조직까지 복합적으로 구성되어 있다. 치아의 가장 외곽층인 법랑질은 재생될 수 없는 구조다. 구강내는 음식섭취로 인해 온도 및 pH 등이 급격히 변하고, 저작 시 가해지는 강한 힘을 치아 및 주위 조직(뼈 및 치주인대)이 견뎌야 한다. 마지막으로, 외부와의 중요한 통로로 외적으로 보여주는 심미적 아름다움과 대화를 통해 사회적 통로가 되고, 또한 병균의 침입경로로도 사용된다.

첫째, 구강악안면은 매우 복잡한 조직 구조를 가지고 있다. 다양한 강도의 조직들이 한 공간에 모여 있으며, 이들의 조화가 구강의 독특한 기능을 가능하게 한다. 가장 단단한 조직인 치아 법랑질부터 뼈와 같은 경조직, 중간 강도의 치주인대, 연약한 잇몸 및 구강 내벽 조직, 그리고 가장 민감한 신경 조직까지 이질적인 조직들이 공존한다. 이처럼 다양한 강도의 조직들이 협력하여 구강이 음식을 씹고 삼키는 복잡한 과정을 가능하게 한다. 예를 들어, 단단한 치아와 이를 지탱하는 잇몸뼈(치조골)는 음식을 효과적으로 씹는 데 도움을 주고, 치주인대는 충격을 흡수하여 다른 조직을 보호하는 완충 역할을 한다. 연약한 잇몸은 음식이 침과 잘 섞여 소화기관으로 원활히 넘어가도록 돕고, 신경 조직은 온도와 압력을 감지해 치아를 보호한다.

조직의 강도를 좀 더 구체적으로 살펴보면, 이는 압력 단위인 Pa(1mm² 면적의 재료가 1N(뉴턴, 약 0.1kg)의 힘에 대항하여 깨지지 않고 버티는 것을 1MPa(1N/mm², 106Pa)라고 한다)로 표현된다. 치아 법랑질의 강도는 70~100GPa, 잇몸뼈는 10~20GPa, 치주인대는 30kPa, 잇몸은 10kPa, 치수는 5kPa, 신경 조직은 1kPa로, 법랑질과 신경 조직 간의 강도 차이는 무려 108배에 달한다. 이처럼 강도가 다른 조직들이 물리적으로 맞닿아 있고, 가까운 공간에 위치한 것이 바로 구강의 독특한 특징이다.

둘째, 구강 내 치아는 한 번 손상되면 회복이 어렵다는 비가역성을 지닌다. 이는 치아의 바깥쪽을 이루는 법랑질이 손상되면 자연적으로 재생되지 않으며(재생시킬 세포가 치아가 형성된 이후에 없어진다) 치과 치료를 통해 수복해야 한다는 것을 강조해서 말하는 것이다. 법랑질은 우리가 눈으로 보는 하얀 치아의 바깥층으로, 충치나 외상으로 손상될 경우 스스로 회복되지 않기 때문에 충전재로 메워야 한다. 반면, 법랑질 안쪽의 상아질이나 치수는 손상되더라도 어느 정도 재생이 가능하지만, 완벽한 복구는 어렵다. 따라서 한 번 손상된 치아, 특히 법랑질은 비가역적인 손상을 입게 된다.

하지만 치아 외의 다른 구강 조직들은 어느 정도 재생이 가능하다. 잇몸뼈나 치주인대, 구강 내 점막 등은 다른 신체 조직들과 마찬가지로 손상 후 회복된다. 특히 입천장은 뜨거운 음식이나 날카로운 물체에 자주 손상을 입지만, 회복 속도가 매우 빠르다. 어제 화상을 입었더라도 다음 날이면 거의 완전히 회복된 느낌을 받는 경우가 많다. 잇몸 역시 일반 피부보다 재생 능력이 뛰어난데 발치 후 실밥을 제거하는 시기가 보통 1주일인 반면, 일반 피부 봉합의 경우 2주 정도가 걸린다.

이는 잇몸의 재생 능력이 일반 피부보다 약 두 배 정도 빠르다는 것을 의미한다.

셋째, 구강(입안과 치아)은 매우 가혹한 환경에 지속적으로 노출된다. 특히 한국인의 식습관을 고려하면 우리의 구강은 매일 고문에 가까운 상태를 겪고 있다. 예를 들어, 구강은 0℃에 가까운 차가운 아이스크림에서부터 60~70℃의 뜨거운 국물이나 커피까지 극단적인 온도 변화를 경험한다. 이러한 급격한 온도 변화는 치아와 치과 재료에 미세한 균열을 일으켜 치통을 유발할 수 있다. pH 변화 역시 마찬가지로 구강에 큰 스트레스를 준다. 정상적인 타액의 pH는 6.2~7.6 정도이지만, 산성 음료를 섭취하면 pH가 2~3까지 떨어져 치아 부식을 일으킬 수 있고, 알칼리성 식품으로 인해 pH가 일시적으로 8 이상으로 올라갈 수도 있다. 이러한 극단적인 변화는 구강 조직에 지속적인 자극을 주며 손상을 유발할 가능성이 크다.

넷째, 구강악안면은 매우 강한 저작력을 견뎌야 한다. 인간의 평균 저작력은 70~150N 정도지만, 어금니 부위에서 발생하는 최대 교합력은 남성의 경우 850 N, 여성의 경우 600N에 이를 수 있다. 이는 무려 60~86kg의 무게에 해당하며, 그 힘이 매우 작은 1~2mm²의 접촉면적에 집중된다. 특히 저작할 때 치아가 접촉하는 면적이 작은 점 형태로 이루어져 있어 어금니 하나에 가해지는 압력은 평균적으로 20~30MPa, 최대 50MPa에 이를 수 있다. 이는 1mm²의 면적에 5kg의 아령을 올려놓은 것과 같은 압력이다. 이러한 강한 힘을 견디기 위해 치아의 법랑질, 치주인대의 충격 흡수 능력, 잇몸뼈의 탄성, 그리고 턱관절의 정교한 구조가 필수적이다.

마지막으로, 구강악안면은 외부 환경과의 중요한 소통 통로 역할을 한다. 입과 얼굴 근육을 통해 언어를 구사하며, 사람들과의 의사소통과 표정으로 감정을 표현하는 데 중요한 역할을 한다. 또한 치아 배열과 악안면 구조는 외적인 아름다움을 결정하는 요소로 심미적으로 평가받기도 한다. 하지만 구강은 사람들과의 소통뿐 아니라, 외부 미생물이나 바이러스와도 끊임없이 접촉한다. 성인의 경우 하루에 600~1000번 삼키는 동작을 통해 다양한 병원체가 구강 내로 유입될 수 있다. 구강 내에는 약 700종 이상의 박테리아가 서식하고 있으며, 1 ml의 타액에는 약 1억 개의 박테리아가 존재한다. 대부분은 무해하거나 유익하지만, 일부는 충치나 치주 질환을 유발할 수 있다. 또한, 호흡을 통해 하루에 약 11,000 리터의 공기가 구강을 통과하며, 이 과정에서 병원체들이 유입될 수 있다.

　특히, 구강 내에 상처가 있거나 출혈이 있을 때는 병원성 바이러스가 체내로 유입될 위험이 크다. 예를 들어, 치과 치료 중 HIV 감염 환자의 피가 의료진의 구강 내로 튈 경우, 잇몸에 상처가 있다면 성적 접촉이나 주사기 공유 없이도 감염될 가능성이 있다. 이처럼 구강은 우리 몸의 첫 번째 방어선 역할을 하며 타액의 항균 물질과 구강 점막의 물리적 장벽, 그리고 구강 내 정상 세균들이 함께 협력해 외부 병원체로부터 우리 몸을 보호한다. 그렇기 때문에 적절한 구강 위생 관리가 이루어진다면 많은 질병의 위험을 줄일 수 있다.

왜 첫 키스는 더 달콤할까?
구강 세균이 알려주는 비밀

답:

치의학적으로 보면 구강세균의 양이 어릴 때 더 적기 때문이다.

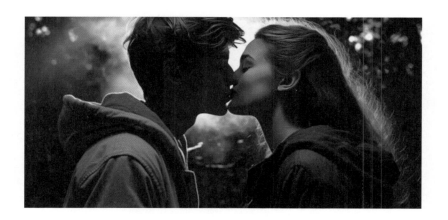

10~20대 때의 첫 키스가 달콤하다는 표현을 들어봤을 것이다. 보통은 첫 키스가 가지는 낭만적 의미를 표현하는 것이라고 생각할 수 있다. 다른 재미있는 이유로 청소년 시기에 단 음식을 많이 선호하는 경향이 있음으로 그 단 성분이 느껴지는 것일 수도 있다. 이를 치의학 관점에서 곰곰이 생각해 보면 구강 세균의 개수와 관계가 있을 수 있다. Designed by Freepik.

첫 키스가 달콤하다는 표현을 들어본 적 있을 것이다. 이는 첫사랑에서의 첫 키스가 가진 낭만적 의미를 나타내는 말이기도 하다. 재미있게도 청소년들이 달달한 음식을 많이 선호하는 경향이 있기 때문에 그 단맛이 키스를 통해 전해졌을 가능성도 있다. 그런데 이 표현을 치의학적인 관점에서 생각해보면 실제로 과학적인 근거가 있을지도 모른다.

이 현상을 과학적으로 살펴보면 구강 내 세균과 관련이 있을 수 있다. 나이에 따라 구강 내 세균의 수와 종류는 변화하는데, 신생아의 구강에는 세균이 거의 없지만 청소년기에 들어서면서 세균의 수가 증가하기 시작한다. 성인기와 노년기에 이르면 세균은 더욱 많아진다. 특히 청소년기에는 구취를 유발하는 세균이 거의 없다. 시간이 지남에 따라 충치를 유발하는 Streptococcus mutans(S. mutans. 에스 뮤탄스)와 구취를 일으키는 치주염 유발 물질인 butylic acid, acetic acid, indole, ammonia 등을 생산할 수 있는 Fusobacterium nucleatum 및 Prevotella intermedia와 같은 세균의 비율이 성인기에 눈에 띄게 증가한다. 따라서 청소년기는 성인기보다 상대적으로 병원성 세균이 적고, 구취를 유발하는 세균의 비율도 낮아 키스할 때 구취로 인한 불쾌감이 덜할 수 있다는 가설을 세워볼 수 있다.

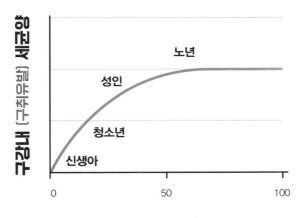

나이에 따른 구강 내 병원성 세균 양의 개념도. 구강 내 구취 유발이 가능한 병원성 세균 양이 나이가 들면서 증가하여 청소년기에는 성인기보다 상대적으로 구취 유발 가능성이 낮다.

나이에 따른 구강 미생물을 좀 더 자세히 살펴보면 다음과 같이 정리할 수 있다. 세균의 이름이 다소 어렵게 들릴 수 있지만, 핵심적인 몇 가지 세균만 기억하면 된다. 우선 충치를 일으키는 Streptococcus mutans(S. mutans, 에스 뮤탄스)를 기억하면 좋고, 치주염을 유발하는 세균으로 통칭 '레드 콤플렉스'라고 불리는 그룹이 있다. 이 그룹에는 Porphyromonas gingivalis(P. gingivalis, 피 진지발리스), Tannerella forsythia(T. forsythia, 티 폴로스티아), Treponema denticola(T. denticola, 티 덴티콜라)가 포함되며, 이 세균들은 치주염을 일으키는 가장 위험한 병원성 세균들로 분류된다. 이러한 세균들에 대한 자세한 이야기는 뒤에서 더 자세히 다루겠다.

신생아의 구강 미생물(태어난 직후 ~ 6개월)

신생아의 구강은 거의 무균 상태에서 시작된다. 출생 직후부터 환경과의 접촉을 통해 점차 미생물 군집이 형성되기 시작하는데, 이 시기의 주요 특징은 다음과 같다.

- 출생 직후 구강 내에는 거의 세균이 존재하지 않으며, 간혹 발견되는 세균도 엄마의 양수액과 비슷한 종류다(거의 없음 ~ 10^3 CFU/ml).
- 주로 Streptococcus 속, 특히 Streptococcus salivarius(S. salivarius)가 초기 정착균으로 나타난다.
- 초기 정착균은 경쟁적 배제 작용을 통해 병원성 세균의 정착을 방해한다. S. salivarius와 같은 초기 정착균들은 구강 내에서 영양분과 부착 부위를 선점해 병원성 세균이 자리를 잡기 어렵게 만든다.

- 생후 3~6개월경부터 Gemella, Granulicatella, Haemophilus, Rothia 등의 초기 정착균이 나타나기 시작한다.

유아기와 청소년기의 구강 미생물 (7개월 ~ 18세)

치아가 맹출되면서 구강 내 미생물 군집의 다양성이 크게 증가한다. 이 시기의 주요 변화는 다음과 같다.

- Streptococcus mutans(S. mutans)의 출현: 일반적으로 치아가 맹출된 후, 보통 6~30개월 사이에 처음 검출된다($10^5 \sim 10^9$ CFU/ml).
- 치아 맹출과 함께 세균 수가 급격히 증가하는데, 이는 당분 섭취와 외부 음식으로 인한 세균 유입이 원인이다.
- 구강 내 세균의 다양성과 풍부도가 점차 증가한다.
- 7세경에는 약 550종의 세균이 구강 내에서 식별된다.

초기 성인기의 구강 미생물 (19세 ~ 39세)

성인기에 접어들면 구강 미생물 군집은 비교적 안정화되지만, 여전히 환경 요인의 영향을 받는다. 주요 특징은 다음과 같다.

- 세균 수는 $10^8 \sim 10^9$ CFU/ml로 유지된다.
- Streptococcus와 Veillonella가 가장 풍부한 세균 속으로 나타난다.

- 치태에서는 Veillonella, Streptococcus, Actinomyces, Selenomonas, Leptotrichia 등이 우세하게 검출된다.
- Fusobacterium nucleatum와 Prevotella intermedia의 비율이 본격적으로 증가한다.
- S. mutans의 비율도 증가할 수 있는데, 이는 치아우식증 위험과 관련된다.

후기 성인기 및 노년기의 구강 미생물[40세 이상]

노화가 진행됨에 따라 구강 환경이 변화하고, 이로 인해 구강 미생물 군집도 변화한다. 주요 특징은 다음과 같다.

- 치주염과 구강 건강 상태에 따라 세균 수는 $10^9 \sim 10^{10}$ CFU/ml까지 증가할 수 있다.
- 특정 병원성 세균의 비율이 증가하며, 특히 Fusobacterium nucleatum와 Prevotella intermedia가 구취와 치주염을 일으킬 수 있어 노년기에 더 흔히 발견된다. 전반적인 세균 다양성은 감소하면서 건강한 세균의 수가 줄어들 수 있다.
- 치주염을 일으키는 '레드 콤플렉스'로 불리는 Porphyromonas gingivalis, Tannerella forsythia, Treponema denticola의 비율이 증가한다.
- 타액 분비 감소, 약물 복용, 면역력 저하, 의치 사용 등의 요인도 구강 미생물 군집에 영향을 미친다.
- 노년기에는 병원성 세균뿐만 아니라 진균(곰팡이)도 흔하게 나타나는데, 특히 의치를 착용하는 경우 진균 감염이 빈번하게 발생한다.

신생아는 태어날 때 구취를 유발하는 세균을 가지고 있지 않다. 구취를 일으키는 세균은 외부에서 신생아의 입으로 감염되는데, 이는 음식이나 물건을 통해 혹은 부모, 형제자매, 주변 사람들의 침에 의해 전염될 수 있다. 예를 들어, 모유 수유 시 피부에 있던 세균이 전염되거나 부모가 만졌던 장난감을 신생아가 입에 물었을 때, 또는 함께 먹는 국이나 음식에서 세균이 옮겨갈 수 있다. 이러한 세균 전염을 완전히 막는 것은 불가능하기 때문에 구강 위생 관리를 통해 세균 수를 줄이고 관리하는 것이 더욱 중요해진다. 정기적인 치과 검진, 올바른 칫솔질, 구강 위생 용품의 사용이 필수적이다. 특히 혀에 있는 백태 제거와 치실로 치아 사이의 세균을 주기적으로 없애는 것은 상쾌한 구강 상태를 유지하는 데 중요한 역할을 한다. 이는 본인의 구강 건강을 유지할 뿐만 아니라 상대방에게도 좋은 인상을 줄 수 있다.

결론적으로, 첫 키스가 달콤하게 느껴지는 이유는 단순히 심리적인 요인만이 아니라 청소년기의 상대적으로 적은 구강 세균 수와도 관련이 있을 수 있다. 청소년기가 지나고 20대에서 30대에 접어들면 구강 세균의 수가 증가하고, 구취를 유발하는 세균 비율이 높아지기 때문에 청소년기에 비해 성인기에는 키스 시 구취를 더 느낄 가능성이 커진다. 따라서 첫 키스의 낭만을 오랫동안 유지하고 싶다면 지속적인 구강 관리가 필요하다. 건강한 구강 관리를 통해 달콤한 키스를 지속할 수 있는 나만의 루틴을 만들어, 이 비밀을 오래도록 간직해보자.

사랑니 발치,
얼굴 형태에 영향을 줄까?

답: ▶

사랑니가 자란 방향에 따라 얼굴 형태를 갸름하게 만들 수도 있다.

사랑니는 대부분의 사람에게 만 17세에서 25세 사이에 나타나는 마지막 영구치이다. 영구치는 어릴 때 빠지는 유치와 달리, 평생 사용되는 치아로 스스로 빠지지 않는다. 유치는 시간이 지나면 자연스럽게 빠지도록 설계되어 있는 반면, 영구치는 그렇지 않다. 사랑니는 일반적으로 위아래 양쪽에 각각 하나씩, 총 4개가 나오지만, 개인에 따라 그 수가 다를 수 있다. 모든 사랑니가 나오면 사람의 영구치는 총 32개가 되지만, 사랑니가 없거나 덜 나온 경우에는 28~31개일 수 있다. 물론 사람에 따라서는 어떤 영구치가 아예 생기지 않는 경우도 있다.

치과에서 부르는 치아 번호- 치식

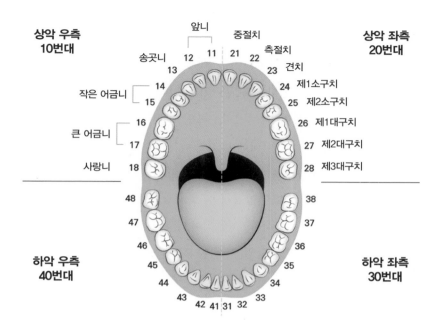

정상 발생 시 총 28~32개를 가질 수 있는 치아의 위치와 치식(치아 번호). 치과의사가 사람의 치아를 보는 위치로 생각하면 된다. 치과에 가서 치식 번호로 증상을 이야기하면 매우 좋아할 것이고(16번 치아가 아파요), 덴탈IQ가 높다는 것을 자연스럽게 표현할 수 있기에 한번 외워서 사용해보도록 하자.

 사랑니를 영어로는 'wisdom tooth'라고 부른다. 이 이름은 사랑니가 나오는 시기가 보통 사람이 지혜를 얻기 시작하는 나이와 일치한다고 여겨져 붙여진 것이다. 한국어에서 '사랑니'라는 이름이 붙은 이유는 이 치아가 나오는 시기가 대개 첫사랑을 경험하는 나이와 겹치기 때문이라고 전해진다. 중국에서는 사랑니를 '智齒(zhì chǐ)'라고 하는데, 이는 '지혜의 치아'라는 뜻으로 영어의 'wisdom tooth'와 유사한 의미를 가진다. 이 명칭 또한 사랑니가 나오는 시기를 성숙과 지혜를 얻는 시기와 연결 짓는 인식에서 비롯된 것이다.

일본에서는 사랑니를 '親知らず(おやしらず, oyashirazu)'라고 부른다. 이는 '부모도 모르는 치아'라는 의미를 지니는데, 부모가 자녀의 치아 발달을 지켜보는 동안에는 나오지 않다가 자녀가 성인이 되어 독립한 후에 나오는 치아라는 뜻을 담고 있다. 프랑스에서는 사랑니를 'dent de sagesse'라고 하는데, 이는 '지혜의 치아'라는 의미로 영어와 동일한 뜻을 가지고 있다. 독일어로는 'Weisheitszahn'이라고 하는데, 역시 '지혜 치아'라는 의미다. 스페인어에서는 'muela del juicio'라고 하며, 이는 '판단의 어금니'라는 뜻이다. 이탈리아어로는 'dente del giudizio'라고 하는데, 마찬가지로 '판단의 치아'를 뜻한다. 러시아어로는 'зуб мудрости(zub mudrosti)'라고 하며, '지혜의 치아'라는 의미를 담고 있다.

이처럼 많은 나라에서 사랑니를 '지혜'와 연관 지어 부르는 것을 볼 수 있다. 이는 사랑니가 나오는 시기가 보통 성숙하고 지혜를 얻기 시작하는 시기와 일치한다는 보편적인 인식 때문이다. 이를 바탕으로 보면, 한국에서 '사랑니'라고 부르는 명칭은 세계적으로 매우 독특하다. 대부분의 문화권에서는 사랑니를 지혜나 성숙, 판단력과 연관 짓는 반면, 한국에서는 이를 사랑이라는 감정과 연결하는 낭만적인 표현을 사용한다. 이는 한국 문화의 독특한 측면을 보여주는 흥미로운 언어적 사례라고 할 수 있다.

사랑니 발치가 얼굴 형태에 미치는 영향에 대해 다양한 의견이 있지만, 일반적으로는 큰 변화를 주지 않는다고 알려져 있다. 그러나 경우에 따라 미세한 변화가 있을 수 있다. 특히 사랑니가 측방으로 자란 경우, 이를 발치하면 그 부위의 잇몸뼈가 약간 흡수되면서 얼굴이 조금 갸름해 보일 수 있다. 하지만 이러한 변화는 대부분 미미하며 개인차가 크다. 만약 사랑니를 뽑고 나서 턱이 약간 갸름해 보인다면 이는 사랑니 발치 후 측방 잇몸뼈가 수축된 것 외에도, 발치 후 얼굴이 부었던 기억과 비교되어 그렇게 느껴질 가능성도 있다. 또, 발치 후 일주일 정도 음식 섭취가 어려워 씹는 근육이 일시적으로 수축되었을 가능성도 있다. 사랑니 발치를 통해 얼굴이 갸름해지기를 기대하는 것은 비추천이지만, 충치나 치통을 예방하기 위한 목적으로 발치했다면 미세한 변화는 기대할 수 있을 것이다. 사랑니를 뽑는 시점이 젖살이 빠지는 시기와 겹쳐서 얼굴 형태가 변화되는 것도 생각해 볼 수 있다. 사랑니 뽑는 것이 젖살을 빠지게 유도하는지는 아직 연구가 안 되어 있는 듯하다.

그런데 사람마다 사랑니 개수가 다른 이유는 무엇일까? 이는 현대 사회에서 식습관의 변화로 인해 사랑니의 필요성이 줄어들었기 때문이다. 과거 인류가 단단하고 거친 음식을 섭취할 때는 강한 저작력이 필요했지만, 현대에는 빵, 면, 조리된 고기와 생선처럼 부드러운 음식이 많아졌기 때문에 사랑니의 역할이 크지 않다. 그 결과 인류의 턱뼈는 과거에 비해 갸름해졌고 사랑니가 자랄 공간이 줄어들게 되었다. 시간이 흐르면서 자연 선택에 의해 사랑니가 없는 사람들이 더 많아지고 사랑니는 점점 퇴화하는 추세에 있다.

사랑니와 관련된 흥미로운 과학적 가설 중 하나는 '사랑니가 적을수록 진화가 더 진행된 것이므로 IQ가 더 높지 않을까'라는 것이다. 그러나 문헌을 살펴보면 이러한 가설은 아직 통계적으로나 과학적으로 입증되지 않았다. 사랑니가 많은 친구들에게 '사랑니가 많다는 건 진화가 덜 된 현대인이라는 뜻이군'이라고 농담을 할 수 있을 정도로 가볍게 받아들이면 된다.

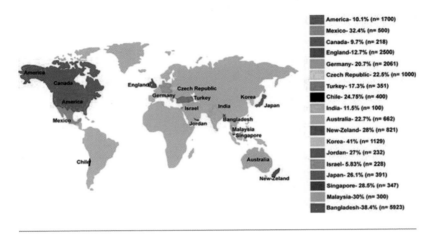

America- 10.1% (n= 1700)
Mexico- 32.4% (n= 500)
Canada- 9.7% (n= 218)
England-12.7% (n= 2500)
Germany- 20.7% (n= 2061)
Czech Republic- 22.5% (n= 1000)
Turkey- 17.3% (n= 351)
Chile- 24.75% (n= 400)
India- 11.5% (n= 100)
Australia- 22.7% (n= 662)
New-Zeland- 28% (n= 821)
Korea- 41% (n= 1129)
Jordan- 27% (n= 232)
Israel- 5.83% (n= 228)
Japan- 26.1% (n= 391)
Singapore- 28.5% (n= 347)
Malaysia-30% (n= 300)
Bangladesh-38.4% (n= 5923)

나라별 사랑니 1개 이상이 없는 사람의 비율 (PLOS ONE 11(8) (2016) e0162070). CC BY 4.0.

그렇다면 사랑니 개수가 지리적 차이를 보일까? 방글라데시에서 제 3대구치 결손에 대한 연구에 따르면, 방글라데시 인구 중 사랑니 하나 이상이 없는 유병률은 38.4%로, 다른 국가들에 비해 상대적으로 높다. 예를 들어, 인도는 11.5%, 영국은 12.7%, 독일은 20.7%에 그치지만, 한국인(41%)의 결손률은 가장 높다. 사랑니 결손률 관점에서 가장 연한 음식을 먹게 진화한 종족이 한국인이라고 말할 수 있는 것이다. 한 리뷰 연구에 따르면, 전 세계적으로 제3대구치 결손률은 평균 22.63% 이며, 여성이 남성보다 사랑니가 없을 가능성이 더 높다고 보고된다. 이러한 차이는 북미의 통계에서 더욱 두드러지는데, 유럽계 미국인의

2장 알수록 재미있는 치과 상식

10-25%, 아프리카계 미국인의 11%, 아시아계 미국인의 40%가 사랑니 하나 이상이 없는 것으로 나타났다. 또한, 북극 지역의 이누이트는 45%가 사랑니 하나 이상이 없다고 한다. 이는 사랑니 발달이 유전적, 환경적 요인의 영향을 크게 받는다는 것을 시사한다. 또한, 인류의 진화와 이주 역사, 그리고 식습관 변화가 치아 발달에 미친 영향을 보여주는 흥미로운 사례라고 할 수 있다.

그렇다면 멀쩡하게 잘 나온 사랑니는 어떻게 해야 할까? 그냥 두어야 할까, 아니면 뽑아야 할까? 일반적으로 많은 치과 의사들은 사랑니가 문제를 일으킬 가능성이 높다고 보기 때문에 사랑니가 제대로 나왔더라도 예방적 차원에서 발치를 권장하는 경우가 많다. 사랑니 관리가 어려운 이유는 그 위치에 있다. 사랑니는 입 안 가장 뒤쪽에 있어 칫솔이나 치실로 관리하기가 쉽지 않다. 또한 부분적으로만 잇몸을 뚫고 나온 사랑니는 음식물이 끼기 쉽고, 세균이 번식하기 좋은 환경이 되어 충치나 잇몸 질환의 위험이 높아진다. 이처럼 사랑니 관리를 제대로 하지 않으면 사랑니뿐만 아니라 그 앞의 제2대구치까지 충치가 생길 수 있다. 어떤 사랑니는 앞 치아인 제2대구치를 물리적으로 눌러 통증을 유발하기도 한다.

사랑니 발치 시기는 개인의 상황에 따라 다르지만, 일반적으로 치아 뿌리가 1/3에서 2/3 정도 형성되었을 때 발치하는 것이 적절하다고 여겨진다. 이 시기에 발치하면 수술의 난이도가 낮고 회복도 빠르다. 그러나 사랑니가 잇몸 깊숙이 있는 경우에는 시간이 더 지나 잇몸 근처까지 나올 때 발치하는 것이 좋다. 이 방법은 잇몸뼈를 최소한으로 삭제하고 발치할 수 있어 더 효과적이다.

사랑니는 그 위치와 잇몸 또는 뼈에 덮여 있는 상태에 따라 크게 네 가지로 분류할 수 있다. 정상 발생(완전 맹출), 단순매복, 복잡매복, 완전 매복 등이다. 정상 발생 사랑니는 구강 내에 완전히 맹출되어 정상적인 위치에 있는 경우를 말하며, 이때 사랑니는 다른 치아처럼 잇몸 위로 완전히 노출되어 있다. 단순매복 사랑니는 부분적으로만 잇몸에 묻혀 있는 상태로, 치아 일부는 구강 내로 노출되었지만 완전히 맹출되지 않아 잇몸 절개만으로 치아 머리를 노출할 수 있는 상태이다. 이 두 가지 경우에는 치아를 분리하지 않고도 사랑니를 발치하는 것이 가능하다.

복잡매복 사랑니는 치아가 잇몸이나 뼈에 많이 묻혀 있거나 위치나 각도가 비정상적인 경우를 말한다. 완전매복 사랑니는 치아 머리의 2/3 이상이 뼈 속에 완전히 묻혀 있는 상태로, 구강 내로 전혀 노출되지 않을 수도 있다. 이 경우에는 방사선 사진을 통해 정확한 위치를 파악해야 하며, 잇몸 절개, 치아 분리, 잇몸뼈 삭제 등을 통해 발치하는 고난이도 기술이 필요하다. 특히 완전매복 사랑니의 경우, 하치조신경과 치아 뿌리가 가까운 경우가 많아 발치 후 얼굴 감각 손상 등의 후유증이 생길 수 있어 매우 신중하게 진행해야 한다.

하치조신경(치아 뿌리 밑에 위치)과 설신경(사랑니에서 혀 쪽 잇몸 속에 위치)은 사랑니 발치 시 손상될 가능성이 있으며, 일시적인 감각 이상이 발생할 확률은 대략 0.65% 정도로 알려져 있다. 또 다른 통계에서는 사랑니 발치 시 하치조신경에 의한 손상은 약 2.6%, 설신경에 의한 손상은 약 0.6% 정도로, 1% 내외의 감각 이상이 발생하며, 그 중 하치조신경 손상이 더 빈번하다. 하치조신경 손상 시에는 주로 아래 입술과 잇몸, 아래턱에 감각 이상이 나타나고, 설신경 손상 시에는 혀의 한쪽 면

에서 감각이 상실되거나 미각 소실을 동반할 수 있다. 이들 신경 손상
은 대개 12개월 내에 자발적으로 회복되며 경우에 따라 그 이상 지속
될 수 있다. 하치조신경의 경우 96%, 설신경의 경우 87%가 1년 이내
에 자연 회복되는 것으로 알려져 있다. 마취가 풀린 8~12시간 이후에
도 감각 이상이 느껴지면 담당 치과 의사의 진찰과 경과 관찰, 약물 처
방을 즉각 받을 필요가 있다.

　사랑니로 인한 통증으로 치과를 방문했을 때, 대학병원이나 구강외
과 전문 치과로 가라는 권유를 받을 수 있다. 이는 복잡매복이나 완전
매복 사랑니의 경우 발치 난이도가 높고 신경 손상 가능성이 커 대학병
원에서 발치하는 것이 안전하다는 판단에서다.

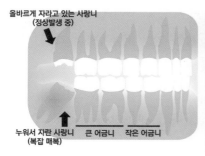
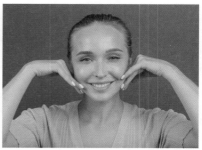

(왼쪽) 올바르게 자라고 있는 사랑니(정상발생 중)와 누워서 자란 사랑니(복잡 매복)의 그림. (오른
쪽) 사랑니를 뽑고 턱이 작아진 느낌을 받은 사람의 행복한 얼굴. Designed by Freepik.

　모든 유형의 사랑니 발치 후에는 적절한 지혈과 봉합이 이루어진다.
환자는 발치 후 관리 지침을 받게 되며, 이는 부종과 통증을 최소화하
고 빠른 회복을 돕기 위한 것이다. 복잡한 발치의 경우 회복 기간이 더
길어질 수 있으며 추가적인 관리가 필요할 수 있다. 사랑니 발치 후 붓

기를 가라앉히고 빠른 회복을 위해 다음과 같은 조치들을 추천한다.

첫 번째는 얼음 찜질이다. 발치 직후부터 48시간 동안 얼음 찜질이 매우 중요하다. 15~20분 간격으로 얼음팩을 적용하고, 15~20분 동안 쉬는 방식을 반복한다. 얼음 찜질은 혈관을 수축시켜 출혈을 줄이고 붓기를 최소화하는 데 도움을 준다. 단, 얼음을 직접 피부에 대지 않도록 주의해야 하며, 얇은 수건으로 감싸서 사용해야 한다. 특히 발치 당일 얼음 찜질을 잘 해두면 사랑니 쪽 얼굴의 부종을 최소화할 수 있다.

두 번째로 거즈 압박이다. 발치 후 1시간 동안 거즈를 물어 발치 부위를 압박하는 것이 중요하다. 이는 혈액 응고를 돕고 출혈을 줄이는 데 효과적이다. 이때 나오는 피나 침은 삼키되 너무 불쾌하면 자연스럽게 흘러나가도록 한다. 침을 모아 뱉지 않고 휴지를 입 옆에 대고 자연스럽게 흘러나오게 하면 된다. 격렬한 입안 세척, 빨대 사용, 흡연 및 수술 부위 접촉은 피하는 것이 좋다.

마지막으로 온찜질이다. 발치 후 2~3일이 지나면 온찜질로 전환해 따뜻한 물수건이나 온팩을 15~20분씩 적용한다. 온찜질은 혈액 순환을 촉진해 회복을 돕는 데 효과적이다.

사랑니 발치를 하지 않은 사람들은 이런 궁금증이 들 수도 있을 것이다. 올바르게 나와 제 기능을 하고 내가 관리할 수 있는 사랑니도 뽑아야 할까? 이 경우에는 굳이 발치하지 않고 그대로 유지할 수 있다. 최근에는 자기치아이식술(사랑니를 뽑아 다른 치아 자리로 이동시키는 방법)이나 사랑니를 활용한 치아 줄기세포 뱅킹 및 치수 재생 치료 등의 기술이 발전하면서 사랑니를 단순히 발치해 버리지 않고 최대한 활용하려는 연구가 활발히 진행되고 있다. 따라서 모든 사랑니를 무조건 발치해야 하는 것은 아니며, 청결하게 관리할 수 있다면 사랑니를 유지하는 것도 좋은 선택일 수 있다.

그러나 해외 출장이나 유학을 계획 중이라면 미리 사랑니를 발치하는 것이 좋다. 머피의 법칙처럼 전혀 아프지 않던 치아가 비행기 안이나 외국에서 아프기 시작하는 난감한 상황을 피하기 위해서다.

결론적으로, 사랑니는 단순히 하나의 치아가 아니라 인류의 진화, 문화, 그리고 현대 의학이 교차하는 흥미로운 주제다. 사랑니 발치가 얼굴 형태에 미치는 영향은 대체로 미미하지만, 개인의 구강 건강과 삶의 질에는 큰 영향을 미칠 수 있다. 따라서 사랑니에 대한 결정은 전문가와의 상담을 통해 개인의 상황을 고려해서 신중하게 이루어져야 한다. 치과에서 검진 시 Panorama 및 CT 사진상으로 사랑니가 얼굴 형태에 영향을 주는 측방으로 자란 것이 확인된 경우 나의 얼굴 모양을 바꿀 수 있기도 하다. 혹시, 모르니 점검 차 치과에 한번 가보자.

신생아도 충치균이 있을까?
(feat. 충치가 없는 사람들의 비밀은?)

답:
신생아는 충치균이 없다. 충치 없는 사람들은 충치균이 남들보다 덜 있을 가능성이 높다.

재채기 할 때의 에어로졸

말할 때의 에어로졸

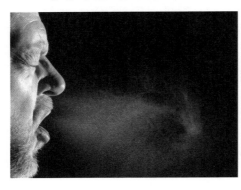
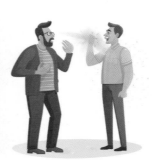

기침 또는 대화를 할 때 타액 에어로졸의 움직임을 표현한 이미지. 기침 또는 대화를 통해 내가 가진 충치균을 신생아에게 전파 시킬 수 있다. Designed by Freepik.

정답은 앞의 이야기를 읽었다면 이미 알 수 있다. 다들 예상했듯이 신생아는 태어날 때 충치를 일으키는 균을 가지고 있지 않다. 신생아의 구강은 거의 무균 상태로 시작한다. 만약 세균이 있다면 엄마의 양수액과 비슷한 종류의 세균일 가능성이 크다. 왜냐하면 신생아는 엄마 뱃속에서 폐로 호흡하지 않고 탯줄을 통해 영양분과 산소를 공급받으며, 양수로 둘러싸인 360도의 '개인 수영장'에서 약 10개월을 지내기 때문이다. 양수를 입에 항상 머금고 있기 때문에 세균이 적은 환경에서 생활하는 것이다.

그렇다면 외부 환경을 통해 충치균이 신생아의 입 안에 정착하지 않는다면 아무리 단 음식을 많이 먹더라도 충치가 생기지 않을까? 그렇다. 이론적으로는 맞는 말이다. 더 나아가 성인의 구강에서 충치균을 모두 없애고 단 음식을 먹는다면 충치가 생기지 않을까? 역시 이론적으로는 가능한 말이다. 하지만 현실적으로는 신생아에게 충치균의 유입을 완전히 차단하는 것이 쉽지 않으며, 성인의 구강에서 충치균만을 선택적으로 제거하는 것도 어렵다. 모든 세균을 없애야 하는데, 그렇게 되면 구강 내 세균 생태계가 깨져 오히려 나쁜 병원균이 자리를 차지할 수 있기 때문이다. 우리의 입 안은 균형 잡힌 식습관과 청결한 구강 관리로 충치를 억제하고 있는 것이다.

충치균에는 여러 종류가 있지만, 가장 대표적인 것은 Streptococcus mutans(S. mutans, 스트렙토코쿠스 뮤탄스)이다. S. mutans는 연쇄상구균(Streptococcus)의 일종인데, 이 이름의 의미를 알면 재미있다. 'Strepto-'는 그리스어 'streptos'에서 유래했으며, '꼬인' 또는 '비틀린'이라는 뜻을 가지고 있다. '-coccus'는 라틴어 'coccus'에서 왔으며, '알갱이' 또는 '구슬'을 의미한다. 따라서 Streptococcus는 '꼬인 알갱이' 또는 '비틀린 구슬'이라는 뜻으로, 이는 현미경에서 보이는 이 균의 특징적인 모양인 '구형의 세균들이 사슬 모양으로 연결된 모습'을 묘사한 것이다.

S. mutans는 이 연쇄상구균 중에서 충치를 유발하는 균으로, 라틴어 'mutare'에서 유래한 이름이다. '변화하다'라는 의미를 가진 이 이름은 S. mutans가 다른 연쇄상구균과 달리 다양한 형태로 변화할 수 있다는 점에서 유래했다. 특히 배양 조건에 따라(pH, 영양, 성장 조건 등) 구형에서 막대 모양으로 변할 수 있는 능력이 있어 이 이름이 붙었다.

여기까지 S. mutans에 대한 TMI(too much information)였다. 이제부터는 S. mutans가 어떻게 신생아의 구강 내로 유입되는지, 그 다양한 경로에 대해 살펴보자.

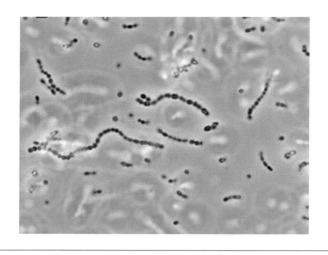

충치균의 대표적인 균인 Streptococcus mutans(S. mutans, 스트렙토코쿠스 뮤탄스). 연쇄상 구균 (Streptococcus)의 'Strepto-'는 그리스어 'streptos'에서 유래했으며 '꼬인' 또는 '비틀린'이라는 의미이고, '-coccus'는 라틴어 'coccus'에서 왔으며, 알갱이 또는 '구슬'을 의미한다. 즉, Streptococcus 는 문자 그대로 '꼬인 알갱이' 또는 '비틀린 구슬'이라는 뜻이다. 보이는 현미경 이미지처럼 구 형의 세균들이 사슬 모양으로 줄지어 연결되어 있다. BMC Microbiol 8: 67. PMID 18430254. doi:10.1186/1471-2180-8-67. CC BY 2.0.

2장 알수록 재미있는 치과 상식

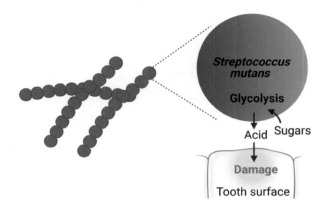

S. mutans를 현미경 및 전자현미경을 바탕으로 모양을 재구성한 이미지. 구형의 세균들이 사슬 모양으로 줄지어 연결되어 있는 모습을 나타내고 있다. 이 균이 당을 해당과정(Glycolysis)을 통해 분해하고, 이를 통해 젖산(산성 pH 3.5-3.8)을 만들어 치아표면을 녹이는 것이 충치이다.

S. mutans의 출현 시기

S. mutans는 일반적으로 영유아기에 처음 구강 내에서 발견된다. 구체적인 시기는 다음과 같다.

· 대부분의 연구에 따르면, S. mutans는 치아가 맹출된 이후인 6~30개월 사이에 처음 검출된다. 이는 S. mutans가 치아 표면에 부착해 생활할 수 있기 때문이다. 2~8세 아이의 치아 표면에 붙은 치태(구강 내 단백질과 세균이 뭉쳐 형성된 흰 층)를 관찰한 결과, 충치가 없는 아이 15명 중 1명에서 S. mutans가 검출된 반면, 충치가 있는 아이 11명 모두에서 S. mutans가 발견되었다.

· S. mutans의 종류는 아이마다 1개에서 6개까지 다양하게 나타나며, S. mutans의 종류가 다양할수록 충치 발생 빈도가 높다는 경향을 보였다.

- 일부 연구에서는 치아 맹출 이전의 구강에서도 매우 낮은 수준이지만 S. mutans가 검출될 수 있다고 보고한다.
- 충치가 없는 아이의 타액에서 86%가 6년 동안 S. mutans가 지속적으로 검출되지 않았다. 즉, S. mutans는 출현 시기가 다양하며 출현 이후에도 적절한 구강 관리를 통해 소멸되거나 다시 감염될 수 있다.
- 국내 연구에 따르면 S. mutans는 한국인의 타액에서 신생아는 59.1%, 유아는 88.0%, 성인은 88.9%의 비율로 검출되었다.

S. mutans의 전파 경로

S. mutans는 여러 경로를 통해 전파될 수 있다. 대표적인 전파 경로는 수직 전파(어머니로부터), 수평 전파(아버지, 형제자매, 다른 아이들), 그리고 기타 환경적 전파(식기, 장난감 등)로 나뉜다.

a) 수직 전파(어머니로부터)
- S. mutans의 전파 경로 중 가장 전통적인 것으로, 어머니의 타액을 통해 자녀에게 전달될 수 있다. 모유 수유 시 어머니의 젖꼭지에 묻어 있는 S. mutans가 아기에게 옮겨지거나 어머니가 아이의 볼이나 신체에 입을 맞추며 전파될 수 있다. 신생아가 손을 입에 가져가는 행동을 통해 타액이 신생아의 입으로 옮겨질 수도 있다. 그러나 이러한 타액 접촉이 신생아의 면역 시스템을 발전시키는 데 긍정적인 영향을 미칠 수 있으므로 단순한 전파만으로 바라볼 문제는 아니다.
- 출산 방식(자연분만 vs 제왕절개)이 초기 구강 미생물 군집 형성에 영향을 줄

수 있지만, 어떤 방식이 S. mutans의 전파를 줄일 수 있을지에 대해서는 논리적인 추론을 하기 어렵다.

b) 수평 전파(타인으로부터)

· 가족 구성원, 특히 아버지나 형제자매를 통한 타액 전파가 가능하다.

· 공동 보육 시설에서 다른 아이들과의 접촉을 통해서도 전파될 수 있다.

· 양육자나 보육 교사 등 아이와 밀접하게 접촉하는 성인으로부터도 전파가 가능하다. 타액뿐만 아니라 대화나 기침을 통해서도 전파될 수 있다.

c) 환경을 통한 전파

· 공유하는 식기나 장난감을 통해 간접적으로 전파될 수 있다.

· 특히 구강 위생 상태나 주변 환경이 청결하지 않다면 전파 위험이 더욱 높아질 수 있다.

S. mutans의 구강 내 전파에 영향을 미치는 요인

S. mutans의 구강 내 전파 및 정착에는 여러 요인이 영향을 미칠 수 있다.

· 구강 위생 상태: 양호한 구강 위생은 S. mutans의 정착을 지연시킬 수 있다.

· 식이 습관: 설탕이 많은 식단은 S. mutans의 증식을 촉진한다. S. mutans는 단당류와 이당류를 선호하며, 그중에서도 설탕인 sucrose를 가장 좋아한다.

· 면역 체계: 영유아의 면역 체계 발달 상태에 따라 S. mutans의 정착 시기가

달라질 수 있다. 면역 체계가 약한 경우 S. mutans가 조기에 정착할 수 있다.

- 유전적 요인: 일부 연구에서는 유전적 요인이 S. mutans의 정착과 증식에 영향을 미칠 수 있다고 제안하고 있다. 특히 타액 단백질 유전자의 변이가 있는 사람들은 S. mutans의 치아 표면 부착을 억제할 수 있다. 일부 사람들은 같은 양의 설탕을 섭취해도 충치에 잘 걸리지 않는데, 이는 타액의 pH, 항균 성분, 불소 노출 경험, 또는 다른 구강 미생물과의 경쟁 등의 요인 외에도 유전자 변이가 중요한 역할을 할 수 있다는 추측이 제기되고 있다.

S. mutans 전파 및 지속적 감염을 억제하기 위한 예방 전략

- 양육자의 구강 건강 관리: 특히 어머니의 구강 건강이 중요하다. 양치질, 치실, 가글을 통해 S. mutans의 양을 최소화할 필요가 있다.
- 조기 구강 위생 교육: 영유아기부터 적절한 구강 관리 습관을 형성하는 것이 중요하다. 치아가 나기 시작하면 거즈 등을 이용해 치태가 생기지 않도록 관리해야 한다. S. mutans가 감염되더라도 적절한 관리를 통해 제거할 수 있다.
- 균형 잡힌 식단: 과도한 설탕 섭취를 제한하고 다양한 영양소를 섭취하는 것이 필요하다.
- 정기적인 치과 검진: 초기 충치를 발견하고 관리하는 것이 중요하다. 불소 도포 등 다양한 방법을 통해 충치 예방에 도움을 줄 수 있다.

결론적으로, 신생아는 충치균인 S. mutans를 가지고 있지 않다. 치아가 나오기 시작하는 6개월 이후부터 S. mutans가 치아 표면에 붙어서 살 수 있는 물리적 환경이 형성되기 때문에 이 시기부터 구강 내에서 S. mutans가 나타나기 시작한다. S. mutans의 출현과 전파는 엄마나 가족 등으로부터의 수직/수평 전파뿐만 아니라 다양한 환경적 요인을 통해 이루어질 수 있다. 주로 뽀뽀 등의 타액 교환을 통해 충치균이 전파된다.

S. mutans의 전파 과정을 이해하는 것은 매우 중요하다. 전파(감염)가 이루어졌다고 하더라도, 적절한 구강 관리를 통해 S. mutans를 구강 내에서 제거하거나 최소한의 수로 유지한다면 충치를 예방할 수 있다. 이를 바탕으로 우리 아이가 S. mutans에 최대한 늦게 노출되도록 하고, 구강 내 S. mutans의 양을 최소화하는 예방 전략을 수립하는 것이 필요하다.

친구들 중에 충치가 거의 없거나 적게 발생하는 사람들이 있는데 이는 여러 요인에 기인할 수 있지만, 그 중 하나는 구강 내 S. mutans가 아예 없거나 적은 수로 유지되는 경우다. 이 경우 충치 발생 빈도가 남들보다 매우 적을 수 있다.

입냄새가 첫인상을 좌우한다!
지독한 입냄새 어떻게 해결할까?

답:
보통 혀에 껴 있는 설태를 제거하면 없어진다.

사람들 간의 대화에서 첫인상에 가장 큰 영향을 미치는 것은 바로 냄새다. 오랜 세월 동안 사람들은 먹을 수 있는 음식과 먹지 말아야 할 음식을 냄새로 구분해 왔고, 그 습관이 현대 사회에도 영향을 미치는 것같다. 그래서 잘 보이고 싶은 사람을 만나기 전에 샤워를 하고, 깨끗한 옷을 입고, 향수를 뿌리는 등의 준비를 하게 된다. 하지만 아무리 좋은 향수를 뿌려도 대화 중에 느껴지는 특정 냄새는 피할 수 없다. 바로 '입냄새(구취)'다. 영어로는 bad breath, morning breath, coffee breath 등으로 불리는 입냄새는 많은 사람들이 고민하는 문제 중 하나다. 특히 양치질을 열심히 해도 입냄새가 사라지지 않아 고통받는 사람들이 많다. 이런 지속적인 입냄새의 원인과 해결 방법에 대해 알아보자.

　　　　　2장 알수록 재미있는 치과 상식

입냄새를 일으키는 대표적인 원인은 크게 세 가지로 나눌 수 있다. 설태, 치태/치석, 그리고 치료가 필요한 충치나 잇몸 질환이다. 각각의 비율은 백태가 약 50%, 치태/치석이 30%, 충치/잇몸 질환이 20% 정도를 차지한다. 입냄새의 주요 생화학적 원인은 구강 내 세균이 음식물 찌꺼기, 침, 혈액, 구강 점막 세포에 포함된 아미노산과 단백질을 분해하면서 발생하는 휘발성 황화합물(VSC: Volatile Sulfur Compounds)이다. 이 휘발성 화합물 중 90%는 메틸 메캅탄(CH_3SH)과 황화수소(H_2S)가 차지하며, 이 성분들 때문에 달걀이나 양파가 썩은 냄새가 나는 것이다. 이제 입냄새를 일으키는 주요 원인들에 대해 자세히 살펴보자.

입냄새의 첫 번째 주요 원인은 혀에 끼는 설태(혀 표면에 침착된 막)에 있다. 설태는 색깔에 따라 백태(하얀색 막)와 황태(노란색 막)로 구분된다. 백태는 혀 표면의 작은 돌기 사이에 음식물 찌꺼기, 구강 내 세균, 죽은 세포, 기타 잔여물들이 쌓여 생기며, 이로 인해 냄새가 발생한다. 백태는 입냄새의 주요 원인 중 하나로, 전체 원인의 약 50%를 차지한다. 백태를 제거하려면 혀 클리너를 사용하거나 부드러운 칫솔로 혀를 닦아주어 물리적으로 제거하는 것이 효과적이다. 특히 혀 클리너를 사용할 때는 목젖 근처 안쪽까지 닦아야 숨겨져 있던 구취 유발 세균들을 제거할 수 있다. 최근의 혀 클리너는 미세돌기를 만들어 효율적으로 대부분의 설태 제거가 용이 하도록 구현되어 있다. 차선으로 쓰는 칫솔로 설태를 제거할 때 너무 강하게 닦으면 혀에 상처가 날 수 있으니 조심해야 한다(사실 교과서적으로는 칫솔모로 설태를 제거하는 것을 권장하지 않는다. 다만 혀 클리너가 없는 경우 약한 칫솔모로 부드럽게 닦아주는 방법이 대안이 될 수 있다). 또한, 약간의 치약을 사용해 혀를 닦으면 더욱 상쾌한 느낌을 줄 수 있다. 마지막으로 구강 세정제를 사용해 30초 이상 가글을 하면 혀 안쪽 깊숙이 남아 있는 구취 유발 세균을 거의 완벽하게 제거할 수 있다. 여러 연구에서 혀 세정이 구취 감소에 가장 효과적인 것으로 보고되었기에 이를 신경 쓰면 입냄새가 크게 줄어드는 효과를 볼 수 있다. 황태는 흡연, 노란색 음식, 담즙 분비 이상, 간 기능 저하, 위장 기능 저하 등으로 생길 수 있다. 백태와 마찬가지로 황태도 입냄새를 유발하는 주요 원인이다.

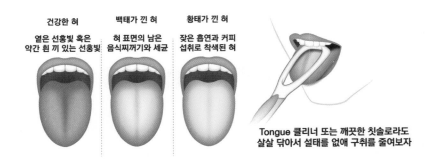

입냄새의 주범인 설태(백태+황태)를 제거하는 혀 클리너 사용법. 보통 설태는 입냄새의 50%를 차지한다고 한다.

두 번째로 입냄새의 원인이 되는 것은 치태와 치석이다. 치태, 즉 Dental Plaque(플라그)는 일시적으로 치아에 붙는 얇은 막으로, 손톱으로 긁으면 쉽게 제거될 정도로 부드럽다. 치태는 약 80%가 세균으로, 나머지 20%는 음식물 찌꺼기와 타액 성분이 섞여 있다. 현미경으로 치태를 보면 활발히 움직이는 세균들을 볼 수 있는데, 이를 보면 식사 후 양치를 자동적으로 하게 될 정도로 자극이 된다. 반면에 치석은 이 치태가 오랜 시간 동안 굳어지면서 딱딱해진 것으로 마치 돌처럼 단단하다. 치태는 일반적인 양치질로 제거할 수 있지만, 치석은 전문적인 치과 치료가 필요하다.

치석은 특정 부위에 더 잘 생기는 경향이 있다. 주로 칫솔질이 잘 되지 않는 곳, 침샘이 가까운 곳, 그리고 치아 표면이 울퉁불퉁한 부위에 많이 발생한다. 특히 젊은 사람들의 경우 아래 앞니 안쪽에 치석이 많이 생기는데, 이는 이 부위에 설하선과 악하선이라는 침샘이 존재하기 때문이다. 침샘에서는 단백질과 광물질이 많이 분비되며, 여기에 커피, 와인, 담배 등에서 나온 색소가 침착되어 치석 형성을 촉진한다.

인체에는 세 쌍의 주요 침샘이 있다. 귀 밑의 이하선, 혀 밑의 설하선, 그리고 턱 밑의 악하선이 그것이다. 이 침샘들은 각각 다른 위치에서 침을 분비하며 구강 건강에 중요한 역할을 하지만, 동시에 치석 형성에도 관여한다. 그래서 앞서 언급한 아래 앞니 안쪽(설하선과 악하선의 영향)과 위쪽 어금니의 바깥쪽(이하선의 영향)에 치석이 상대적으로 많이 형성된다.

치태와 치석을 잘 제거해야 구강 내 구취 유발 세균을 없애 입냄새를 줄일 수 있다. 하지만 일반 칫솔질만으로는 충분하지 않다. 중요한 날에는 꼭 치실을 활용해 치아 사이의 치태를 제거할 것을 추천한다. 특히 어금니 사이에 치실을 사용해 치태나 음식물 찌꺼기를 제거하면 잇몸에서 피가 나면서 곪은 부위의 염증이 터지며 이전에 경험하지 못한 매우 상쾌한 느낌을 받을 수 있다. 평소 칫솔질만으로는 입냄새 감소 효과가 미미했던 사람들은 꼭 치실을 활용해 입냄새 감소를 경험해보길 바란다. 치실 사용법은 인터넷에서 쉽게 찾아볼 수 있으니 실천해보자.

	치태(dental plaque)	치석(dental calculus)
관찰법	치아에 붙은 때 식사 후 손톱으로 치아를 긁으면 나오는 하얀색 막	치아 사이 또는 주로 아래 앞니 안쪽에 보이는 노란색의 손톱으로 제거가 안 되는 딱딱한 구조
구성 성분	70~80%는 박테리아 (산 것과 죽은 세균이 합쳐져서) 20%는 유기물, 무기물, 수분	인산칼슘 (석회동굴의 돌덩어리 성분)
발생 과정	1. 획득피막의 형성(음식을 먹은 후 몇 분 안에 단백질이 치아 표면에 달라붙어 얇은 막을 형성하는 것) 2. 세균의 부착 및 증식(수 시간). 이 시기에 적절한 칫솔질을 하면 대부분의 치태를 제거할 수 있다. 3. 치태의 성숙(다양한 종류의 세균이 추가로 부착, 특히 혐기성 세균 증가)	치태에 칼슘과 인산염의 침착으로 광물화가 지속적으로 되어서 형성 1. 치태 광물화를 위한 무기질 침착 (타액의 칼슘과 인 이온이 치태 내에 침착, 1~14일) 2. 결정체 형성 및 새로운 치태와 융합을 통한 성장, 치석 완성(침착된 칼슘과 인 이온이 결정체를 형성, 매우 단단해짐, 일반적인 칫솔질로는 제거하기 어려움, 수주~수개월)
광물화 (단단해지는 과정)	광물화 시작하지만 (치태 생성 후 4~8시간 안에), 그 정도가 미약함	치태 침착 후 2일 후 50% 석회화, 2주 후 90% 석회화 진행
제거 방법	집에서의 칫솔질, 치실로 제거	치과에서의 치석 제거 (초음파 치석제거기 또는 기구 활용한 물리적 제거)
구취 유발 정도	일반치태 ☆ 치아 사이 ☆☆	☆☆☆

침이 만들어지는 주요 타액선과 침이 방출되는 개구부의 위치

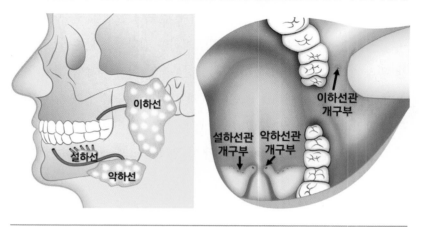

침이 만들어지는 구강 내의 주요한 침샘 3쌍의 (주타액선) 해부학적 위치 및 타액을 배출하는 구강 내로 연결된 통로 (개구부). 이러한 침샘에서 나온 침 성분에 의해 이 근처 치아에 치석이 많이 생긴다(아랫앞니 혀쪽 및 윗니 어금니 바깥쪽).

입냄새의 세 번째 주요 원인은 치료가 필요한 충치, 잇몸 질환, 그리고 임플란트 주위염 등과 같은 구강 질환이다. 충치는 치아의 썩은 부분에서 세균이 번식하면서 악취를 발생시키고, 잇몸 질환은 치아와 잇몸(구강 내를 덮고 있는 연한 분홍색 조직) 사이에 치태와 치석이 침착되어 염증을 일으켜 입냄새를 유발한다. 특히 심한 잇몸 질환의 경우 잇몸뿐만 아니라 치주 인대(치아와 치조골을 잇는 인대)와 치조골(치아를 지지하는 잇몸 안쪽의 뼈)까지 영향을 미쳐 치조골이 흡수되면서 양치질로 치태와 세균을 제거하기 어려운 구조를 형성한다. 이는 세균이 안전하게 번식할 수 있는 환경을 만들어 심각한 입냄새의 원인이 될 수 있다.

최근에는 치아가 좋지 않을 경우 발치를 하고 임플란트를 식립하는 경우가 많다. 임플란트는 보통 티타늄(Titanium)으로 만들어지는데, 이

역시 잇몸 질환과 비슷한 염증 상태를 겪을 수 있다. 이를 '임플란트 주위염'이라고 하며, 임플란트 주변 조직에 염증이 발생해 구강 내 세균이 증식하면서 입냄새를 악화시킨다. 이러한 질환들은 단순한 구강 위생 관리만으로는 해결하기 어려우며 전문적인 치과 치료가 필요하다. 따라서 지속적인 입냄새로 고민하는 경우 이러한 구강 질환의 존재 여부를 확인하기 위해 정기적인 치과 검진이 필수적이다. 적절한 치료를 통해 이러한 질환을 해결함으로써 구취 문제를 크게 개선할 수 있다.

입냄새를 유발하는 구강 내 요인들을 종합해보면, 대부분이 혀의 백태(50%), 치태/치석(30%), 그리고 구강 질환(20%)과 관련되어 있다. 이는 구취를 일으키는 세균의 양과 질, 음식물 찌꺼기, 염증 정도가 입냄새에 영향을 미친다는 사실을 보여준다. 물론 부비동염, 식도염, 위염, 편도염 등과 같은 구강 외부 문제을 포함하면 전체 중 10~15% 정도 입냄새에 영향을 미친다고 알려져 있어 의과적 조치가 필요한 경우도 있다. 그러나 대부분의 입냄새는 대부분 구강 내 문제에서 비롯되므로 올바른 구강 관리 용품 사용과 정기적인 치과 방문, 적절한 치료를 통해 입냄새를 예방하는 것이 핵심이다.

충치는 모든 치과에서 처치가 가능하며 임플란트 주위염도 임플란트를 시술받았던 치과나 대부분의 일반 치과에서 치료가 가능하다. 심각한 잇몸 질환이나 임플란트 주위염의 경우에는 치주과 전문의가 수술을 통해 적절하게 대처할 수 있다. 그렇다면 입냄새를 평가하고 치료하는 전문적인 치과는 없을까?

입냄새를 평가하는 방법에는 정성적 방법과 정량적 방법이 있다. 정성적 방법에서 중요한 점은 본인이 맡아도 냄새가 좋지 않다고 느껴진다면 다른 사람들도 100% 그렇게 느낀다는 사실이다. 정량적 방법은 특수한 기계를 사용해 객관적으로 측정하는 것이고, 정성적 방법은 본인 또는 다른 사람이 직접 냄새를 맡아 평가하는 방식이다. 만약 본인의 입냄새가 걱정된다면 즉각적인 조치가 필요하다. 주변 사람들은 대부분 예의상 직접적으로 말하지 않기 때문에 본인이 먼저 인지하고 해결하려는 노력이 중요하다.

정성적 방법으로 자가 진단을 하는 방법은 여러 가지가 있다. 다음과 같은 방법들을 시도해 볼 수 있다. 깨끗한 손가락을 입에 넣었다가 냄새를 맡아보기, 플라스틱 숟가락으로 혀를 살짝 긁어 5초 후 냄새를 맡아보기, 치아 사이에 이쑤시개를 넣었다가 냄새를 맡아보기, 숟가락이나 컵에 침을 뱉고 몇 초 후에 냄새를 맡아보기, 또는 손등을 살짝 핥은 뒤 마른 후 10초 후에 냄새를 맡아보는 방법이 있다. 이러한 방법을 통해 구강 내 침이나 설태 등에서 냄새가 나는지 평가할 수 있다. 이외에도 믿을 만한 친구에게 솔직히 입냄새 여부를 물어보는 것도 상태를 판단하는 좋은 방법이다.

또한, 체계적으로 교육받은 2명 이상의 치과의사나 의료계 종사자가 냄새를 맡고, 냄새가 없는 경우(0점)에서부터 매우 심한 경우(4점)까지 점수로 평가하는 방식도 있다. 이 방법을 통해 냄새의 유무 및 정도를 객관적으로 확인할 수 있다.

정량적 방법으로는 기기를 활용해 입냄새를 평가할 수 있다. 앞서 설명한 입냄새의 주요 원인인 휘발성 황화합물(VSC: Volatile Sulfur Compounds)을 수치화해 평가하는 방법이다. 가장 많이 사용되는 장비로는 '헬리미터'와 '오랄 크로마'가 있다. 이 장비들은 입냄새의 원인을 과학적으로 분석하여 객관적인 수치를 제공하는 데 유용하다.

입냄새 측정장비

헬리미터(Halimeter)는 1990년대에 인터스캔사에서 소개된 입냄새를 객관적으로 정량화할 수 있는 검사 기구다. 이 기기는 전기화학적 센서를 이용해 구강 내 공기를 직접 흡입하고 분석하는 방식으로 작동한다. 입냄새로 병원을 찾는 환자에게 필수적으로 시행되는 검사로, 입냄새의 주요 원인인 휘발성 황화합물을 수치화할 수 있어 첫 진단 시 그리고 치료 경과를 관찰할 때 유용하다. 헬리미터의 장점은 빠른 측정 속도(약 30초)와 간편한 사용법, 그리고 연속적인 측정이 가능하다는 점이다. 이는 일상적인 구취 모니터링과 빠른 평가가 필요한 상황에서 매우 유용하다. 그러나 헬리미터는 개별 휘발성 황화합물(VSC) 성분을 구분하지 못하고 다른 구취 원인 물질은 측정하지 못하는 한계가 있다.

헬리미터 검사를 받기 전에는 주의 사항이 있다. 검사 전날 저녁부터는 마늘, 파, 양파, 달걀노른자, 파슬리 등 강한 냄새를 유발하는 음식을 피하는 것이 좋고, 검사 2시간 전부터는 양치질, 흡연, 껌 씹기 등을 하지 않도록 권장된다. 일반적으로 75ppb 이상의 수치에서 입냄새가 감지되며, 120ppb 이상이면 대부분의 사람들이 견딜 수 없는 악취가 발생한다고 알려져 있다.

헬리미터가 휘발성 황화합물의 총량을 측정하는 장비라면, 오랄 크로마(Oral Chroma)는 황화합물을 3가지 주요 가스(황화수소, 메틸 메캅탄, 디메틸 설파이드)로 분리해 각각의 농도를 측정할 수 있는 장비다. 이 기기는 가스 크로마토그래피 기술을 사용해 구강 내 공기 샘플을 분석하며 구취를 더 정밀하게 측정할 수 있다. 주사기로 구강 내 공기를 채취한 후 기기에 주입해 각 가스를 개별적으로 분리 및 분석하는 방식이다. 오랄 크로마는 주요 휘발성 황화합물 성분인 황화수소, 메틸 메캅탄, 디메틸 설파이드의 농도를 ppb 단위로 제공해 구취 원인을 구체적으로 파악하는 데 큰 역할을 한다.

오랄 크로마의 장점은 더 정확하고 세밀한 분석이 가능하며 구취 원인을 구체적으로 진단할 수 있다는 점이다. 그러나 측정 시간이 헬리미터보다 오래 걸리며 (약 4~8분), 사용 방법이 복잡하고 비용이 더 높다는 단점이 있다. 오랄 크로마는 주로 연구나 정밀한 진단이 필요한 상황에서 사용된다.

지속적인 입냄새로 고민하고 있다면 전문적인 입냄새 해결 치과를 방문하는 것이 필요할 수 있다. 일반 치과에서도 기본적인 검진과 치료가 가능하지만, 심각한 경우에는 대학병원의 예방치과나 예방치과 관련 학위가 있는 치과의사, 또는 구강내과 전문의를 찾는 것이 좋다. 이들 전문의는 더 정밀하고 전문적인 치료를 제공할 수 있다.

입냄새는 단순한 개인적 불편함을 넘어 대인관계에 큰 영향을 미치는 중요한 문제다. 정기적인 치과 검진과 올바른 구강 관리 습관을 유지하고, 필요시 전문가의 도움을 받는 것이 매우 중요하다. 입냄새의 원인을 정확히 파악하고 적절한 조치를 취함으로써 건강하고 자신감 있는 삶을 영위할 수 있다. 본인이 맡아도 좋지 않다면 다른 사람들은 더 불쾌하게 느낄 것이다. 입냄새를 해결해 자신감 있는 사회생활을 해보자!

치과 진단의 미스터리,
충치 진단이 치과마다 다른 이유는?

답:
치료가 필요하지 않는 정지 우식과 제거해야 하는 활동 우식의 구분이 모호하기 때문이다.

어느 날 단 것을 먹을 때 치아가 아파서 치과에 내원하게 되었다. 그런데 A치과에서는 충치치료가 5개 필요하다고 하고, 혹시나 하는 마음에 B치과에 가보니 3개라고 하였고, C치과에서는 8개 라고 진단했다. 이거, 혹시 치과의사들이 사기치는 건 아닐까?

사실, 나도 치과대학에 다니기 전에는 이런 상황을 보며 의심스러워했었다. 하지만 치의학을 공부하고 나니, 왜 이렇게 치과마다 다른 진단을 내릴 수밖에 없는지 이해하게 되었다. 이제부터 치과의사들이 왜 서로 다른 진단을 내리는지, 그리고 이런 상황에서 과잉진료를 피하고 올바른 판단을 내릴 수 있는 방법에 대해 살펴보자. 이 내용은 여러분이 치과에 방문했을 때 호구가 되지 않도록 든든한 지적인 방패가 되어 줄 것이다.

우선, 치과마다 진단되는 충치 개수가 다른 이유를 이해하려면 치아의 구조와 충치 진단 방법에 대해 알아야 한다. 충치 진단은 단순히 눈으로 봐서 검은색 충치가 있으면 치료가 필요한 충치라고 판단하는 것처럼 보일 수 있지만, 실제로는 훨씬 복잡한 과정이다. 여러 요인에 따라 진단 결과가 달라질 수 있기 때문이다.

치아의 기본 구조를 보면 치아의 머리 부분은 크게 법랑질(enamel), 상아질(dentin), 치수(pulp)로 구성되어 있다. 법랑질은 치아의 가장 바깥쪽 층으로, 인체에서 가장 단단한 조직이다. 이 조직은 96%가 무기질로 이루어져 있으며 주로 저작 기능을 담당한다. 그 아래에 있는 상아질은 법랑질 다음으로 단단한 조직으로, 무기질이 70% 정도 포함되어 있어 뼈와 비슷한 정도의 강도를 가진다. 상아질은 충격을 완화하는 역할을 한다. 가장 안쪽에 위치한 치수는 혈관과 신경이 포함된 연조직으로, 치아의 생명력을 유지하고 감각을 담당한다.

치아 vs 이빨

이빨은 국립국어원에 등재된 표준어로써 이를 '낮잡아' 부르는 말이라고 정의하고 있으며, 짐승의 이를 일컬을 때 주로 사용한다. 단, 사람에게 쓸 때는 강한 어감으로 사람의 치아를 일컬을 때 간혹 사용하는 단어다(문학). '이'를 이빨이라고 표현하는 것은 '눈'을 '눈깔', '머리'를 '대가리', '목'을 '모가지'라고 표현하는 것과 같다. 특히 치과대학 입시에서 이빨이라고 말하는 순간 심사위원들은 감점을 하고 있을지도 모른다. 치과 의료인 사이에서 이빨은 금기어라고 보면 된다.

충치는 치아 구조의 외곽, 즉 법랑질에서 대부분 먼저 발생한다. 치아 표면에 있는 치태 속 충치균이 탄수화물이나 과당(설탕)의 분해물을 만나면 충치균은 강력한 산인 젖산(pH 약 3.5~3.8)을 대사산물로 만들어 낸다. 이 산이 치아의 최외곽 구조인 법랑질을 서서히 녹이기 시작하면서 충치가 발생한다. 이렇게 시작된 충치는 법랑질을 넘어 상아질로 확장되는데, 흥미로운 점은 법랑질을 지나 상아질로 충치가 진행되면 그 속도가 대략 2배 이상 빠르게 진행된다는 것이다.

법랑질과 상아질의 충치 진행 속도가 현저히 다른 이유는 치아 구조의 특성에 있다. 법랑질은 고도로 광화된 치밀한 구조를 가지고 있어 충치 진행인 탈미네랄화(법랑질의 무기물 구조가 녹는 현상)가 천천히 진행된다. 일반적으로 법랑질은 48개월에 1mm 정도의 속도로 진행되며, 주로 충치균에 의해 pH 5.5 이하가 되어야만 탈미네랄화가 시작된다. 초기 단계에서는 재광화(법랑질이 다시 재생되는 과정)가 가능하다. 반면, 상아질은 법랑질보다 덜 광화되어 있고 다공성 구조를 가지고 있기 때문에 충치(탈미네랄화)가 더 빠르게 진행된다. 상아질은 13개월에 1mm 정도의 속도로 법랑질보다 약 4배 진행되며, 상대적으로 덜 산성인 pH 6.2~6.7에서도 탈미네랄화가 시작된다. 게다가 상아질은 타액과 맞닿는 바깥 환경이 아닌 안쪽에 있기에 타액으로 인한 재광화가 법랑질에 비해 상대적으로 어렵다.

상아질의 특징적인 다공성 구조는 상아세관 때문이다. 상아세관은 상아질 내부에서 치수와 연결되는 기다란 관구조로, 마치 공기 필터와 같은 역할을 한다. 이 상아세관은 충치균에게 고속도로로 작용할 수 있어, 이를 통해 충치균이 법랑질과 상아질 경계(Dentin-Enamel Junction, DEJ)를 넘어가면 충치균의 전파 속도가 매우 빨라진다. 이는 충치가 상아질로 진행되었을 때, 왜 더 빠르게 악화되는지에 대한 중요한 이유가 된다.

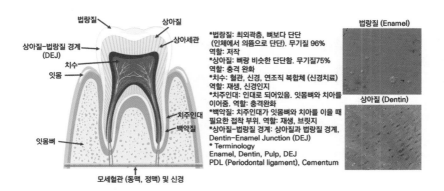

치아의 구조. 충치가 생겼을 때 시린 이유는 상아질의 특성에서 비롯된다. 치아는 크게 세 부분으로 나뉜다. 가장 바깥층은 법랑질(두께 약 2.5mm), 그 안쪽에는 상아질(두께 약 3mm), 그리고 신경, 혈관, 결합조직으로 구성된 치수가 있다. 치아 뿌리 부분에서는 법랑질 대신 백악질이 바깥층을 이루며, 백악질과 잇몸뼈 사이에는 치주인대가 있어 저작 시 충격을 완화하는 역할을 한다. 충치로 인해 치아가 시린 이유는 충치가 상아질까지 진행되어 상아질 내의 상아세관을 자극하여 물리적, 화학적 자극을 전달하기 때문이다. 오른쪽 전자현미경 사진에서 보듯이 상아질은 상아세관이 존재하는데, 상아세관은 충치균에게 고속도로 작용하여 충치가 치수쪽으로 더 빨리 가속화된다. 치아 그림 Designed by Freepik. 전자현미경 사진Nanomaterials 2020, 10(9), 1889 and Appl. Sci. 2020, 10(21), 7835. CC BY 4.0.

또 하나 주목할 점은 법랑질에는 신경세포가 없어 충치가 진행되어도 통증 없이 진행될 수 있다는 것이다. 그러나 상아질에는 신경세포의 가지들이 분포해 있어 충치가 상아질로 진행되면 통증이 발생할 수 있다. 앞서 설명한 상아질의 상아세관은 충치로 인한 통증을 느낄 수 있는 곳으로, 치수에 있는 신경세포의 가지들이 상아세관으로 들어와 있기 때문이다. 그래서 상아질에 충치가 도달하면 치아가 시리거나 통증을 느끼기 시작하는 것이다. 바로 이 지점에서 치과마다 치료가 필요한 충치 개수가 다르게 진단되는 이유가 발생한다.

법랑질에서 충치가 진행되는 동안 통증 없이 1~3년이 흐를 수 있다. 이 기간 동안 환자는 치아에 충치가 있는 줄도 모르고 지내다가 어느 순간 딱 하고 통증이 느껴지면 그제서야 치과를 방문하게 된다. 이때 통증이 발생하는 이유는 상아세관에 있는 신경세포의 가지들이 충치균에 침범당해 치아가 살려달라고 외치는 상황이기 때문이다.

치과에 방문하면 여러 방법을 통해 충치를 진단하게 된다. 육안으로 치아를 확인하거나(주로 검은색 점이나 하얗게 탈회가 진행된 울퉁불퉁한 표면을 찾는다), 날카로운 탐침으로 치아 표면을 눌러서(충치 부위는 단단하지 않고 연약해 탐침이 쉽게 들어간다), X-ray 촬영을 통해 충치를 확인한다(X-ray 상에서 충치 부위는 검은색으로 나타난다. 미네랄화가 완전한 하얀색으로 보이는 정상 치아에 비해 탈미네랄화가 되면서 어둡게 보이는 것이다). 또한, 치아에 바람을 불어넣거나 얼음을 가져다 대고, 따뜻한 물을 치아에 대어 통증을 유발시켜 충치 부위와 심각성을 판단한다. 이러한 여러 가지 진단 방법을 종합하여 치료가 필요한 충치 개수를 정하게 되고, 신속하게 치료를 진행해 신경치료 단계까지 가지 않도록 하는 것이 목표다.

나중에 이야기하겠지만, 신경치료는 치아의 신경을 완전히 제거해 통증을 느끼지 않도록 만드는 치료다. 말은 '신경치료'라는 표현을 하지만, 실제로는 '신경을 완전히 제거하는 치료(죽이기)'라는 것이 더 정확한 표현이다.

치과에서 충치가 진단되면 주로 다음과 같이 4가지로 치아 상태를 구분한다.

1. 상아질까지 충치가 진행된 치아(주로 통증을 유발하는 치아로, 이것 때문에 치과에 왔기에 환자들이 보통 이 치아만 치료를 원한다)

2. 법랑질에서 상아질 경계까지 충치가 있는 치아(정지 충치와 진행 충치로 구분된다)

3. 법랑질 표면에만 하얗게 충치가 있는 치아(초기 충치는 주로 하얗게 나타난다)

4. 충치가 없는 깨끗한 치아

1번 치아는 즉각적인 치료가 필요하고 4번 치아는 치료가 필요하지 않다. 3번의 경우는 교정 장치나 브라켓 장치로 인해 치아 표면에 하얗게 탈회된 부분이 생긴 경우로, 자연적으로 재광화가 진행될 수도 있고 불소 도포나 치아 표면 광내기 등의 간단한 처치로 법랑질의 재광화를 촉진시킬 수 있다. 이 경우에는 치아를 치과재료로 메우는 치료는 하지 않는다. 사실 초기 충치는 치아의 원래 색인 하얀색으로 나타나며 울퉁불퉁한 형태로 보일 뿐, 색소가 침착되지는 않는다. 시간이 지나면서 음식물이나 음료수의 색소가 축적되면서 검게 보일 뿐이다.

치과마다 치료가 필요한 충치 개수가 다른 이유는 2번 치아 때문이다. 원칙적으로 상아질까지 충치가 진행된 경우는 반드시 치료가 필요하다. 그러나 이를 판단하기가 어려운 두 가지 이유가 있다.

첫째, 100% 객관적으로 상아질까지 충치가 이완되었는지를 확인할 방법이 없기 때문이다. 보통 상아질까지 충치가 진행된 것을 X-ray, 탐침, 바람 불기 등을 통해 각 치과의사의 경험과 노하우로 판단하지만, 정확하게 상아질-법랑질 경계(DEJ)까지 충치가 진행되었는지를 확신하기 어렵다. 사람마다 충치가 상아질로 이완되었을 때의 반응도 다르고, 초기 상아질 충치의 경우 객관적인 X-ray로도 100% 구분이 쉽지 않다. 게다가 치아의 구조도 사람마다 다르기 때문에 얇은 법랑질 충치처럼 보였더라도, 실제로는 상아질을 넘어 치수까지 충치가 빠르게 진행되는 경우도 있다. 그리고 치아의 씹는 면에 있는 홈 구조는 'pit'(너비가 좁고 깊이가 깊은 sink hole 같은 구조)과 'fissure'(산속의 계곡처럼 groove가 있는 구조)로 나뉘는데, 이 구조에 따라 겉으로는 작은 충치처럼 보이지만, 그 아래에 큰 충치가 숨어 있을 가능성이 있다. 이로 인해 치과마다 진단이 달라질 수 있다.

충치 판별이 어려운 이유
(겉보기에는 멀쩡, 안쪽에서는 많이 진행)

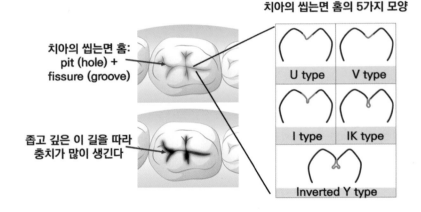

충치를 일으키기 쉬운 치아의 모양. 치아를 자세히 보면 산등성이 사이의 계곡처럼 보이는 깊게 파여져 있는 홈이 있다. 이 홈들에 음식물이 끼고 충치균이 활동을 하면 충치가 발생한다. 특히 이 틈이 오른쪽 그림과 같이 치아가 생길 때부터 외부는 틈이 작고 내부는 커져 있는 경우 거의 100% 충치가 발생한다. 이를 사전에 예방하기 위한 치아홈메우기 등의 치과 치료를 하면 물리적으로 이 홈을 매우기에 음식물의 침착이 발생하지 않기에 충치가 예방이 된다. 오른쪽 그림은 Nagano에 따른 치아 홈의 모양에 따른 종류를 보여준다.

두 번째 이유로는 정지 충치와 진행 충치의 구분에 있다. 정지 충치는 한때 충치가 진행되었다가 구강 관리가 급격히 개선되면서 재광화가 이루어져 더 이상 진행되지 않은 안정된 상태를 말하며, 이러한 경우에는 치료가 필요하지 않을 수 있다. 반면, 진행 충치는 우리가 흔히 아는 충치로, 치아가 계속해서 손상되고 있는 상태다.

정지 충치는 진행 충치처럼 어둡거나 검은색을 띠지만 표면이 매끄럽고 단단하다. 또한 방사선 사진에서 충치 부분(검은색)과 건강한 치아 구조(하얀색) 사이의 경계가 명확하게 보인다. 반면, 진행 충치는 표면이 거칠고 부드럽고 밝은 갈색이나 흰색을 띠기도 하며, 검게 변한 경우도 있다. 방사선 사진에서는 충치의 경계가 불분명하게 나타난다.

충치 치료 여부는 정지 충치의 경우 즉각적인 치료 없이 정기적인 관찰만으로 충분할 수 있지만, 진행 충치는 조직의 추가 파괴를 막기 위해 신속한 치료적 개입이 필요하다. 이러한 정지 충치와 진행 충치는 앞서 설명한 특성 외에도 충치의 깊이, 환자의 나이, 전신 건강 상태, 그리고 구강 위생 관리 능력 등이 치료를 결정하는 중요한 요소로 작용한다. 특히 어린이의 경우, 유치의 자연 탈락 시기를 고려해 충치 치료 여부를 결정하게 된다. 예를 들어, 유치가 탈락할 시기가 가까운 충치의 경우, 통증이 없고 상아질에 가까운 정도라면 굳이 충치 치료를 하지 않고 유치를 자연스럽게 뽑아버리면 해결될 수 있다. 반면, 정지 충치로 보이지만 충치가 깊어 치수에 가까운 경우는 치료를 권유하는 것이 환자에게 더 유리할 것이다.

하지만 여기서 또 다른 문제점이 생긴다. 치과의사가 정지 충치로 판단하고 치료가 필요하지 않다고 설명했으나 며칠 혹은 몇 주 뒤에 환자가 치통을 느껴 다시 병원을 찾아 신경치료를 받아야 한다고 들을 경우, 환자는 치과의사의 실력에 의구심을 갖기 마련이다. 이런 경우가 발생하는 이유는 정지 충치가 상아질-법랑질 경계를 넘어서 생긴 경우, 치료를 해야 할지 말아야 할지 판단이 애매하기 때문이다.

따라서 이러한 두 가지 이유로 인해 법랑질에서 상아질-법랑질 경계까지 이완된 충치에 대한 치료 여부가 치과마다 다르게 진단될 수 있다. 치과의사 입장에서 다음과 같은 시나리오로 생각해볼 수 있다.

모든 검은색 점을 진행 충치로 판단해 적극적으로 치료를 진행한다면 충치 개수가 많아질 수 있다. 이는 맨 처음 이야기한 C치과처럼 8개의 충치가 있다고 판단되는 상황이다. 반면, A/B치과는 일부 충치를 정지 충치로 판단하여 치료가 필요한 치아 개수가 줄어들 수 있다. 치아 구조는 한 번 손상되면 재생이 불가능하기 때문에 보수적으로 모든 충치를 정지 충치로 간주하고 애매한 치아는 1~6개월 정도 관찰하며 지켜보자는 결정을 내릴 수도 있다.

하지만 만약 충치가 예상보다 깊거나 상아질-법랑질 경계를 넘어서 치수 근처까지 도달한 충치라면 충치가 빠르게 진행될 수 있다. 이런 경우, 단순히 충치 제거와 치아를 떼우는 것만으로 해결하려 했던 것이 1~6개월 뒤에는 신경치료까지 필요한 상황으로 악화될 수 있다. 따라서 치과의사는 '적극적'으로 충치를 치료할 것인지, 아니면 '보수적'으로 치료할 것인지를 결정하는 과정에서 충치 개수를 다르게 판단할 수 있다.

결론적으로, 치과마다 진단되는 충치 개수가 다른 이유는 단순히 '사기'가 아니라, 진단 방법의 차이, 치과 의사의 경험과 판단 기준, 충치의 진행 정도 등 다양한 요인에 의해 결정되는 것이다. 물론 기본적인 검사 없이 사기를 치는 치과의사가 있을 수 있지만, 이러한 배경 지식을 가지고 2개 이상의 치과에서 진단을 받아보는 것이 과잉 진료를 방지할 수 있는 좋은 방법일 것이다. 그리고 자신에게 맞는 치과 의료진을 만나 진료를 받으면 더욱 만족스러운 치료를 받을 수 있다.

만약 멀리 유학을 가거나 해외 출장을 가는 경우에는 안전하게 모든 충치를 제거하고 치과 재료로 떼우고 가는 것이 좋다. 반면에 최근 구강 건강에 관심이 많아져서 정지 충치를 최대한 유지하고 싶다면 보수적으로 치료하지 않고 지켜보는 것이 좋다. 가장 좋은 방법은 식후 양치질과 치실 사용을 통해 충치가 생기지 않도록 예방하는 것이다. 그러나 충치가 생겼더라도 심미적으로 큰 문제가 없다면 정지 충치를 최대한 유지하면서 자신의 치아를 보존하는 것도 하나의 방법이 될 수 있다.

충치를 객관적으로 판단하려고 개발된 장비들

연구자들은 좀 더 객관적으로 치료가 필요한 충치를 판단할 수 있는 방법을 개발하기 위해 노력하고 있다. 그 중 가장 각광받는 방법 중 하나는 형광을 이용한 충치 검사법, 즉 Quantitative Light-induced Fluorescence(QLF) 기술이다. 이 방법은 특정 파장의 빛을 치아에 조사하여 법랑질의 탈미네랄화를 감지하는 방식이다. 건강한 치아 조직과 충치가 있는 조직은 서로 다른 형광 특성을 보이는데, 이를 통해 초기 단계의 충치까지 발견할 수 있다. QLF는 비침습적이며 반복 사용이 가능해 충치의 진행 상황을 모니터링하는 데 유용하다.

또 다른 방법으로는 DIAGNOdent라는 레이저 형광 장치가 있다. 이 장치는 특정 파장의 레이저를 치아에 조사하고 반사되는 형광을 측정하여 충치를 감지한다. 충치가 있는 부위는 건강한 치아 조직과 다른 형광 특성을 보이기 때문에 치아 표면 아래의 초기 충치를 발견하는 데 특히 효과적이다.

빛을 이용한 또 다른 기술로는 Near-Infrared Light Transillumination(NILT)가 있다. 이 기술은 근적외선 빛을 치아에 투과시켜 내부 구조를 관찰하는 방식이다. 충치가 있는 부위는 빛을 다르게 투과시키기 때문에 이를 통해 충치를 감지할 수 있다. NILT의 장점은 X-ray와 달리 방사선에 노출되지 않고도 치아 내부 구조를 볼 수 있다는 것이다.

이러한 최신 기술들은 초기 충치 및 상아질-법랑질 경계의 충치 진단에 매우 높은 민감도(충치가 있는 경우 이를 감지하는 능력)를 보이는 것으로 보고되고 있다. 하지만 특이도(충치가 없는 경우 이를 충치 없다고 판단하는 능력) 면에서는 여전히 사람의 시각과 촉각을 이용한 전통적 검사에 비해 낮은 경우가 있다.

결국, 현재까지는 어떤 단일 방법도 완벽하지 않기 때문에 여러 방법을 종합적으로 사용하는 것이 가장 효과적이다. 이를 통해 치료가 필요한 충치를 정확히 가려낼 수 있다. 따라서 앞으로도 치과마다 치료가 필요한 충치 개수가 다른 진단이 나오는 현상은 지속될 가능성이 높다.

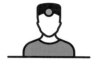

고기만 먹으면 충치가 안 생긴다?
자일리톨과 S. mutans의
숨겨진 이야기

답:

'충치가 안 생길 수 있다'이다. 하지만 체내 대사로 단백질에서 당이 생성되어 구강내로 방출될 수 있기에 충치 가능성이 완전히 0% 라고는 못하겠다. 여기에 대한 답을 잘 하기 위해 충치가 생기는 생화학적 메커니즘을 살펴보자.

앞서 언급했듯이 충치는 주로 Streptococcus mutans(S. mutans, '에스뮤탄스')라는 세균에 의해 발생한다. 그렇다면 어떻게 이 작은 세균이 신체에서 가장 단단한 조직인 치아를 녹일 수 있을까? S. mutans는 우리가 섭취하는 음식에서 탄수화물과 설탕 같은 당분을 대사하여 젖산(lactic acid)을 생성한다. 이 젖산이 치아의 외벽인 법랑질과 상아질을 서서히 녹여 충치를 일으키는 것이다.

그렇다면 만약 우리가 당 성분이 거의 없는 고기만 먹는다면 어떻게 될까? 이론적으로 구강 내에 당이 거의 존재하지 않게 되므로 충치가 발생할 가능성이 매우 낮아질 수 있다. 그러나 현실적으로는 구강 내에 항상 어느 정도의 당분이 존재한다. 그 이유는 타액선에서 분비되는 침 속에 소량의 당분이 포함되어 있으며, 구강 점막 세포에서 발생하는 대사 산물에도 당 성분이 포함되어 있기 때문이다. 따라서 구강 내에서 당 성분을 완전히 0%로 만드는 것은 사실상 불가능하다.

결론적으로, 충치를 일으키는 당 성분이 항상 구강 내에 일정량 존재하기 때문에 충치를 완전히 피하기는 어렵다고 할 수 있다. 하지만 당분 섭취를 줄이고 올바른 구강 위생 관리를 통해 충치 발생 위험을 최소화할 수 있다.

충치가 발생하는 생화학적 메커니즘

Sucrose(사탕, 설탕 등의 sugar 기본성분)/glucose(탄수화물)의 구강 내 섭취

→ 당류의 분해(침 효소) 및 대사(S. mutans)

→ Lactic acid(산성 pH 3.5~3.8)

→ Enamel/dentin 분해(단단함을 유지하는 무기물 구조 성분인 Ca, P를 잃음) 통한 탈미네랄화(탈회)

→ 충치 진행

충치의 원인과 진행과정
(S.mutans의 대사 및 탈미네랄화)

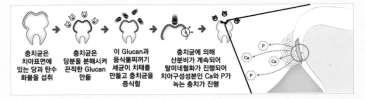

충치균은 치아표면에 있는 당과 탄수화물을 섭취 → 충치균은 당분을 분해시켜 끈적한 Glucan 만듦 → 이 Glucan과 음식물찌꺼기 세균이 치태를 만들고 충치균을 증식함 → 충치균에 의해 산분비가 계속되어 탈미네랄화가 진행되어 치아구성성분인 Ca와 P가 녹는 충치가 진행

충치가 생기는 메커니즘을 이해하고 이를 활용한다면 충치 발생을 줄일 수 있지 않을까? 이런 궁금증을 바탕으로 연구자들은 당 섭취 후 구강 내 pH 변화를 측정하여 충치 예방 가능성을 살펴보았다. 그중 대표적인 연구자가 미국 NIH의 로버트 스테판(Robert Stephan)이다. 스테판 연구자는 구강 내 pH 변화를 보여주는 스테판 커브(Stephan curve)를 통해 충치 발생 원리를 설명하였다.

스테판 커브는 당분을 섭취한 후 구강 내 pH가 어떻게 변하는지를 그래프로 나타낸 것이다. 실험을 위해 참가자들에게 당의 주요 성분인 글루코스(glucose)로 입안을 가글하게 한 후 구강 내 pH 변화를 기록했다. 당분이 포함된 음식을 섭취하면 구강 내 정상 pH(7.0~7.5)가 5~10분 만에 pH 4.5로 급격히 떨어지며, 이후 시간이 지나면서 천천히 회복된다. 특히 pH 5.5 이하로 떨어지면 치아의 법랑질 탈회(Demineralization)가 시작되어 충치가 발생한다.

따라서 충치 예방을 위해서는 식사 후 구강 내 당 성분을 빠르게 제거해주는 것이 중요하다. S. mutans가 당을 대사하여 젖산을 생성하고 pH를 떨어뜨리기 전에 양치질을 하거나 식사 간 간격을 충분히 두어 구강 내 pH가 다시 pH 5.5 이상으로 회복될 시간을 주는 것이 필수적이다.

예를 들어, 제시된 오른쪽 그래프를 보면 설탕이 든 커피를 식후에 마시면 처음에는 구강 내 pH가 5.5 이상으로 회복되다가 다시 그 이하로 떨어져 오랜 시간 동안 pH 5.5 이하 상태가 지속되어 충치가 발생할 수 있다. 이때 커피를 마신 후 물로 헹구거나 가글을 하면 pH가 빨리 5.5 이상으로 올라가 탈회가 덜 진행되기 때문에 도움이 될 수 있다. 하지만, 치아의 미세 공간(pit and fissure)에 당 성분이 남아있다면 단순한 가글만으로는 충분하지 않다. 이 경우 pH 5.5 이하 상태가 지속되어 충치 발생이 가속화될 수 있다.

따라서 식사 후에는 양치질을 철저히 하고, 가능하다면 치실을 사용해 치아 사이사이 남은 당 성분까지 제거하는 것이 중요하다. 이러한 구강 관리는 스테판 커브를 이해하고 충치 발생을 최소화하는 데 큰 도움이 될 것이다.

충치의 원인과 진행과정 [스테판 커브 이해]

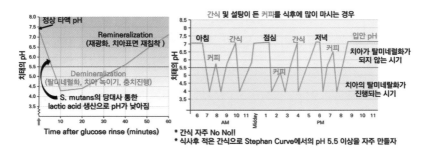

충치가 발생하는 기전을 설명하는 스테판 커브. 당의 주요 성분인 glucose로 입안 가글을 시켰을 대의 구강 내 pH 변화를 보여주는 그래프(왼쪽). 당분이 함유된 음식을 섭취하면 구강 내 정상 pH인 7.0~7.5보다 급격히 낮아지고(5~10분 만에 pH 4.5로 변함), 시간이 지나면서 서서히 회복된다. 특히 pH가 5.5 이하로 떨어지면 치아의 탈회(Demineralization)가 일어나 충치가 발생하는 것이다. 오른쪽 그래프처럼 식사 후 설탕이 든 커피나 간식을 먹는 경우 pH가 5.5 이상으로 회복되다가 다시 그 이하로 떨어져서 많은 시간 구강내 pH가 5.5 이하가 되어 충치가 발생하기 시작하는 것을 알 수 있다.

그렇다면 충치를 예방할 수 있는 다른 방법은 없을까? 한때 전국을 강타했던 '휘바휘바' 자일리톨 껌을 떠올려보면 또 다른 충치 예방법을 생각해낼 수 있다. 일반적으로 껌을 씹으면 타액 분비가 활발해지면서 구강 내 자동 세정 작용이 촉진된다. 이는 스테판 커브에서 pH 5.5 이상으로 회복되는 시간을 단축시켜 충치 예방에 도움을 준다.

또한, 단맛이 있지만 S. mutans가 대사할 수 없는 감미료가 들어간 껌을 씹으면 내가 원하는 단맛을 즐기면서도 S. mutans에 의한 젖산 생성을 막을 수 있다. 그 대표적인 감미료가 바로 자일리톨이다. 자일리톨은 1970년대에 충치 예방에 효과적인 대체 감미료로 발견되었다.

S. mutans는 6개의 탄소로 이루어진 포도당(6탄당)이나 설탕(설당)을 쉽게 분해하지만, 자일리톨은 5개의 탄소로 구성되어 있어 S. mutans가 이를 제대로 분해하지 못한다. 이 상황에서 S. mutans는 자일리톨을 대사하려고 시도하지만(이 친구도 지독하게 한 물만 파는 친구다), 대사 과정에서 비효율적으로 많은 에너지를 소모하게 된다. 이런 지속적인 시도는 S. mutans의 성장까지 억제하게 된다. 결과적으로, 자일리톨은 S. mutans의 성장을 저해하며 자일리톨의 불완전한 대사로 인해 산 생성이 감소된다. 이를 통해 충치 예방 효과를 볼 수 있는 것이다.

자일리톨의 충치 예방 효과를 제대로 보려면 자일리톨 함유량이 높은 껌을 양치 후 섭취해야 한다. 구강 내에 기존 당 성분이 남아 있으면 S. mutans가 그 당을 먼저 대사해 산을 생성하기 때문에 자일리톨의 효과가 크게 떨어진다. 그래서 하루 세 번 식후 양치질을 하고, 자기 전에 자일리톨 껌을 씹는 것이 좋다고 권장된다.

그렇다면 아무 자일리톨 껌이나 씹으면 될까? 좋은 자일리톨 껌을 고를 때는 다음과 같은 기준이 필요하다.

총 중량 대비 자일리톨 함량이 높아야 한다. 자일리톨 함량이 최소

30% 이상, 이상적으로는 50% 이상이어야 하고, 가능하면 70% 이상의 제품이 가장 효과적이다. 그리고 감미료 중 자일리톨이 100%여야 한다. 다른 감미료가 들어있으면 자일리톨의 함량이 낮아질 수 있다. 또한 설탕, 포도당, 과당 등 발효성 당질이 포함되지 않아야 한다. 다른 당 성분이 있으면 S. mutans가 그것을 먼저 대사하여 자일리톨의 효과를 약화시킬 수 있다. 마지막으로는 구연산, 젖산 등 치아를 부식시키는 산이 포함되지 않아야 한다.

많은 사람들이 궁금해하는 점은 자일리톨을 계속 섭취하면 S. mutans가 결국 자일리톨 대사에 적응하게 되는 것이 아닌가 하는 것이다. 그렇다. 이는 실험적으로도 증명되었다. 그러나 다행히도 자일리톨이 대사되더라도 젖산과 같은 산을 생성하지 않기 때문에 pH를 떨어뜨려 충치를 일으킬 걱정은 없다.

게다가 자일리톨을 장기적으로 섭취하면 S. mutans의 대사 과정을 바꾸는 효과를 얻을 수 있다. 적어도 6~12개월간, 하루에 5~10g의 자일리톨을 섭취하면 S. mutans는 일반 당을 대사하는 능력을 점차 상실해 충치 발생 위험이 줄어든다. 이 효과를 보기 위해서는 하루에 5~10개의 자일리톨 껌을 씹는 것이 좋은데, 시중에 많이 판매되는 60% 함유 자일리톨 껌 한 개에는 약 1g의 자일리톨이 들어있기 때문이다.

다만, 자일리톨을 과다 섭취하면 설사나 턱관절에 무리가 갈 수 있으므로 억지로 많이 먹기보다는 자연스럽게 자일리톨 함유 껌을 선택해 씹는 습관을 들이는 것이 좋다. 그렇게 하면 천천히 구강 내 S. mutans의 대사 과정이 Sucrose같은 당이 아닌 자이로톨을 먼저 분해하게끔 바뀌어 충치를 유발하는 젖산 생성이 줄어들고 당을 섭취해도 충치 발생 확률을 낮출 수 있다.

정리하자면, 충치 예방을 위해 고기만 먹는 극단적인 방법도 어느 정도 효과가 있을 수 있지만, 신체의 전반적인 건강을 위해서는 균형 잡힌 식단이 필수적이다. 충치를 예방하려면 앞서 설명한 스테판 커브의 원리를 활용해 식후 양치 습관을 기르고, 자일리톨 껌을 사용하며, 음식 섭취 간 간격을 늘리거나 간식을 먹고 나서는 물로 가글하는 등 나만의 충치 예방법을 만드는 것이 좋다. 충치는 한 번 발생하면 자연 치유가 불가능하기 때문에 예방이 최선이며, 두 번째로 중요한 것은 초기에 발견해 치료하는 것이다.

충치를 막는 최고의 방법은?
불소와 홈 메우기의 강력한 시너지!

답:
홈 메우기와 불소 처리 통한 치아 강화를 통해 충치를 막을 수 있다.

혹시 무적의 충치 예방법이 있다는 걸 아는가? 바로 치아 홈 메우기 (실란트 처리, 치의학 전문용어로는 치면열구전색술)와 불소 처리가 그것이다. 이 두 가지 방법은 각각 다른 원리로 치아를 보호하며, 함께 사용될 때 더욱 강력한 충치 예방 효과를 발휘한다.

치아 홈 메우기는 치아의 교합면(씹는 면)에 있는 작은 홈들(pit and fissure, 소와 열구)을 메우는 예방적 시술이다. 과정이 비교적 간단하고 통증이 없어서 특히 어린이의 충치 예방에 매우 효과적이다. 이 시술에서 사용되는 재료는 주로 레진 계열(고분자)로, 치아 색과 유사해 심미적으로도 우수하다. 최근에는 시술 후 홈 메우기 상태가 잘 보이도록 하얗거나 노랗게 색을 첨가한 제품도 있다.

치아의 교합면에는 복잡한 구조의 홈이 존재하는데, 이는 음식물 찌꺼기와 박테리아가 쉽게 끼는 장소로 양치질로도 제거하기 어려워 충치가 잘 생기는 부위로 알려져 있다. 홈 메우기 시술은 이러한 pit과 fissure를 물리적으로 폐쇄해 음식물이 끼지 않도록 하는 방식으로 충치를 예방한다. 특히 영구치(성인 치아)가 나오는 6세 이후부터 시술이 적합하며 충치가 없거나 초기 충치만 있는 경우에 효과적이다.

홈 메우기 과정은 충치가 없는 상태에서 치아를 깨끗이 청소한 후 치아 표면을 산 부식으로 살짝 거칠게 만들고, 그 위에 홈 메우기 재료를 도포하여 광중합(빛을 쬐어 재료를 굳히는 과정)을 통해 마무리된다. 이렇게 재료가 치아와 강하게 결합하게 되면 더 이상 음식물이 끼지 않아 충치 발생 위험이 크게 줄어든다.

하지만, 이 방법도 주의가 필요하다. 시술을 제대로 하지 못하면 오히려 이미 발생한 충치를 가려서 충치 치료 시기를 놓칠 수 있다. 충치가 없거나 단순한 착색이 있을 때에는 신중하게 시술해야 한다. 또한, 레진 계열 재료의 단점인 광중합 시의 수축력 때문에 미세한 틈이나 강도 저하가 발생할 수 있어 시술 후 정기적인 확인이 필요하다.

치아의 교합면에 우식성 홈이 관찰되었을 경우 시진과 탐침, X-ray 검사를 통해 충치 여부와 크기를 진단하게 된다. 만약 충치가 이미 발생해 와동(충치로 인해 치아 표면에서 치아 뿌리 쪽으로 방사형으로 넓게 생기는 구멍)이 형성되었다면 홈 메우기 시술 대신 충치와 홈을 제거한 후 복합 레진으로 충전을 해준다.

와동이 좁고 깊을 경우에는 흐름성이 좋은 Flowable 레진(점성이 있어 치아 홈을 채우기 용이한 재료)을 사용하고, 넓은 범위의 경우에는 씹는 힘에 저항성이 높은 일반 복합 레진을 사용한다. 일반 복합 레진은 좀 더 단단한 점토 같은 질감을 가지고 있어 충치 부위를 효과적으로 보호할 수 있다.

우식이 이미 발생한 상태에서 실란트 재료 대신 복합 레진을 사용하는 이유는 실란트 재료의 강도가 낮기 때문이다. 실란트로 충치가 제거된 홈을 메우면 씹는 과정에서 쉽게 깨질 수 있어 치아 홈 메우기의 효과가 유지되기 어렵다. 반면, 우식이 없는 상태에서는 홈 메우기 시술이 적은 부위를 채우게 되고 교합면의 접촉이 많지 않아 오래 유지될 수 있다. 그러나 영구적이지 않기 때문에 시술 후 6개월마다 치과 검진을 받으며 관리하는 것이 좋다.

치아 홈 메우기 시술은 기술적으로 민감한 시술이기 때문에 시술자의 기술에 따라 결과 차이가 발생할 수 있다. 금속이나 세라믹 같은 영구적인 수복재료와 달리, 홈 메우기 시술은 정기적으로 점검하고 도포해 주는 것이 필요하다. 치아 홈 메우기의 유지율은 보통 1년 후 90%, 3년 후 70~80%, 5년 후 60% 정도로, 유지율이 높다면 성공적인 시술로 볼 수 있다. 그러나 환자의 협조와 식습관에 따라 유지율이 더 낮아질 수 있으므로 주기적인 치과 검진이 필요하다.

치아 홈 메우기

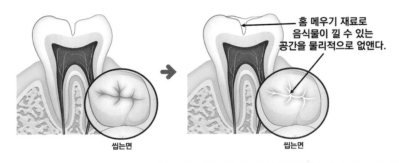

홈 메우기 재료로 음식물이 낄 수 있는 공간을 물리적으로 없앤다.

씹는면

씹는면

치아 홈 메우기 그림. 발생적으로 치아 표면에 있는 홈을 (씹는면에서 검은색으로 표현) 치과 재료로 (하얀색으로 표현) 메워서 음식물이 낄 수 있는 물리적 공간을 없애 충치를 예방한다. 충치균을 직접 없애는 것이 아닌, 충치균이 먹으면서 행복하게 살 공간들을 없애는 것이다.

불소 처리는 치아의 최외곽층인 법랑질을 강화하여 충치에 대한 저항력을 높이는 방법이다. 불소는 치아의 주요 구성 성분인 수산화인회석(hydroxyapatite, 흔히 HA로 불림)과 반응하여 플루오르화인회석(fluorapatite, 불화인회석, 흔히 FA로 불림)을 형성한다. 플루오르화인회석은 수산화인회석보다 산에 대한 저항성이 훨씬 강하다. 이를 다음과 같이 정리할 수 있다.

1. 중성 환경에서의 용해도: 플루오르화인회석은 중성 환경(pH 7)에서 수산화인회석보다 약 10배 낮은 용해도를 보인다. 이는 플루오르화인회석이 훨씬 안정적인 구조임을 의미한다.

2. 산성 환경에서의 저항성: 수산화인회석은 pH 5.5 이하에서 빠르게 용해되기 시작하지만, 플루오르화인회석은 pH 4.5~5에서 용해가 되기에 더 낮은 pH에서도 안정성을 유지한다. 이는 충치 유발 박테리아인 S. mutans가 생성

하는 산성 환경에서도 치아가 더 강하게 보호된다는 것을 뜻한다. 치아가 탈회되는 pH가 낮아짐에 따라 탈회되는 시간이 줄어들어 내산성이 크게 향상된다. 앞서 배운 스테판 커브를 기억하면 치아가 탈회되는 pH가 5.5에서 pH 4.5~5로 (산도를 결정하는 수소이온 농도 기준으로 3~10배 많은 조건에서도 탈미네랄화가 안 된다) 더 낮아지게 되어 탈회가 되는 시간이 줄어든다. 이를 치아의 내산성이 크게 향상된다고 한다. S. mutans같은 충치유발 박테리아가 생성하는 산에 의한 탈미네랄화에 더 강한 저항력을 가지게 되는 것이다.

3. 결정 구조의 변화: 플루오르 이온($F-$)은 수산화 이온($OH-$)보다 작고 전기음성도가 높아 ((3.98 (F) 〉 3.44 (O)) 물리적으로 결정 구조를 더 단단하게 만든다. 플루오르 이온은 수산화 이온을 대신하여 치아의 결정 구조를 강화하고, 이로 인해 산에 대한 저항성이 크게 높아진다. 치아의 최외곽층인 법랑질의 무기질은 수산화인회석(HA)으로 ($Ca5(PO4)3(OH)$), 이것은 칼슘($Ca2+$), 인산이온($PO42-$), 수산화이온($OH-$)으로 이루어진 구조다. 여기의 수산화이온($OH-$)이 플루오르 이온($F-$)으로 치환되면서 플루오르화인회석이 되어 ($Ca5(PO4)3(F)$), 플루오르 이온($F-$)과 $Ca2+$과의 결합이 화학적으로 더 강해지는 것이다. 산성 조건(pH 5.5 이하)에서는 수산화인회석이 탈미네랄화에 의해 구성 성분이 이온화되어 녹아나가지만, 불소 처리로 인해 플루오르화인회석은 탈미네랄화가 되지 않고, 화학적으로 법랑질 표면이 더욱 견고하게 강화된다.

이러한 불소 처리의 효과는 크게 두 가지로 요약된다. 첫째, 치아 표면의 재광화를 촉진한다. 초기 충치로 인해 손상된 법랑질에 불소가 작용하면 높은 전기음성도의 불소이온이 칼슘과 인 이온의 재침착을 촉진하여 치아 법랑질 손상을 복구한다. 둘째, 치아의 산 저항성을 높인다. 플루오르화인회석으로 강화된 치아 표면은 충치를 유발하는 산성 환경에 더 강한 저항성을 가져 충치 발생을 줄일 수 있다.

불소 처리는 충치 예방에 효과적인 방법으로 여러 형태로 적용할 수 있다. 각 방법은 불소 농도와 적용 방식이 다르며 구강 건강을 유지하는 데 중요한 역할을 한다. 주요 불소 처리 방법과 그 특성은 다음과 같다.

1. 불소함유 치약

- **농도: 1000-1500 ppm**(0.1-0.15%)
- **주요 불소화합물**
- 불화나트륨(Sodium fluoride, NaF)
- 일불화인산나트륨(Sodium monofluorophosphate, Na2PO3F)
- 불화주석(Stannous fluoride, SnF2)
- **처리 방법**
- 하루 2회 이상 칫솔질
- 소량(완두콩 크기)의 치약 사용
- 1-2분간 칫솔질 후 가볍게 헹구거나 뱉는다. 다만, 절대 삼키지 않도록 해야 하며 불소치라는 질병을 예방하기 위해 흡수되지 않도록 해야 한다.

2. 불소 가글(구강세정제)

- **농도: 0.05%**(225 ppm) **또는 0.2%**(900 ppm)
- **주요 불소화합물**
- 불화나트륨 (NaF)

- 처리 방법

· 0.05% 용액: 매일 사용, 10-15ml로 1분간 가글

· 0.2% 용액: 주 1회 사용, 10ml로 1분간 가글

· 사용 후 30분간 음식 섭취 금지.

3. 전문가 불소 도포[치과에서 진행하는 고농도 불소 도포]

a) 불소 바니시

- 농도: 22,600 ppm(2.26%) **또는 그 이상**

- 주요 불소화합물

· 불화나트륨(NaF)

- 처리 방법

· 치과 전문의가 치아 표면에 직접 도포

· 4-6개월 간격으로 적용

· 도포 후 30분-1시간 후 차가운/미지근한 물 섭취 가능, 4-6시간 동안 딱딱
하거나 끈적한 음식 섭취 제한, 도포 당일 칫솔질 금지

b) 불소 젤/폼

- 농도: 12,300 ppm(1.23%) **또는 그 이상**

- 주요 불소화합물

· 산성화 인산불화물(Acidulated phosphate fluoride, APF)

· 불화나트륨(NaF)

- 처리 방법

· 치과에서 트레이를 이용해 4분간 적용

· 3-6개월 간격으로 시행

• 처치 후 30분간 음식 섭취 금지

c) 불소 용액

– 농도: 2%(20,000 ppm)

– 주요 불소화합물

• 불화나트륨(NaF)

– 처리 방법

• 치과에서 면봉이나 브러시로 도포

• 3-6개월 간격으로 시행

• 처치 후 30분간 음식 섭취 금지

    각 방법의 특징을 요약하면, 불소 치약은 일상적으로 사용하여 지속적으로 저농도의 불소를 공급하는 방법으로 치아 표면에 작용해 재광화를 촉진하고 충치 예방에 기여한다. 불소 가글은 치약보다 높은 농도로 구강 전체에 고르게 적용되어 치아에 더 강력한 충치 예방 효과를 제공한다. 전문가 불소 도포는 치약이나 가글에 비해 10배에서 20배에 이르는 고농도의 불소를 사용해 장기간 효과를 유지하는 방식으로 주기적인 치과 방문을 통해 시행된다.

    불소의 치아 침투 깊이는 적용 방법과 농도에 따라 다르다. 치과에서 전문가가 시행하는 고농도 불소 도포는 법랑질 표면으로부터 약 100μm 깊이까지 침투하여 법랑질 두께의 약 10%를 차지하는 깊이로 작용한다. 이 불소는 구강 내 칼슘과 인산 이온과 함께 재침착되어 플루오르화인회석을 형성함으로써 충치 예방에 큰 기여를 한다. 반면, 집에서 사용하는 불소 치약이나 불소 구강 세정액은 $10\sim20\mu$m 깊이로, 법랑질 두께의 1~2%에 해당하는 얇은 깊이로 침투한다. 하지만 일상적인 사용으로 불소를 지속적으로 공급함으로써 치아 표면에 보호막을 형성하고 충치 발생을 억제할 수 있다.

치아 홈 메우기와 불소 처리는 각각의 특성을 활용하여 함께 사용하면 강력한 충치 예방 효과를 낼 수 있다. 치아의 씹는 면에 홈 메우기를 통해 물리적으로 홈을 메워 충치균의 침투를 막고, 불소 처리를 통해 치아를 화학적으로 강화해 산에 대한 저항력을 높이는 것이다. 이 방법은 특히 어린이와 청소년에게 중요하다. 어린이의 새로 난 영구치는 아직 완전히 성숙하지 않았기 때문에 충치에 취약할 수 있다. 따라서 치아가 맹출된 직후 홈 메우기를 시행하고, 정기적으로 불소 처리를 병행하면 충치를 효과적으로 예방할 수 있다.

성인의 경우에도 불소 처리와 홈 메우기는 여전히 유효하며, 특히 충치 고위험군이나 치근이 노출된 경우에 더욱 중요하다. 치아의 보호를 위한 꾸준한 관리는 성인에게도 필요한 예방 전략이며 치아 건강을 유지하는 데 있어 필수적인 방법이 될 수 있다.

올바른 구강 위생,
나에게 맞는 도구는?
(feat. 내 칫솔 교체는 언제?!)

답:

칫솔모 하단 면적에 비해 상단 면적이 30% 이상 넓어졌을 때 교체한다(보통 2~3달마다).

    구강 건강을 유지하기 위해 다양한 구강위생용품들이 존재한다. 흔히 사용하는 칫솔을 비롯해 치실, 치간 칫솔, 구강세정기, 전동칫솔, 특수형태의 칫솔, 혀 클리너 등이 그 예시다. 이들 용품은 각각의 특성과 용도에 맞춰 적절히 선택해 사용하는 것이 중요하다. 특히 가장 기본적이자 많이 활용되는 구강위생용품인 칫솔을 선택할 때는 칫솔모의 강도와 크기, 형태 등을 꼼꼼히 따져야 하는데, 칫솔은 어떤 종류가 있고, 또 언제까지 쓸 수 있을까?

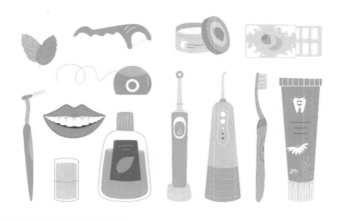

구강 청결에 사용되는 다양한 치과용품들. 치약, 칫솔, 전동칫솔, 치실, 치간칫솔, 구강세정기, 이쑤시개 등. Designed by Freepik

　칫솔모는 보통 강한 칫솔모, 일반모, 연한 미세모로 나뉜다. 강한 칫솔모는 두껍고 **빳빳**한 느낌으로 치태 제거에 효과적이지만, 잇몸이나 치아 목 부위(치경부)에 불필요한 자극을 가할 수 있다. 반면, 일반모나 미세모는 부드러워 자극이 적지만, 치태 제거 효과는 상대적으로 떨어질 수 있다. 개인의 구강 상태에 따라 어떤 칫솔모가 더 효과적인지 달라질 수 있는데, 예를 들어 어린이나 치태 제거 능력이 부족한 사람에게는 한 번의 양치질 운동으로 치태 제거를 많이 할 수 있는 강한 칫솔모가 유리할 수 있다. 반면, 잇몸 질환이 있는 성인에게는 치경부 마모나 잇몸의 상처를 일으키지 않고 잇몸 마사지가 가능한 부드러운 미세모 칫솔이 추천된다. 그럼에도 불구하고 대다수의 사람들에게는 미세모 칫솔을 추천하는 편이다. 그 이유는 치아 목 부분을 너무 세게 닦다가 치경부 마모증이 발생하는 경우가 많기 때문이다. 치아 목 부위는 법랑질이 얇아지면서 상아질이 노출되는 곳으로, 충격에 더 약해 쉽게 마모된다. 그래서 단단한 칫솔모보다는 부드러운 미세모를 선택하는 것이 좋다. 미세모 칫솔을 사용할 때는 강한 칫솔모에 비해 양치 시간이 길어질 수 있고 교체 주기도 짧아지지만(1~2달. 강한 칫솔모는 3개월), 치아와 잇몸 사이를 부드럽고 꼼꼼하게 닦을 수 있는 장점이 있다.

칫솔의 크기도 중요한 선택 기준이다. 치아 3개를 덮을 정도로 큰 칫솔은 한 번에 많은 치아를 닦을 수 있지만, 구석구석 닦기 힘들고 세밀한 관리가 어렵다. 반면 작은 칫솔은 치아 사이까지 꼼꼼하게 닦을 수 있지만, 모든 치아를 닦는 데 시간이 더 걸릴 수 있다. 나는 치아 2개 정도를 덮을 수 있는 작은 칫솔을 추천한다. 너무 큰 칫솔을 사용하면 잇몸과 치아 사이를 세밀하게 닦기 어렵고, 이로 인해 힘을 더 주게 되어 치경부 마모증을 유발할 수 있다. 다행히 요즘 대형 칫솔을 찾기 어렵고 편의점이나 마트에서 적당한 크기의 칫솔을 쉽게 구할 수 있다.

칫솔의 형태는 물결, 지그재그, 요철, 사다리꼴, 다이아몬드 모양 등 다양하게 제작된다. 이러한 형태는 개인의 취향에 따라 선택하면 되지만, 특이한 모양을 가진 칫솔들은 대체로 강한 칫솔모를 사용하는 경우가 많다. 따라서 칫솔을 고를 때는 칫솔모의 형태보다는 칫솔모의 강도와 크기를 우선으로 고려하는 것이 좋다. 연한 미세모와 치아 2개를 덮는 크기의 칫솔이 대부분의 경우 가장 적합하다.

그렇다면 사용하던 칫솔의 교체 시기는 어느 정도가 적절할까?

칫솔의 교체 시기는 보통 2~3개월에 한 번이 권장된다. 하지만 칫솔을 사용한 기간을 기억하기 어렵기 때문에 이를 객관적으로 판단할 수 있는 지표가 필요하다. 연구자들은 칫솔모의 탄력 손실도를 계산하여 칫솔의 수명을 진단하는 방법을 제안한다. 탄력 손실도는 칫솔모가 변형된 정도를 수치로 나타내는 것으로, 이를 통해 교체 시점을 판단할 수 있다.

탄력 손실도는 다음과 같이 계산된다. '칫솔모 하단의 면적'은 사용하기 전 칫솔이 새것일 때의 면적, '현재 칫솔 위부분 면적'은 사용 후 칫솔모가 변형된 상태를 의미한다.

탄력 손실도 = 100 X (현재 칫솔 윗부분의 면적 − 칫솔모 하단의 면적)/칫솔모 하단의 면적

이 계산에서 탄력 손실도가 30% 이상일 때 칫솔을 교체해야 한다. 칫솔모의 변형이 30% 이상 발생하면 치태 제거 능력이 크게 감소하고 잇몸에 상처를 입힐 위험이 커진다. 지금 당장 화장실로 가서 가족들이 쓰는 칫솔을 확인해보면, 얼마나 변형되었는지 자로 측정해 볼 수 있다. 만약 30% 이상 변형된 칫솔이 있다면 바로 폐기하는 것이 좋다.

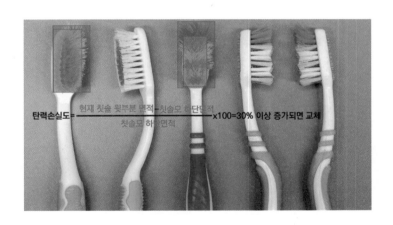

칫솔의 수명을 알기 위한 칫솔모의 탄력 손실도 계산. 칫솔의 수명은 칫솔모의 탄력 손실도로 정하는데, 보통 30% 이상의 탄력력 손실 시 칫솔을 교체해야 하며, 대개 2~3개월 주기로 교체해야 한다. 탄력 손실도 = 100 (%로 변환하기 위한 것) X (현재 칫솔 윗부분의 면적 − 칫솔모 하단의 면적) / 칫솔모 하단의 면적. Designed by Freepik

이제 적절한 칫솔을 선택한 후 올바른 양치질 방법을 알아보자. 많은 양치법이 있지만, 가장 중요한 것은 '분노의 양치질'처럼 좌우로 세게 문지르지 않고 잇몸에서 치아의 씹는 방향으로 닦는 것이다. 이 방법을 회전법이라고 한다. 핵심은 잇몸 안쪽에 칫솔모를 살짝 넣은 후 빗자루로 쓸듯이 치아 씹는 면 쪽으로 쓸어주는 방식이다. 이렇게 하면 치경부 마모 및 잇몸의 상처를 일으키지 않고도 효율적으로 치아 및 치아-잇몸 사이를 닦을 수 있다. 일반적으로 칫솔은 '치아를 닦는다'는 개념이 지배적인데, 생각의 전환으로 '치아와 잇몸 사이도 닦는다'로 생각하면서 양치질을 하면 매우 개운한 느낌을 가질 수 있다. 이때 강한 칫솔모는 잇몸 안으로 쉽게 들어가지 않으며 잘못 사용하면 잇몸에 상처를 낼 수 있으므로 연한 미세모가 더 적합하다고 하는 것이다.

씹는 면은 평소처럼 앞뒤로 닦아주고 치아의 바깥면과 안쪽면은 회전법을 사용하면 가장 안전하고 효율적인 양치질이 된다. 이 회전법은 인터넷에 다양한 교육 영상과 자료로 제공되고 있으니 참조하면 쉽게 배울 수 있을 것이다.

분노의 양치질로 인한 치경부 마모증
(치아머리와 뿌리 사이인 목부위가 파여서 시린 증상 나타남)

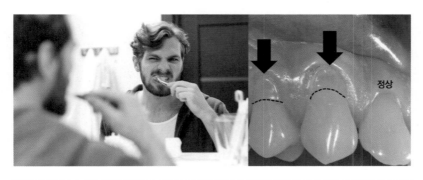

분노의 양치질로 인한 치경부 마모증(치아머리와 뿌리 사이인 목 부위가 파이는 것). 평상시에 양치질을 좌우로만 하게 되면 (또는 차인표 씨의 분노의 양치질을 하게 되면) 오른쪽 이미지의 화살표와 같이 치아의 목 부위가 파이고 시린 증상이 나타난다. 검은색 점선까지 원래 잇몸이 덮여있어야 하지만, 과도한 양치질 등으로 치아의 상아질 (법랑지 하방 단단한 조직) 및 백악질 (치아 뿌리를 이루는 상아질 위를 덮는 단단한 조직)이 마모되어 치아가 파이고 잇몸이 내려 앉는다. 왼쪽 사진 Designed by Freepik. 오른쪽 사진 Wikipedia, Funkynatsuki CC BY-SA 4.0.

치실은 치아 사이에 낀 치태를 제거하는 데 가장 먼저 고려해야 할 구강 위생 도구다. 치실은 굵기와 왁스 코팅 여부에 따라 다양한 종류가 있지만, 중요한 것은 치아 사이에 잘 맞기만 하면 치태 제거 효과는 크게 차이가 나지 않는다는 점이다. 따라서 본인에게 가장 편한 제품을 선택하는 것이 좋다. 일반적으로 민트향 같은 향이 첨가된 왁스 코팅(Waxed)이 된 납작한 형태의, 여러 가닥으로 이루어진 치실이 부드럽게 치아 사이에 들어가기에 사용하기에는 더 편리하다. 이것이 편의점에서 쉽게 만날 수 있는 치실의 종류임으로 쉽게는 별 고민 없이 편의점에 있는 치실을 사용하면 된다. 치실 사용이 어렵다면 홀더에 걸린 형태의 제품도 좋은 대안이 될 수 있다.

치실은 하루에 한 번 사용하는 것이 좋고, 아침이나 저녁, 칫솔질 전후 어느 때든 사용자가 편한 시간에 쓰면 된다. 보통 치실은 30~40cm 정도로 길게 끊어 사용하는데, 팔 길이만큼 충분히 길게 준비해야 한다. 양손의 중지에 2~3회 감고, 엄지와 검지로 2~5cm 정도의 길이만 남겨 적당히 잡은 후 치아 사이로 천천히 통과시킨다. 치실이 치아 사이를 통과한 뒤에는 최대한 치아 뿌리 쪽으로 부드럽게 밀어 넣어 치아 표면을 쓸어올리듯 움직인다.

많은 사람들이 치실을 치아 사이에 통과시키기만 하면 된다고 생각하지만, 실제로 치실이 닿아야 할 곳은 치아와 잇몸 사이의 공간이다. 이 공간에 치실을 넣어 잇몸 깊숙이 닿는 느낌으로 사용해야 한다. 처음 치실을 사용하면 피가 나는 경우가 많지만, 이는 치아와 잇몸 사이에 있던 세균들이 제거되는 과정에서 나타나는 좋은 신호다. 치실을 꾸준히 사용하다 보면 더 이상 피가 나지 않고 입안이 훨씬 깨끗해지는 것을 느낄 수 있다.

치실 사용법을 숙지하는 데는 약간의 연습이 필요하지만, 한 번 익히고 나면 구강 건강에 큰 도움이 된다. 치실을 잘만 사용하면 중장년기에도 풍치로 치아를 잃을 위험이 크게 줄어든다. 나 역시 치과대학에서 배운 것 중 가장 유용한 기술이 치실 사용법이었다고 생각한다. 인터넷에 다양한 동영상이 있으니 참고해 치실 사용법을 꼭 배워두는 것이 좋다. 처음에는 어렵지만 몇 번의 연습을 통해 충분히 익힐 수 있다. 치실을 사용하는 도중 피가 난다면 그 부위가 치아 관리가 부족했던 곳임을 의미하니 그 부분에 더 신경을 써야 한다.

치실 사용이 어려운 경우에는 치실이 이미 걸려 있는 형태의 치실 홀더를 사용하는 것도 좋은 방법이니, 치실 사용을 포기하지 말자. 이렇게 하면 치실 사용이 훨씬 간편해지고, 원하는 효과를 얻을 수 있다.

치실 사용이 치아와 잇몸 사이의 치태를 제거하는 데 가장 효과적이지만, 그 방법이 다소 어려울 수 있다. 이를 보완하기 위해 개발된 것이 치간 칫솔이다. 치간 칫솔은 치아 사이의 치태 관리에 있어 치실 다음으로 고려할 만한 도구다. 잇몸 질환으로 잇몸이 내려가 치아 사이에 빈 공간이 생긴 경우나 특정 공간에 음식물이 자주 낄 때는 치실보다 치간 칫솔이 더 효과적일 수 있다. 치아 사이의 공간이 클수록 더 큰 크기의 치간 칫솔을 사용해야 하지만, 잇몸에 무리가 가지 않도록 적절한 크기를 선택하는 것이 중요하다.

치간 칫솔은 다양한 크기가 있으니 구매할 때 치아 간격에 맞는 제품을 선택해야 한다. 앞니처럼 치아 사이가 좁은 부위에는 0.2~0.4mm 두께의 칫솔을, 어금니처럼 넓은 부위에는 0.6~0.8mm 두께의 칫솔을 사용하는 것이 좋다. 중요한 것은 처음에는 무리하지 말고 작은 것부터 천천히 시도해보는 것이다. 적절한 크기의 치간 칫솔을 사용하면 치아 사이가 숨을 쉬는 것처럼 상쾌한 느낌을 받을 수 있다. 만약 치간 칫솔 사용 중 피가 난다면 그 부위는 염증이 있는 곳이니 더 신경 써서 관리하면 잇몸 상태가 개선될 것이다.

이쑤시개는 두께가 보통 2mm 정도로 꽤 큰 편이라 어금니 사이에서 음식물을 제거하는 용도로는 쓸 수 있지만, 다른 부위에서는 사용하는 것을 피하는 것이 좋다. 이쑤시개는 치아와 잇몸에 과도한 자극을 줄 수 있기 때문이다.

구강세정기는 물줄기의 압력을 이용해 치아와 잇몸 사이, 치아 사이에 남아 있는 음식물 찌꺼기와 플라그를 제거하는 데 도움을 주는 제품이다. 주로 교정 장치를 착용하거나 치열이 고르지 않아 칫솔질이 어려운 부위가 있는 사람들, 혹은 스스로 양치질이 힘든 사람들을 위해 개발되었다. 흔히 워터픽, 아쿠아픽 등으로 불리기도 하지만, 이는 상품명이며 일반적으로는 구강세정기라는 명칭을 사용한다.

최근에는 치과용 임플란트를 식립한 경우나 치아 사이의 빈 공간이 넓은 사람, 특정 부위에 음식물이 자주 끼는 사람, 잇몸 질환으로 인해 잇몸 주위의 치태를 깨끗하게 관리해야 하는 사람들, 잇몸 수술 후 관리가 필요한 사람들에게도 많이 사용된다. 그러나 구강세정기는 칫솔질이나 치실, 치간 칫솔을 완전히 대체할 수는 없다. 물리적으로 치태를 직접 제거하는 칫솔질이나 치실, 치간 칫솔에 비해 구강세정기의 세정력은 상대적으로 약하다. 즉, 칫솔이 닿지 않는 틈새의 찌꺼기를 제거하는 데는 효과적이지만, 치아 표면의 플라그를 완전히 제거하기에는 부족하다.

구강세정기의 수압으로는 모든 플라그를 제거하기 어려우며, 작은 범위를 청소하는 데도 시간이 많이 소요된다. 치실이 닿기 힘든 어금니 안쪽 같은 부위에서는 구강세정기가 유리할 수 있지만, 치면세균막(치아 표면에 형성된 세균과 치태의 얇은 막)을 제거하는 데에는 큰 효과가 없다. 따라서 구강세정기는 일반적인 칫솔질을 보완하는 용도로 사용하며 추가적인 구강 관리 효과를 기대할 수 있는 보조 도구로 활용하는 것이 좋다.

전동칫솔은 편리하게 구강 위생을 관리하려는 사람들을 위한 제품이다. 미세한 진동을 주는 방식과 회전식으로 작동하는 방식 두 가지가 주를 이루며, 제품마다 성능과 기능이 다양하다. 단순한 회전 기능을 가진 제품부터 단계별 음파 진동을 제공하거나 전용 애플리케이션과 연동해 사용 압력과 시간을 피드백해주는 제품까지 선택의 폭이 넓다.

전동칫솔이 손으로 하는 칫솔질보다 플라그 제거 효과가 더 뛰어나다고 단정할 수는 없지만, 적은 힘으로도 편리하게 칫솔질을 할 수 있다는 장점이 있다. 또한 올바른 칫솔질 방법으로 치태를 제거하는 능력은 개인차가 크지만, 전동칫솔을 사용하면 그 차이가 줄어드는 경향이 있다. 반복적인 칫솔질 교육에도 불구하고 치태 조절이 개선되지 않거나 잘못된 습관을 고치기 어려운 사람들에게는 전동칫솔이 일반 칫솔보다 효과적일 수 있다.

전동칫솔을 사용할 때 주의할 점은 칫솔모를 치아와 잇몸이 만나는 부분에 45도 각도로 대고, 각 치아마다 2~3초씩 머물며 진동으로 치태를 제거하는 것이다. 일반적인 칫솔질처럼 좌우 또는 위아래로 문지르지 말고, 한 치아에 집중해 진동을 이용해야 한다. 또한 칫솔모가 치아 사이까지 잘 들어가도록 하면 더욱 상쾌한 칫솔질을 경험할 수 있다. 다만, 전동칫솔의 단점은 비용이다. 초기 구입 비용이 다소 높고 소모품인 칫솔모를 교체할 때도 추가 비용이 발생한다.

특수 형태의 칫솔과 혀클리너 역시 구강 위생 관리에 큰 도움이 된다. 혀클리너는 설태를 제거하고 입냄새를 예방하는 데 효과적인 제품으로, 최근에는 입냄새의 주요 원인으로 알려진 혀 관리를 위해 많은 주목을 받고 있다. 또한 첨단 칫솔(끝단 칫솔, end tuft brush)은 일반 칫솔로 닿기 어려운 치아의 맨 뒤쪽 부분을 청소하는 데 유용하다. 사랑니, 어금니 뒤쪽, 덧니, 임플란트 보철물 등의 관리에 큰 도움을 준다. 교정 치료를 받는 환자들을 위한 교정용 칫솔도 있는데, 이 칫솔은 브라켓과 교정용 와이어가 지나가는 공간을 효과적으로 청소할 수 있도록 설계되었다. 교정 중에는 음식물이 끼기 쉽고 제거하기 어려워 충치가 발생할 위험이 높기 때문에 이러한 특수 칫솔이 매우 유용하다. 그래서 보통 교정을 시작하면 치과에서 교정용 칫솔을 추천받는다.

이처럼 구강위생용품을 선택할 때는 개인의 구강 상태와 사용 편의성, 효과성을 종합적으로 고려해야 한다. 각 용품의 올바른 사용법을 숙지하고 정기적으로 교체하는 것도 매우 중요하다. 구강 건강을 유지하려면 이러한 다양한 구강위생용품을 적절히 조합해 사용하는 것이 좋다. 또한, 정기적인 치과 검진과 전문가의 조언을 통해 자신에게 가장 적합한 구강 관리 방법을 찾아야 한다.

음식이 치아에 끼었을 때, 그냥 놔둔다면? 잇몸질환 A to Z

답: ▶
급성 치주염(풍치)에 걸려서 잇몸이 아플 수가 있다.

잇몸질환, 흔히 치주질환 또는 풍치라고 불리는 이 질환은 치아 주변 조직에 염증을 일으키는 만성적인 상태다. 크게 두 가지 형태로 나뉘는데, 첫 번째는 치은염, 두 번째는 치주염이다. 치은염은 주로 잇몸에만 염증이 발생하는 상태로, 잇몸이 붓고 빨갛게 변하면서 칫솔질 시 출혈이 잦아진다. 이 단계에서는 치조골 손상이 없기 때문에 적절한 치료를 통해 완전한 회복이 가능하다. 반면 치주염은 치은염이 악화된 상태로, 치아를 지탱하는 잇몸뼈까지 영향을 미친다. 치아를 지지하는 조직인 잇몸, 치주인대, 잇몸뼈 등이 손상되면서 치아가 흔들리거나 위치가 변할 수 있으며 X-ray 검사에서 잇몸뼈 소실이 관찰된다. 치주염은 완전히 회복하기 어렵지만, 진행을 멈추고 증상을 개선하는 치료가 가능하다.

　이러한 잇몸질환의 주요 원인은 치태와 치석이다. 치태는 치아 표면에 쌓이는 끈적한 막으로, 세균과 음식물 찌꺼기, 타액 등이 결합되어 형성된다. 치석은 치태가 시간이 지나면서 경화된 상태로, 일반적인 칫솔질로는 제거할 수 없다. 치태와 치석에 존재하는 세균이 잇몸에 지속적으로 염증을 일으키고, 시간이 지나면 잇몸을 지탱하는 뼈까지 손상시킨다. 잇몸질환은 충치처럼 급작스러운 통증을 주지 않기에 서서히 진행되면서 치아를 상하게 하는 '조용한 killer'의 역할을 한다.

　잇몸질환을 일으키는 대표적인 세균으로는 'Red Complex'라 불리는 세균 그룹이 있다. 이 그룹은 Porphyromonas gingivalis(피 진지발리스), Tannerella forsythia(티 폴로스티아), Treponema denticola(티 덴티콜라) 세 가지 세균으로 구성된다. 이들은 혼자보다는 함께 존재할 때 더욱 강력한 병원성을 나타내며, 숙주의 구강 조직을 파괴할 수 있는 강력한 효소를 분비한다. Porphyromonas gingivalis는 gingipain이라는 단백질 분해 효소를 통해 잇몸과 뼈를 파괴한다. 이 외에도 치주질환을 유발하는 약 10종의 세균들이 있으며, 이 세균들은 치아 표면뿐 아니라 타액에서도 발견된다.

　잇몸질환을 일으키는 세균들은 다양한 메커니즘을 통해 연한 잇몸 조직과 단단한 잇몸뼈를 파괴한다. 그 첫 번째는 세균이 직접 방출하는 효소에 의한 조직 파괴다. 잇몸질환을 유발하는 세균, 예를 들어 Porphyromonas gingivalis는 gingipain이라는 단백질 분해 효소를 통해 잇몸 결합 조직, 특히 세포외 기질(Extracellular Matrix, ECM)을 파괴한다. ECM은 주로 세포 자체를 제외하고 잇몸을 포함한 우리 몸을 이루는 콜라겐과 같은 단백질로 구성된 조직을 일컫는데, gingipain을 비롯한 collagenase, peptidase, gelatinase, elastase와 같은 효소들이 이 결합 조직을 분해한다. 쉽게 말해, '-ase'로 끝나는 효소들은 특정 성분을 분해하는 (collagen-ases는 collagen을 분해시키는 효수) 역할을 하여 잇몸조직을 파괴하는 것이다.

두 번째 메커니즘은 세균이 숙주인 사람의 면역반응을 촉발시켜 염증 반응을 과도하게 일으키는 것이다. 특히, 이 과정에서 사람 세포에서 나오는 Matrix Metalloproteinases(MMP)라는 효소들이 중요한 역할을 한다. MMP는 본래 사람의 염증세포, 특히 대식세포(macrophage)에서 생성되어 손상된 조직을 재구성하거나 상처를 치유, 외부에서 들어온 세균과 같은 적을 없애기 위한 면역세포 활동을 증진시키는 역할을 한다. 하지만, 잇몸질환 세균들이 사람의 면역반응을 교란시켜 과도한 MMP 방출 및 활성화를 내 세포에서 유도하여, 본의 아니게 내 조직을 손상시키게 된다. 세균에 의해 내 세포에서 나오는 MMP가 세포외 기질(ECM)의 콜라겐과 엘라스틴 같은 단백질을 '-ase'로 끝나는 세균에서 방출되는 세균성 효소들과 같이 분해하여 잇몸 조직과 뼈의 파괴를 촉진한다. 세균성 효소와 달리 MMP는 더 넓은 범위의 조직을 공격하면서 염증반응을 활성화시킬 수 있어서 주요한 잇몸질환을 일으키는 범인으로 생각된다.

마지막으로, 잇몸뼈를 직접적으로 파괴하는 RANKL(Receptor Activator of Nuclear Factor Kappa-B Ligand) 시스템의 활성화가 있다. RANKL은 파골세포(osteoclast)의 형성과 활성화를 촉진하는 물질로, 이 파골세포는 뼈를 분해하는 역할을 한다. 염증반응을 담당하는 대식세포는 염증 신호를 받으면 RANKL을 통해 파골세포로 분화되는데, 이 파골세포는 뼈 표면에 붙어 산성 물질을 분비해 (pH 4.5) 뼈를 녹인다. 이 메커니즘은 충치균이 치아를 녹이는 과정과 유사한데, 둘 다 산성 물질을 통해 조직을 분해한다는 점에서 비슷하다.

이외에도 Red Complex와 같은 잇몸질환 유발 세균들은 산화 스트레스를 유도하고, 세포 사멸을 촉진하며, 잇몸세포의 기능을 저하시킨다. 이러한 복잡한 메커니즘들이 상호작용하여 잇몸 조직과 뼈의 파괴를 일으키며 결과적으로 잇몸질환이 진행된다. 이 세균 집단은 이와 같은 다양한 방법으로 사람의 잇몸을 공격하고, 그들의 생존 기반을 견고하게 다져 나간다.

그렇기에 잇몸질환을 효과적으로 예방하고 관리하기 위해서는 이러한 세균 집합체를 물리적으로 제거하고, 다시 쌓이지 않도록 지속적인 관리를 하는 것이 중요하다.

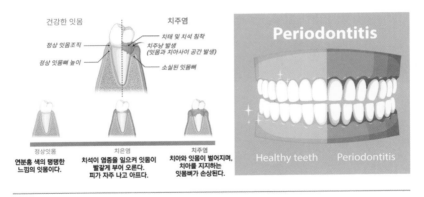

건강한 잇몸조직과 치주질환의 차이점. 건강한 잇몸조직은 통증이나 양치질시 피가 나지 않고 연분홍 색의 탱탱한 잇몸조직과 정상 잇몸뼈 높이를 가지고 있다. 반면 치석에 의해 염증이 생기면 빨갛게 부어오르며 피가 자주 나고 아프다(치은염). 더 잇몸질환이 가속화되어 치아와 잇몸 사이가 벌어지고, 치아를 지지하는 잇몸뼈가 손상되면 치주염이라고 부른다. 오른쪽 그림은 정상 치아(Healthy teeth)와 치주염 치아(Periodontitis)의 영어 표현을 나타낸다.

치은염/치주염 보조제의 효능은?

요즘 TV에서 자주 등장하는 치은염/치주염 치료 보조제의 과학적 효능을 살펴보자. 이들 잇몸약은 크게 두 종류로 나뉜다. 첫 번째는 옥수수 생약 추출물(B-시토스테롤)을 주성분으로 한 것이고(대표 상품명 인OO), 두 번째는 리소짐 복합체, 비타민 C/E, 카바조크롬 등의 복합체로 만들어진 것이다(대표 상품명 이OO).

결론부터 말하자면, 2016년 식품의약품안전처는 이 약들을 잇몸치료제가 아닌 잇몸 보조치료제로 분류했다. 즉, 이들 잇몸약은 잇몸질환을 치료하는 주요 방법이 될 수 없고, 반드시 치과에서 물리적인 잇몸치료를 먼저 받은 후에 보조적으로 복용해야만 효과가 있다는 의미다. 단순히 약만 먹어서 잇몸질환을 치료할 수는 없다는 것이다. 즉, '항바이러스성 독감 약처럼' 잇몸약 자체만으로 잇몸치료를 대신할 수 없다는 뜻이다. 다른 예로 영화를 보게 되면, 몸 안에 들어와 염증을 일으키는 이물질인 총알 또는 건물 파편 등의 물질을 물리적으로 먼저 제거하고, 항염증 성분을 지닌 약을 먹여 주인공이나 주변 인물들의 건강을 되찾게 되는 것을 많이 보게 된다. 즉, 가장 단순한 진리인 염증을 일으키는 물질의 물리적 제거가 우선되어야 한다는 것이다. 이러한 것 없이 단순 항염증 약의 (잇몸약) 투여만으로는 사람(잇몸)을 살릴 수가 없다.

첫 번째로 살펴볼 옥수수 생약 추출물 성분인 B-시토스테롤은 잇몸질환 치료와 관련해 임상적으로 입증된 자료가 부족하다. 이는 국내에서 치료 효능이 증명된 의약품성분으로 등록돼 있지 않고, 주로 미국에서 고지혈증이나 전립선비대증 치료에 사용되는 보조제일 뿐, 잇몸질환 치료와는 직접적인 연관성이 아직 충분히 입증되지 않았다. 그것도 현재 보조치료제로 사용되는 하루당 20~30mg이 아닌, 약 100배인 하루에 1~3g의 양을 복용해야 고지혈증 치료에 효과가 있다.

2015년에 대한치과의사협회지에 발표된 종설 논문에 따르면, 옥수수 생약 추출물이 잇몸질환 치료에 효과적이라는 임상 데이터를 입증하지 못했다. 이는 1994년까지 출판된 관련 임상시험논문이 아무 저치 안 한 군 vs 옥수수 생약추출물만 투여한 군 vs 잇몸치료와 위약을 투여한 군 vs 잇몸치료와 옥수수 생약 추출물을 투입한 군의 차이를 통계적으로 엄밀하게 입증하지 못했다는 것이다.

마지막 임상시험 이후 30여 년이 지난 지금 다양한 시험 기법이 발견되었기에, 다시 한번 엄밀한 실험디자인을 통해 이 보조제에 대한 과학적 유효성을 증명하면 좋겠다는 생각을 덧붙인다.

두 번째로, 리소짐 복합체와 비타민 C/E, 카바조크롬이 포함된 복합체는 TV광고 등에서 자주 소개되지만, 그 실질적인 효과는 리소짐 복합체가 핵심이다. 리소짐은 세균의 세포벽을 분해해 항균 효과를 나타내며 염증을 줄이는 효과가 있다고 알려져 있다. 그러나 이 성분의 효과는 임상적으로 미비해 일본에서는 판매가 중단된 바 있으며 한국에서도 단일 성분으로는 사용되지 않는다. 보조 성분인 비타민 C/E와 카바조크롬은 각각 항산화, 혈액순환 촉진, 혈관 벽을 강화 효과가 조금 있다고 알려져 있다.

TV광고에 같이 소개된, 이 복합체의 효능을 연구한 2019년도의 BMC Oral Health 논문은 국내 치과대학들이 참여한 연구로 93명의 만성 치주염 환자를 대상으로 했고 연구디자인도 잘 되어 있다. 실험군과 대조군 모두에게 잇몸치료를 먼저 시행한 후 한쪽은 이가탄®을 8주간 복용하게 하고, 다른 쪽은 4주간 가짜약을 준 후 4주간 이가탄®을 복용하게 했다. 결과적으로, 이가탄®을 8주 동안 계속 복용한 군에서 잇몸 염증지수와 치주낭 깊이가 더 빨리 감소하여 잇몸병이 빨리 호전되는 효과가 나타났다. 중요한 점은 치과에서 잇몸치료를 한 후 보조적으로 계속 해당 약물을 복용했을 때에 그 효과가 있었다는 것이다. 이 논문은 제품을 판매하고 있는 해당회사에서 연구비와 연구 설계 및 통계분석을 지원한 것임에도, 잇몸치료를 한 이후의 효과만 비교하게 연구디자인을 한 것이다. 이는 잇몸보조제 자체만으로 잇몸질환이 치료되지 않음을 보여준다.

결론적으로, 현재 판매되는 치은염/치주염 치료 보조제는 잇몸 치료를 보조하는 역할에 한정되며, 물리적인 치료 없이 단독으로 사용해서는 큰 효과를 기대하기 어렵다.

우리가 흔히 생각하는 잇몸질환은 대부분 서서히 진행되는 만성 질환이다. 초기에는 증상이 거의 없거나 미미하여 본인이 알아차리지 못하는 경우가 많으며, 질환이 상당히 진행된 후에야 문제를 인식하게 된다. 만성 잇몸질환의 주요 원인은 치태와 치석의 축적 때문이다. 이로 인해 세균 감염이 발생하고 잇몸 조직이 서서히 파괴된다.

질환이 진행되면서 여러 증상이 나타난다. 칫솔질이나 치실 사용 시 잇몸에서 피가 나는 것은 잇몸 염증의 초기 신호다. 건강한 잇몸은 핑크색이며 단단하지만, 염증이 생긴 잇몸은 붓고 빨갛게 변하며, 만지면 부드럽다. 초기에는 통증이 없을 수 있지만, 시간이 지나면 잇몸이 붓고 통증이 발생할 수 있다. 이 통증은 일반적인 치통과는 다르게 은근히 지속되는 통증(우리~하게 아픈)이다. 치주염이 심해지면 치주낭(잇몸 안쪽에 존재하는 낭으로 세균+염증세포들의 집합체)이 생기고 치아를 지지하는 뼈가 손상되어 치아가 흔들리며, 이를 씹을 때 불편함이나 통증이 느껴지기도 한다. 세균의 증식으로 인해 입냄새가 나고, 잇몸이 퇴축하면서 치아 사이의 공간이 넓어질 수 있다.

반면 급성 잇몸질환은 12~72시간 내에 갑작스럽게 발생할 수 있다. 급성 치은염이나 치주인대염이 생기면서 잇몸이 붓고 통증이 동반되는 경우가 많다. 이러한 급성 잇몸질환은 주로 음식물이 치아 사이에 끼거나 갑작스러운 외상, 혹은 면역력 저하 등으로 발생한다. 특히 고기나 생선의 뼈가 잇몸에 상처를 주는 경우에 흔히 나타난다. 급성 잇몸질환은 특정 부위에 국한된 심한 통증과 붓기, 출혈을 동반하며, 치료는 주로 해당 부위의 청소, 항생제 처방, 통증 관리 등을 통해 이루어진다. 적절한 치료를 받으면 수일 내로 회복되지만, 방치할 경우 며칠에서 몇 주간 지속되어 잇몸뼈까지 손상시키고, 결국 만성 치주염으로 발전할 수 있다. 이는 10대에서 30대의 젊은 나이에도 치아가 흔들리고 심한 악취가 나는 상황으로 이어질 수 있다.

결론적으로 음식물이 치아 사이에 끼었을 때 이를 그대로 두면 급성 잇몸질환이 발생할 수 있으며, 이를 방치할 경우 만성 잇몸질환으로 발전하여 치아를 잃을 위험이 있다는 점을 기억해야 한다.

잇몸질환의 치료는 질환의 진행 정도에 따라 다르게 적용된다. 가장 초기 단계인 치은염에서는 스케일링을 통해 치아 표면의 치태와 치석을 제거하고, 올바른 구강 위생 관리 방법을 교육하는 것이 중요하다. 초기 치주염의 경우, 치근활택술을 시행하여 마취 후 잇몸과 치아 사이에 기구를 넣어 치아 뿌리 쪽의 치석을 제거하고, 치근 표면을 매끄럽게 하여 독소와 세균을 제거한다. 또한, 필요시 치주낭에 직접 항생제를 주입한다. 중등도 치주염에서는 치주소파술을 시행하여 치주낭 내의 염증 조직을 제거하며, 염증이나 농양이 심한 경우 전신 항생제를 투여한다. 중증 치주염의 경우에는 치주 수술이 필요할 수 있다. 치주수술을 상상해보면 고기집에서 갈비뼈에 붙어있는 골막이 포함된 고기를 채취하듯이, 단단하게 잇몸뼈에 있는 잇몸조직을 칼로 잘라내서 벗겨내고 그 밑에 숨어있는 모든 치석/치태를 제거하는 것이다. 이 과정에서는 잇몸을 절개하여 눈으로 보면서 치석과 치태를 제거하고, 필요시 조직 유도 재생술이나 골이식을 통해 소실된 치주 조직을 재건한다. 매우 심각한 경우에는 치아를 보존할 수 없어 발치를 고려해야 하며 발치 후에는 임플란트로 치아를 대체할 수 있다.

잇몸질환의 진단은 여러 방법을 통해 이루어진다. 먼저, 치과 의사는 잇몸의 색깔, 형태, 부종 여부 등을 육안으로 관찰한다. 그 다음, 환자들이 가장 고통스러워하는 치주 탐침을 통해 치주염의 진행 정도를 측정한다. 약 0.5mm 두께의 얇은 스테인리스 탐침을 치아와 잇몸 사이에 넣어 얼마나 깊이 들어가는지를 측정하는데, 이를 치은열구의 깊이라고 부른다. 이 과정은 다소 원시적이지만 매우 정확한 방법으로, 정상적인 잇몸의 깊이는 약 1~3mm이며, 4mm 이상이면 치주낭이 형성되어 치주염이 진행된 상태를 의미한다. 5mm 이상의 깊이는 중등도 이상의 치주염을 나타낸다. 탐침 시 출혈 여부(BOP: Bleeding on Probing)도 확인하는데, 이는 활동성 염증의 지표가 된다. 양치나 치실 사용 시 특정 부위에서 피가 나는 것도 활동성 염증이 있음을 나타내므로, 해당 부위를 집중적으로 관리해야 한다.

또한, X-ray 촬영을 통해 잇몸뼈의 소실 정도를 확인할 수 있다. 치아 뿌리 길이의 1/3 이상 잇몸뼈가 소실된 경우 중등도 치주염, 1/2 이상 소실된 경우 중증 치주염으로 분류된다. 치아의 흔들림 정도를 확인하는 치아 동요도 검사도 실시하며, 필요시 치주낭에서 샘플을 채취하여 병원성 세균의 종류와 양을 분석하는 미생물 검사를 진행할 수도 있다.

풍치에 걸린 치아를 왜 뽑아야 하나? 살릴 수는 없을까?

일반적으로 치아 뿌리의 50% 이상이 잇몸뼈의 지지를 잃었을 때 발치를 고려할 수 있다. 치과 지식이 많은 사람들은 조직 유도 재생술이나 골이식을 통해 소실된 잇몸뼈와 치주 조직을 재건할 수 있다는 사실을 알고 있을 것이다. 이것도 당연히 맞는 말이지만, 대다수의 경우 50% 이상의 잇몸뼈 지지를 잃으면 발치를 권유하는 이유는 무엇일까?

첫째, 40~50대 이상의 나이에서는 치과 재료를 사용해 치주 조직을 재생하는 것이 쉽지 않기 때문이다. 조직 유도 재생술은 콜라겐이나 테프론과 같은 특수 차단막을 사용하여 빠르게 자라는 잇몸 조직이 잇몸뼈 쪽인 하부로 침투하는 것을 막고, 상대적으로 느리게 재생되는 치주 인대와 잇몸뼈의 재생을 유도하는 방법이다. 이때 골이식도 같이 할 수 있는데, 부족한 뼈를 보충해 치아 지지 구조를 강화하는 것이다. 이러한 방법들은 성공적으로 치아를 보존하고 기능을 회복하는 데 도움을 줄 수 있지만, 재생이 성공하기 위해서는 많은 노력이 필요하다. 잇몸 수술을 지켜보면, 다양한 재료를 잇몸 속에 넣고 이를 실과 바늘로 꿰매는데, 아무리 잇몸 조직을 촘촘히 봉합해도 입안의 세균이나 음식을 먹을 때 잇몸 속으로 들어가는 이물질로 인해 재료가 오염될 가능성이 높다. 특히 치아가 함께 있는 경우, 음식을 씹을 때마다 약간의 움직임이 잇몸 조직을 벌어지게 하고 그 틈으로 세균이 감염되기 쉽다. 이런 이유로 치아가 있는 상태에서의 치주 재생술은 임플란트 시술 때와 같이 하는 인공뼈 이식보다 성공 난이도가 훨씬 높아진다. 따라서 재생 능력이 좋지 않거나 구강 위생 상태가 나쁜 경우 잇몸 재생을 기대하기 어렵다. 하지만 100% 실패하는 것은 아니니 구강 위생을 철저히 관리하고 금연을 실천하며 전신 건강을 개선한다면 성공적으로 흔들리는 내 치아를 살릴 수 있다.

둘째, 발치를 고려하는 이유는 추후 임플란트를 위한 잇몸뼈의 양과 질을 확보하기 위해서다. 잇몸질환을 오래 방치하면 자가 치아를 조금 더 사용할 수 있을지 모르지만, 그로 인해 주변 뼈가 더 많이 소실될 수 있다. 이렇게 되면 나중에 임플란트 시술이 어려워질 수 있다. 임플란트의 성공은 양질의 잇몸뼈가 얼마나 높고 넓게 충분히 확보되었느냐에 달려 있기 때문이다. 따라서 잇몸질환 치아를 섣불리 뽑으면 안 되겠지만, 잇몸질환이 심한 치아를 너무 오랫동안 방치하면 임플란트 시술조차 불가능한 상황에 이를 수 있다. 이런 경우, 주치의와 상의하여 적절한 발치 시기를 정하는 것이 중요하다. 구강 위생을 개선하고 치주질환 치료와 재생술을 병행하면 짧게는 1~2년, 길게는 5년 이상 현재 상태로 치아를 유지할 수 있다.

셋째, 심각한 치조골 소실로 인해 치아가 많이 흔들리고 제 기능을 하지 못하게 되면 오히려 음식을 씹을 때 통증과 불편함을 초래할 수 있다. 이런 경우 환자들이 먼저 발치를 원하기 때문에 치과의사도 상태를 보고 발치를 한다.

결론적으로, 치아를 보존하기 위한 노력은 중요하지만, 때로는 발치가 더 나은 선택일 수 있다. 발치 후 적절한 시기에 임플란트나 다른 보철 치료를 통해 구강 기능과 심미성을 회복할 수 있다. 가장 중요한 것은 정기적인 치과 검진을 통해 잇몸질환을 조기에 발견하고 치료하는 것이다. 초기 단계에서 적절한 치료를 받으면 대부분의 경우 치아를 살릴 수 있으며, 심각한 상태에 이르기 전에 예방할 수 있다.

홈쇼핑 치아 미백 용품,
얼마나 효과가 있을까?

답:
치과에서의 전문가 미백 2~3회와 집에서 하는 자가미백제품의 효과는 하루에 1시간 이상 처리 해서 한달 정도 처리 시 비슷한 효과를 낼 수도 있다.

치아의 색은 오랜 시간 동안 사람의 아름다움을 판단하는 중요한 기준 중 하나로 여겨져 왔다. 그렇다면 우리가 흔히 생각하는 하얀 치아가 언제나 미의 상징이었을까? 흥미롭게도 일부 아시아 문화와 특정 지역에서는 검은 치아가 아름다움과 성숙의 징표로 여겨지기도 했다. 에도 시대(17~19세기)의 일본, 베트남, 라오스 등 동남아시아 일부 지역, 그리고 아프리카의 몇몇 부족에서는 결혼 적령기 혹은 결혼한 여성을 나타내기 위해 치아를 검게 물들이곤 했다. 이후 연구에 따르면, 이러한 치아 착색이 충치 예방에 효과적이었다는 점도 밝혀졌다. 현재는 하얀 치아가 좋은 구강 위생, 전반적인 건강, 매력적인 첫인상의 상징으로 자리 잡으면서 미디어, 광고, 미용 치과 산업의 영향으로 하얀

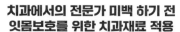

미백하기전 나의 치아색을
치아색상 진단표로 찾기

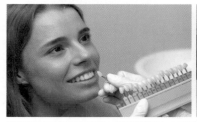

치과에서의 전문가 미백 하기 전
잇몸보호를 위한 치과재료 적용

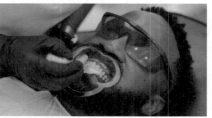

치석제거 및 미백 후의
하얀 치아 예시

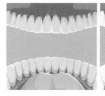

전문가 미백 약품 및
가속화 레이저 적용

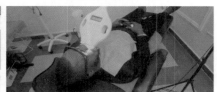

미백 단계의 예시. 미백하기 전 나의 치아색을 치아색상 진단표(자가 미백제품의 경우 치아색상 진단표가 들어있는 것을 구매하자)를 통해 미백 전 치아색을 파악할 수 있다. 치과에서의 전문가 미백의 경우 고농도의 과산화수소(또는 카바마이드 퍼옥사이드, 25~40%의 고농도)를 사용하기에 잇몸보호를 위한 치과재료를 적용하고 미백제 약품 및 가속화 레이저를 30분~1시간 적용한다. 미백하기 전에는 치석제거 및 스케일링 등의 기본적이 착색 제거를 하고 진행하는 것이 좋다.

치아에 대한 선호도가 더욱 강해지고 있다.

　그렇다면 과학적으로 하얀 치아를 계속 유지할 수 있을까? 많은 사람들이 어렸을 때는 눈처럼 하얀 치아를 가졌지만, 40~50대가 되면 치아가 점차 누렇게 변한다고 말한다. 흥미로운 점은 그들의 구강 위생 상태가 아무리 좋아도 이러한 변화가 발생한다는 것이다. 이는 심리적인 요인일까, 아니면 실제로 치아가 변하는 것일까? 이를 이해하기 위해서는 치아의 가장 바깥층인 법랑질의 마모 과정을 살펴볼 필요가 있다.

인체에서 가장 단단한 조직인 법랑질도 시간이 지나면서 자연적으로 마모되고 얇아진다. 법랑질의 마모 정도는 개인마다 다르며 여러 요인에 의해 영향을 받는다. 일반적으로 성인의 경우, 연간 약 8μm(0.008mm)의 법랑질이 마모되며, 연구에 따르면 60세까지 법랑질 두께의 약 20~30%가 감소할 수 있다. 이러한 변화로 인해 어린 시절의 하얀 치아는 법랑질이 마모되기 전 상태인 반면, 시간이 지남에 따라 법랑질이 얇아지면서 그 아래에 있는 약간 노란 빛을 띠는 상아질이 드러나 치아가 전반적으로 누렇게 보이게 된다.

이러한 이유로 완벽하게 하얀 치아가 반드시 건강의 지표는 아니라는 인식이 점차 확산되고 있다. 영화나 드라마에서 연기자들의 지나치게 하얀 치아가 오히려 현실감을 떨어뜨리며 몰입을 방해하는 경우가 있는 것도 이와 관련이 있다.

하지만 하얀 치아에 대한 선호는 여전히 높다. 그래서 치아 미백에 대한 관심도 계속된다. 치아 미백은 치과에서 이루어지는 전문적인 미백 치료와 자가 미백 제품을 이용하는 방법으로 나뉜다. 미백의 원리는 과산화수소 등의 성분이 치아에 착색된 물질을 산화시키며 제거하는 것이다. 이러한 원리를 이해하면 치아 미백의 효과와 한계를 보다 쉽게 알 수 있다.

전문가 치아 미백은 치과에서 고농도의 미백제를 사용하여 빠르고 효과적인 결과를 얻는 치료로, 주로 과산화수소(hydrogen peroxide)나 카바마이드 퍼옥사이드(carbamide peroxide)가 사용된다. 이 미백제의 농도는 대개 25~40% 정도로 높으며, 활성산소(OH- 등의 reactive oxygen species(ROS))가 착색된 물질을 산화시켜 제거하는 원리다. 이 효과는 화장실 청소나 빨래 할 때 사용되는 소독제나 표백제와 같이 활성산소가 착색된 물질을 산화시켜 산화물을 만들고 이것이 기존에 있던 곳에서 쉽게 씻겨나가게 하는 것이다. 미백 과정에서 잇몸을 보호하기 위해 물리적 차단을 하며, 레이저나 특수 조명을 통해 미백 효과를 더욱 빠르게 촉진한다. 이 과정은 보통 30분에서 1시간 정도 걸리며 즉각적인 미백 효과를 볼 수 있다. 그러나 비용이 비싸고, 2~3회 이상의 방문이 필요할 수 있다.

반면, 자가 치아 미백은 약국이나 홈쇼핑에서 구매할 수 있는 제품으로, 낮은 농도의 미백제를 포함하고 있다. 식약처의 기준에 따라 자가 미백 제품의 과산화수소 함량은 최대 3% 이하로 제한되며, 카바마이드 퍼옥사이드도 10% 이하로 규정되어 있다. 10%의 카바마이드 퍼록사이드 (CO(NH2)2 · H2O2)에 H2O2는 전체 미백 제품 질량 대비 약 3%가 들어있다고 생각한다. 이유는 10g 카바마이드 퍼옥사이드 중 과산화수소가 (34 g/mol (H2O2 분자량) / 94 g/mol (전체 카바마이드 퍼옥사이드 분자량)) × 10g ≈ 3.62g 이라고 계산되고, 이는 반응이 완전할 경우 전체 미백 제품 물질 대비 3.62%의 H2O2가 만들어진다는 것이지만, 실제로 완전반응은 없기에 여러 오차 등을 고려하여 3%라고 보통 가정한다. 간혹 광고에서 35% H2O2를 사용한다고 나온 것은 광고에서 미백효과를 과장하기 위해 잘못 사용되는 것으로, 실제로는 공장에서 만들어지는 35% H2O2를 희석하여 최종 농도는 3% 이하로 해야지만 국내에서 시판이 가능하다. 이 농도는 치과에서 사용하는 미백제의 1/10 수준으로 매우 낮으며, 따라서 미백 효과가 느리고 시간이 오래 걸릴 수 있다. 자가 미백 제품은 젤, 스트립, 트레이 등의 형태로 제공되며 사용자가 설명서에 따라 직접 사용할 수 있다. 사용 시간은 보통 30분에서 1시간이며 일부 제품은 그 이상을 요구하기도 한다. 자가 미백은 저렴하고 편리하지만, 잘못된 사용으로 인한 부작용이 발생할 수 있다. 치아가 시리거나 잇몸 손상 또는 입안의 상처 회복이 더뎌지는 현상이 나타날 수 있다. 특히 상아질에 과도하게 작용하면 치아에 심각한 손상을 줄 수 있다. 그 이유는 치아 최외곽층인 법랑질뿐만 아니라 상아세관이라고 하는 좁고 긴 관이 존재하는 상아질에 이러한 미백제가 나도 모르게 작용될 경우 시리거나 치아가 아픈 증상, 최악의 상황으로는 치수 괴사까지 일어날 수 있기 때문이다. 법랑질과 노출된 상아질을 구분해서 잘 적용한다면 좋겠지만, 집에서 나도 모르게 적용될 경우 손상을 초래할 수도 있기 때문이다. 치과에서 행하는 전문가 미백은 바로 이러한 것을 고려하여 잇몸 보호 재료 등으로 잇몸 및 노출된 상아질을 가려주고 약품 적용을 하여 부작용을 최소화한 것이다.

자가 치아 미백 제품을 사용할 때에는 몇 가지 주의사항이 필요하다. 첫째, 반드시 제품 설명서를 읽고 올바른 용법과 용량을 준수해야 한다. 둘째, 사용 중에 통증이나 이상 증상이 발생하면 즉시 사용을 중단하고 치과에 방문하여 상담을 받아야 한다. 셋째, 미백제가 잇몸에 직접 닿지 않도록 주의해야 하며, 마지막으로 미백 후에는 찬물이나 뜨거운 물에 민감해질 수 있기 때문에 주의가 필요하다.

치아 미백 효과를 정확히 평가하려면 미백 처치 전후의 사진을 찍어 비교하는 것이 중요하다. 최근 자가 미백 제품에는 치아 색상을 진단할 수 있는 색상표가 함께 포함된 경우가 많은데, 이런 제품을 사용하면 미백 상태를 객관적으로 평가하는 데 도움이 된다. 이때 주의할 점은 동일한 조명과 카메라 설정을 유지하는 것이다. 화장실이나 자연광

이 없는 집안의 화장대 등에서 최대한 비슷한 환경에서 촬영해야 미백 전후의 차이를 정확하게 알 수 있다.

또한, 미백 직후에는 치아가 일시적으로 탈수되어 더 하얗게 보일 수 있으므로 최종 결과는 2~3주 후에 평가하는 것이 좋다. 치아의 수분 상태에 따라 색상이 달라질 수 있으니, 평가할 때는 자연스럽게 침이 있는 상태에서 사진을 찍는 것이 좋다. 치아를 완전히 건조시키면 실제보다 더 밝게 보일 수 있어 미백 효과를 과대평가할 수 있기 때문이다. 이렇게 사진을 비교하면 미백 효과의 정도와 지속성을 객관적으로 확인할 수 있으며 추가 미백 처치의 필요성도 판단할 수 있다.

미백 시 유념해야 할 점은 치아 색상 진단표를 기준으로 1~2단계 정도의 미백 효과를 2주 이상의 처치 후에 기대하는 것이 현실적이라는 것이다. 미디어에서 보이는 하얀 앞니는 50% 이상이 라미네이트와 같은 보철물을 한 경우가 많다. 무리하게 이를 따라 미백을 시도하다 보면 치아가 손상되어 신경 치료가 필요할 수 있다. 실제로 그런 사례를 본 적도 있다. 내가 따라하고 싶은 사람이 라미네이트를 했는지 알아보려면, 앞니와 그 옆의 송곳니, 너무 작은 어금니 색을 비교해보면 된다. 만약 앞니가 유난히 하얗다면 보철물을 했을 가능성이 크다.

그렇다면, 치과에서의 전문가 미백과 집에서 자가 미백의 효과와 부작용에는 차이가 있을까? 최근에 발표된 종설 논문에 따르면, 전문가 미백과 자가 미백의 효과 및 부작용 면에서 큰 차이가 없다고 한다. 이 연구들은 대부분 해외에서 진행된 임상시험 결과로, 자가 미백제의 농도가 국내 기준보다 높고 처리 시간도 길게 설정되어 현재 한국의 상황과 100% 같다고 할 수는 없지만, 이를 바탕으로 꾸준히 자가 미백을 한다면 좋은 효과를 기대할 수 있다는 결론을 얻을 수 있다. 다만, 이러한 임상시험은 치과의사의 상담을 바탕으로 올바른 미백 처리 교육을 받고 철저한 관리하에 시행된 것이다.

따라서 집에서 미백을 시행할 때는 많은 정보를 찾아보고 사용법을 충분히 익힌 후, 치과에서 적절한 상담과 치료를 받은 뒤에 올바르게 사용하는 것이 중요하다. 스케일링, 충치 치료, 잇몸 치료 등 기본적인 구강 관리를 먼저 한 후에 미백을 시행해야 미백 효과도 훨씬 좋아질 수 있다.

치아가 착색되는 이유는 여러 가지가 있다. 가장 흔한 원인은 커피, 차, 와인, 담배와 같은 색소가 강한 음식이나 기호품의 섭취다. 이런 물질들은 시간이 지나면서 치아 표면에 착색을 일으킨다. 그래서 미백 치료를 시작할 때는 먼저 치아를 깨끗이 청소하는 스케일링과 함께 충치나 보철물이 있는지 자세한 검진을 한다. 스케일링을 통해 기존의 착색 물질을 제거한 후에 미백을 시행해야 효과적인 미백이 가능하다. 충치가 있는지 확인하는 이유는 미백제가 충치가 있는 치아에 과민 반응을 일으켜 치아를 손상시킬 수 있기 때문이다. 보철물을 살피는 이유는 기존 치아 색상에 맞춰 제작된 레진, 라미네이트, 세라믹 보철물 등이 미백제로 인해 색이 변하지 않기 때문이다. 특히 앞니의 경우, 미백 후 치아 색이 균일하지 않으면 심미적으로 좋지 않기 때문에 이러한 고려가 필요하다.

치아 색이 변하는 또 다른 이유는 나이가 들면서 자연스럽게 법랑질이 마모되는 것이다. 치아의 최외곽층인 법랑질이 얇아지면서 그 아래에 있는 상아질의 약간 누런 색이 더 잘 드러나게 된다. 일부 항생제나 불소의 과다 섭취로 인한 변색, 치아 내부의 손상이나 신경 손상으로 인한 변색도 발생할 수 있다. 자가 치아 미백으로 효과가 나타나지 않는 경우에는 치과에서의 전문적인 상담과 처치가 필요하다.

　미백 효과를 오래 유지하려면 색소가 강한 커피, 카레, 와인 등의 음식 섭취를 줄이거나 섭취 후 규칙적으로 칫솔질과 치실을 사용해 착색 물질을 바로 제거하는 것이 중요하다. 또한 정기적인 스케일링을 받으며 구강 위생 관리를 철저히 해야 한다. 미백 처치는 영구적인 해결책이 아니므로 필요에 따라 주기적으로 반복해야 한다. 과도한 미백은 치아 건강에 해로울 수 있으므로 적절한 간격을 두고 올바른 방법으로 시행하는 것이 중요하다.

왜 교정은 이렇게
오래 걸리는 걸까?
급속 교정은 가능할까?

답:

치아 펴기 6개월, 발치 공간을 폐쇄 및 치열 당기기 6~12개월, 교합 안정화 및 심미 최적화 6개월. 치아급속교정은 라미네이트 같은 보철물을 치아를 깎고 붙이는 것을 말한다.

교정치료는 치아의 위치를 개선해 교합과 얼굴 윤곽을 교정하는 치과 치료 방법이다. 일반적으로 초등학교 고학년부터 대학생 때까지 교정에 관심을 가지지만, 최근에는 심미적인 이유로 30대 이상에서도 좋은 인상을 주기 위해 교정을 하는 경우가 늘고 있다. 그렇다면 왜 교정치료는 보통 2년 정도의 시간이 걸릴까?

교정치료의 기본 원리는 치아에 지속적이고 적절한 힘을 가해 잇몸 뼈의 개조를 (remodeling) 유도하는 데 있다. 이 과정에서 뼈를 생성하는 조골세포(osteoblast)와 뼈를 흡수하는 파골세포(osteoclast)가 중요한 역할을 한다. 치아에 압력이 가해지는 쪽에서는 파골세포가 활성화되어 뼈를 흡수하고, 인장력이 가해지는 반대쪽에서는 조골세포가 새로운 **뼈**를 형성한다. 이러한 세포 활동을 통해 치아는 서서히 이동하게 된다.

하지만, 이 세포들의 활동 속도는 매우 느리다. 이론적으로 파골세포는 하루에 약 1mm의 **뼈**를 흡수할 수 있지만, 실제 교정치료에서는 훨씬 느리게 진행되며, 평균적으로 한 달에 1mm 정도 치아가 이동한다. 치아의 뿌리 개수와 뿌리와 잇몸**뼈**가 맞닿는 면적에 따라 이동 속도도 달라진다. 예를 들어, 뿌리가 하나인 앞니는 한 달에 약 1~1.5mm 이동할 수 있는 반면, 뿌리가 2~3개인 어금니는 0.5~1mm로 더 천천히 이동한다. 또한 뿌리가 크고 긴 송곳니보다 뿌리가 작고 짧은 아래턱 앞니가 더 빠르게 이동하는 경향이 있다.

치아가 이동한 후에는 새로운 위치에서 안정화되는 시간이 필요하다. 따라서 치아가 제자리에 도달했다고 해서 교정치료가 바로 끝나는 것은 아니다. 교정 중 치아가 흔들리거나 뽑힐 것 같은 느낌이 드는 이유는 치아가 이동했지만, 아직 잇몸**뼈** 속에서 조골세포의 활동으로 인해 뿌리 주변에 **뼈**가 채워지지 않아 불안정한 상태이기 때문이다.

그렇다면 치과의사들은 교정치료를 어떻게 진행할까?

교정치료에서 사용하는 주요 장치는 교정용 브라켓(bracket)과 호선(와이어, wire)이다. 브라켓은 치아 표면에 부착되는 작은 금속 장치로, 호선을 고정하는 역할을 한다. 브라켓은 재질에 따라 금속, 세라믹, 플라스틱 브라켓 등으로 나뉘며, 최근에는 심미성을 고려해 치아색과 비슷한 세라믹 브라켓이나 설측 브라켓(혀 쪽에 부착되는 브라켓)의 사용이 증가하고 있다.

호선은 브라켓을 연결해 치아에 힘을 가하는 와이어로, 주로 온도 감응형 형상기억 합금(니켈–티타늄 합금)과 스테인리스 스틸이 사용된다. 형상기억 합금 호선은 체온에 반응해 원래의 형태로 돌아가려는 성질이 있어 초기 치아 배열 단계에서 주로 사용된다. 이 호선은 유연하면서도 지속적인 힘을 제공해 치아를 효과적으로 이동시킨다. 스테인리스 스틸 호선은 형상기억 호선보다 단단해 교정의 후기 단계에서 치아의 세밀한 위치 조정에 사용된다.

교정치료의 과정은 크게 세 단계로 나눌 수 있다. 첫 번째는 배열 단계로, 심하게 틀어진 치아를 대략적으로 정렬하는 단계이다. 이때 주로 유연한 형상기억 합금 호선을 사용해 치아를 서서히 이동시킨다. 두 번째는 공간 폐쇄 단계로, 발치한 공간을 닫거나 치아 사이의 간격을 조정하는 단계이다. 마지막으로 마무리 단계에서는 치아의 위치를 세밀하게 조정하고 교합을 안정화시킨다. 이 단계에서는 더 단단한 스테인리스 스틸 호선이 주로 사용된다.

교정을 정말 쉽게 이해하면, 치아를 서서히 움직여 올바른 자리에 배치하고, 필요한 경우 발치한 공간을 메운 후 최종적으로 교합을 안정시키는 과정이라고 볼 수 있다. 물론, 그 안에는 다양한 요소와 세심한 고려가 필요하지만, 기본 원리는 치아에 적절한 힘을 가해 이동시키는 것이다.

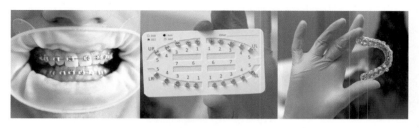

금속 교정용브라켓/ 와이어 적용　　　**교정용브라켓**　　　**투명교정장치**

치과교정의 예시. (왼쪽)금속 치아 교정용 브라켓 및 와이어를 적용한 사진. (가운데) 금속 교정용 브라켓 사진. 현재는 교정용 브라켓을 치아색과 비슷한 하얀색으로 하여 훨씬 심미적으로 교정할 수 있다. 치아의 위치별로 브라켓이 정해진 것을 알 수 있다. (오른쪽) 브라켓과 와이어를 하지 않고 교정할 수 있는 마우스피스와 비슷한 투명교정 장치. Designed by Freepik.

1번째 방문

교정치료의 첫 방문에서 환자는 치과에 내원해 위아래 치아의 본을 뜨고, 다양한 사진 촬영과 함께 두부계측방사선사진(cephalometric radiograph, 줄여서 세팔로라고도 불린다)을 찍게 된다. 환자는 집으로 돌아가지만, 치과에서는 남겨진 치아 모형을 바탕으로 교정 계획을 세운다. 이때 치과의사는 치아의 이상적인 배열을 위한 공간이 부족한지 여부를 계산한다. 물론 교정 계획을 세울 때는 정면 및 측면 사진, 골격적 부조화, 치아 각도, 환자의 나이와 성장 가능성, 턱관절 상태 등 여러 가지를 종합적으로 고려하지만, 여기서는 공간 부족만을 중심으로 쉽게 설명하겠다.

치아 배열을 위한 공간 부족 계산법은 다음과 같다.

(이상적인 U자형 악궁의 총 길이) − (현재 환자가 가지고 있는 치아의 좌우 너비의 총합)

이때 대부분의 교정 환자들은 악궁의 총 길이보다 치아의 좌우 너비의 총합이 커서 치아가 나올 공간인 부족해 치아가 삐뚤빼뚤하게 나왔기 때문에, 이 값이 보통 음수(−)로 나온다. 만약 값이 양수(+)로 나온다면, 이는 치아 사이에 빈 공간이 있는 경우, 주로 유전적인 요인으로 영구치가 나오지 않거나 유치가 남아 있는 경우가 많다. 이제, 공간 부족이 음수로 나오는 경우를 살펴보자.

경미한 공간 부족(−1mm에서 −4mm): 이 경우 발치 없이 교정이 가능하다. 치과의사는 악궁의 좌우 너비를 확장하거나 각각의 치아 좌우를 조금씩 삭제하는 치간 삭제(IPR: Interproximal Reduction)를 통해 치아 너비의 총합을 줄인다.

중등도 공간 부족(−5mm에서 −8mm): 이 경우는 교정 계획에 신중한 평가가 필요하다. 치과의사가 발치 여부를 환자와 상의하는 단계다. 발치 없이 교정이 가능한 경우는 드물지만, a) 성장기 환자의 악궁 확장이 가능한 경우, b) 전치 돌출이 심미적으로 용인될 수 있는 경우, c) 사랑니가 없고 대구치를 후방으로 이동시킬 공간이 있는 경우 등이 해당된다. 발치를 고려해야 하는 경우는 a) 성인 환자에서 악궁 확장이 제한적인 경우, b) 이미 전치가 많이 돌출된 경우이다. 특히 동양인은 돌출형 입이 많아 성인 교정의 경우 발치를 선택하는 경우가 많다.

심한 공간 부족(−9mm 이상): 이 경우 대부분 발치를 통한 교정이 필요하다. 보통 제1소구치 또는 제2소구치를 발치하는데, 치아가 앞쪽으로 돌출된 경우 제1소구치를, 그렇지 않은 경우 제2소구치를 발치한다. 제1소구치를 발치하면 뒤쪽 치아들이 앞으로 자연스럽게 천천히 이동하고, 반면에 앞니들을 예쁘게 피면서 뒤로 빨리 당기기 쉽기에 앞니를 배열하기가 더 수월하다. 제1소구치 앞에 있는 치아는 6개로, 제2소구치를 발치할 때보다 (앞 치아 8개) 치아 개수가 적기 때문에 더 적은 힘이 들고 교정 기간도 상대적으로 단축할 수 있다. 다만, 너무 앞니가 많이 들어가 입이 지나치게 홀쭉해 보일 수 있으므로, 앞니 배열의 속도와 위치를 신중히 조절해야 한다. 또 다르게 제2소구치를 발치하는 경우는 앞니의 배열이 상대적으로 덜 울퉁불퉁하고 앞니 돌출이 덜 한 경우에 사용된다. 한국인에게서는 전반적으로 앞니 돌출형이 많기에 제1소구치를 교정을 위해 많이 발치하는 편이다.

결론적으로, 공간 부족의 정도는 발치 여부를 결정하는 중요한 요소지만, 유일한 기준은 아니다. 각 환자의 개별적인 상황을 종합적으로 평가하여 최적의 치료 계획을 수립해야 한다. 경미하거나 중등도의 공간 부족은 비발치 교정으로 해결할 수 있지만, 심한 공간 부족이나 다른 복잡한 요인이 있는 경우에는 발치를 통한 교정이 더 나은 결과를 가져올 수 있다. 정확한 진단과 충분한 상담을 통해 환자에게 맞는 최선의 결정을 내려야 한다.

2번째 방문 및 그 이후

이제 교정 계획이 확정되고, 발치 여부가 결정되었다면 이를 환자에게 설명하고 동의를 구한다. 그날 바로 브라켓을 부착하고 교정용 와이어를 장착하게 된다. 이때 환자는 금속 브라켓을 사용할지, 아니면 심미적으로 더 나은 세라믹 브라켓을 사용할지 선택할 수 있다. 요즘에는 조금 비싸지만 교정 티가 덜 나는 세라믹 브라켓을 선호하는 경우가 많다. 또한, 세라믹 브라켓 중에서도 일반 브라켓을 선택할지, 아니면 자가결찰 브라켓을 선택할지 결정해야 한다. 자가결찰 브라켓은 클리피씨나 데이몬과 같은 제품이 대표적이다.

자가결찰 브라켓은 일반 브라켓과 달리, 교정용 와이어를 고정하는 결찰 와이어를 따로 사용하지 않는다. 결찰이란, 치아에 붙은 브라켓과 그 위를 지나는 호선이 교정 시에 브라켓에서 튕겨나가지 않도록 얇은 금속 와이어를 이용하여 고정하는 것을 말한다. 일반적으로는 얇은 금속 결찰 와이어로 브라켓과 교정용 와이어를 물리적으로 고정하지만, 자가결찰 브라켓은 브라켓 자체에 와이어를 고정하는 시스템이 있다. 이를 통해 내원 시간을 줄일 수 있고, 심미적으로도 금속 결찰 와이어가 보이지 않아 더 깔끔하다.

교정용 브라켓은 각 치아의 표면에 부착되는 작은 장치로, 치아의 이상적인 최종 위치와 각도를 고려해 설계된다. 이상적인 치열 배열을 가진 치아 모형에 네모난 금속 브라켓을 부착하고, 그 가운데 빈 공간에 교정용 와이어가 들어갈 수 있게 만들어진 것이 바로 브라켓이다. 치아의 위치에 따라 브라켓의 모양도 (치아에 따른 곡면, 기울기 등) 약간씩 다르기 때문에, 각 치아에 맞는 브라켓을 정확하게 부착해야 한다.

교정용 와이어는 브라켓을 연결해 치아에 이동력을 전달하는 역할을 한다. 와이어는 환자의 악궁 형태에 맞게 미리 구부려져 있다. 특히 니켈-티타늄 와이어는 형상기억 합금을 사용해, 상온에서는 구부러진 상태라도 체온인 37도에서 원래의 이상적인 악궁 형태로 돌아가면서 치아를 서서히 이동시킨다. 이는 초기 교정 단계에서 많이 사용된다.

발치가 필요한 경우, 브라켓을 부착하기 전에 발치를 진행한다. 두 번째 방문에서는 시간이 많이 소요되는데, 이때 브라켓을 치아에 고정시킨다. 보통 치아의 볼 쪽, 즉 혀 반대편에 브라켓을 부착하며 이 과정에 약 30~60분이 소요된다.

브라켓을 모두 부착한 후에는 교정용 와이어를 삽입한다. 초기에는 치아가 많이 삐뚤어져 있기 때문에 유연한 니켈-티타늄 와이어를 사용해 약한 힘으로 치아를 서서히 이상적인 배열로 이동시킨다. 이 와이어는 처음에는 얇은 것부터 시작해 점차 두꺼운 와이어로 교체한다. 치아 배열이 어느 정도 정리되면 더 단단한 스테인리스 스틸 와이어를 사용해 정교한 이동을 시작한다. 이 과정은 약 6개월 정도 소요되며, 이 단계에서는 치열이 드라마틱하게 변화하기 때문에 환자들이 교정에 만족감을 느낀다. 이 시기를 치열 펴기 단계라고 한다.

치열 펴기 단계가 완료된 후에는 치열 당기기 단계로 넘어간다. 이 단계에서는 이상적으로 배열된 앞니를 뒤쪽으로 이동시키거나 발치 후 남은 공간을 폐쇄하는 데 초점을 맞춘다. 더 두꺼운 스테인리스 스틸 와이어를 사용해 더 강한 힘을 가하고, 필요에 따라 폐쇄 코일 스프링이나 체인을 사용해 치아를 이동시킨다. 또한, 미니 스크류를 잇몸에 식립해 어금니가 앞으로 움직이지 않도록 고정하기도 한다. 이 과정에서는 치아 뿌리의 평행성을 유지하며 치아를 이동시키는 것이 중요하다. 이 단계는 보통 6~12개월 정도 소요된다.

마지막으로 마무리 단계에서는 치아의 위치를 세밀하게 조정하고 교합을 안정화시킨다. 치아의 회전, 각도, 미세한 위아래 높이를 조정하며, 필요에 따라 씹는 면을 조금씩 깎아 교합을 맞춘다. 왜냐하면 아무리 교정이 잘 되어 있어도 위아래 치아의 씹는 면이 잘 물리지 않으면 그 씹는 힘으로 인해 치아가 다시 삐뚤빼뚤해지도록 치아가 움직이기 쉽기 때문이다. 이 단계는 약 3~6개월 정도 소요되며 교정의 완성도를 높이는 중요한 시기다. 이 시기에는 환자와 치과의사 간의 절충이 필요할 때가 많다. 환자는 교정이 끝났다고 생각하지만, 치과의사는 더 완벽한 결과를 위해 조금 더 교정을 진행하고자 하기 때문이다.

교정치료가 끝나면 브라켓을 제거하고 스케일링을 진행하며 치아에 발생한 충치가 있으면 치료를 실시한다. 그런 다음, 혀 쪽으로 위아래 각각 6개의 치아에 와이어를 고정하고 교정 유지 장치를 제작하여 지급한다. 이 기간을 일반적으로 '유지기(retention phase)'라고 부르는데, 유지 장치를 하루 종일 6개월 동안 착용해야 한다. 그 이유는 교정이 끝난 직후에는 치아가 매우 쉽게 움직이기 때문이다.

치아가 새 위치에 완전히 적응하고 안정화되려면 시간이 필요하다. 앞서 설명한 것처럼 조골세포가 잇몸뼈를 재생하여 단단하게 만들고, 치아 뿌리를 감싸는 치주인대도 재구성하는 데 시간이 걸린다. 또한 교합이 완전히 안정되지 않았기 때문에 현재 교정된 치아로 음식을 씹고, 시간이 지남에 따라 치아의 씹는 면이 자연스럽게 닳으면서 교합이 안정화된다. 더불어, 교정으로 인해 변한 입안 구조에 입술, 혀, 볼, 그리고 얼굴의 피부 등이 적응하는 시간도 필요하다. 겉보기에는 부드러워 보이는 조직들이지만, 이들이 치아에 미치는 힘은 매우 강하다. 예를 들어, 어릴 때 엄지손가락을 많이 빠는 아이들의 경우, 그 습관에 맞춰 치아 구조와 턱뼈가 변형되기도 한다. 이런 구강 근처의 연조직들도 새로운 치아 배열에 맞게 재구성될 시간이 필요하다.

많은 사람들이 궁금해하는 질문 중 하나는 '튀어나온 입술이 교정으로 얼마나 들어갈 수 있을까?'이다. 간단히 말해, 앞니를 약 3mm 정도 뒤로 당기면 입술은 약 1.5mm 정도 들어간다. 1.5mm는 적어 보일 수 있지만, 얼굴의 인상에 큰 변화를 줄 수 있다. 제1소구치를 발치하면 치아 배열 공간은 약 6.5~8mm가 생기는데, 이 중 약 75%를 앞니를 뒤로 이동시키는 데 사용할 수 있다. 예를 들어, 8mm 기준으로 계산하면 약 6mm의 공간을 사용할 수 있고, 이것을 실제 얼굴 기준으로 삼각형 각도로 계산하면 (30도, 60도를 가진 직각삼각형의 대각선을 6mm라고 해보고 계산해보면), 6mm x $\sin 30°$ (=1/2)) 치아는 3mm 뒤로 가고, 입술은 1.5mm 정도 들어가는 것이다.

이러한 변화는 사람마다 다르지만, 대부분은 만족스러운 결과를 얻는다. 만약 안모가 매우 돌출된 경우라면, 양악수술과 같은 악교정 수술을 고려하는 것도 좋은 선택일 수 있다. 치과대학에서 본 많은 학생들이 졸업 전에 치아 교정이나 악교정 수술을 통해 큰 만족감을 얻는 모습을 자주 보았다. 나도 두 번에 걸친 교정치료를 경험했기 때문에 외모에 자신감이 부족하다면 적절한 교정과 수술을 통해 자신감을 되찾는 것을 적극 추천하는 편이다. 고통은 2년 정도이지만, 만족감은 평생 지속될 수 있기 때문이다.

이렇듯 교정치료 기간은 개인의 상태에 따라 다르지만, 일반적으로 18~24개월 정도 소요된다. 단순한 경우에는 이보다 짧을 수 있지만, 복잡한 부정교합의 경우 2년 이상 걸릴 수 있다. 치료 기간에 영향을 미치는 요인으로는 부정교합의 심각도, 환자의 나이, 치료에 대한 협조도, 개인의 생물학적 반응 등이 있다. 교정 기간을 단축하기 위한 다양한 방법들이 연구되고 있지만, 아직까지 임상적으로 널리 사용되는 성공적인 방법은 없다. 예를 들어, 저출력 레이저 치료, 진동 장치, 국소적인 약물 주입 등이 치아 이동 속도를 증가시키는 데 도움이 된다는 연구 결과가 있지만, 이러한 방법들은 아직 광범위하게 적용되지 않았고 추가적인 연구가 필요한 상태다. 현재로서는 2년 정도를 교정치료의 평균 기간으로 보는 것이 적절하다.

최근에는 브라켓 없이 교정하는 투명교정 장치가 많이 활용되고 있다. 투명교정은 투명한 플라스틱 재질의 맞춤형 교정 장치를 사용해 치아를 점진적으로 이동시키는 방법이다. 3D 스캐닝과 컴퓨터 시뮬레이션을 통해 환자의 치열에 맞는 일련의 플라스틱 교정 장치를 (마우스피스로 생각하면 된다) 제작하고, 각 단계별로 약 1~2주간 착용해 치아에 미세한 압력을 가해 조금씩 이동시킨다. 치료 기간은 케이스의 복잡성에 따라 다르지만, 일반적으로 6개월에서 2년 정도 소요된다.

투명교정은 경도에서 중등도의 부정교합, 특히 경미한 치아 부정교합이나 치아 사이의 간격 문제, 간단한 치아 회전 교정에 적합하다. 최근에는 치아를 발치해야 하는 중등도 이상의 부정교합에서도 성공적으로 사용된 사례들이 보고되고 있다. 특히 심미성이 중요한 성인 환자들에게 인기가 많으며 착탈식이라 구강 위생 관리가 용이하다는 장점이 있다. 그러나 복잡한 치아 이동이나 심각한 골격성 부정교합의 경우에는 한계가 있을 수 있어 정확한 진단과 적응증 평가가 중요하다. 또한 환자의 협조도가 치료 성공에 크게 영향을 미치므로 교정 장치는 하루 20~22시간 이상 착용해야 한다는 점을 기억해야 한다.

결론적으로, 교정치료가 장기간 소요되는 이유는 치아 이동의 생물학적 과정이 느리게 진행되기 때문이다. 그러나 이러한 과정을 통해 치아의 위치가 개선되고 더 나은 교합과 안모를 얻을 수 있다. 교정치료는 인내와 시간이 필요하지만, 그 결과로 얻는 기능적, 심미적 개선은 많은 환자들에게 큰 만족을 준다.

제목에서 언급한 '급속 교정'은 사실 일반적인 교정치료로는 불가능하다. 급속 교정은 보통 전치부 라미네이트나 보철치료를 통해 치아 교정의 효과를 얻는 방법을 말하며, 이는 다음 이야기에서 자세히 알아보자.

급속 치아 성형,
정말 1주일 만에 가능한가?

답:

입술 쪽 치아 면을 얇게 깎아 붙이는 라미네이트와 치아 전체를 깎아서 만드는 앞니 심미 크라운 보철물 시술이 모두가 치아 급속성형으로, 1주일만에 가능해서 빠른 교정이 필요한 경우 사용된다.

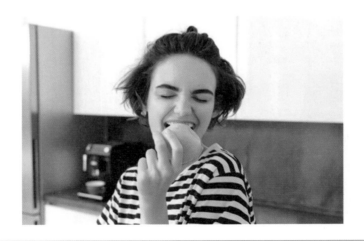

앞니로 사과를 먹으려고 하고 있다. 치아 급속성형인 라미네이트나 앞니 심미 크라운 보철물의 경우 앞니로 음식을 먹는 것은 금지된다. 라미네이트나 앞니 심미 크라운이 깨질 위험이 높기 때문이다. Designed by Freepik.

2장 알수록 재미있는 치과 상식

치아 급속성형은 치과 분야에서 빠르게 발전하고 있는 심미 치료 방법으로, 1주일 정도면 삐뚤빼뚤한 치아를 가지런하고 하얗게 배열할 수 있는 장점이 있다. 이 시술은 보통 라미네이트 또는 앞니 크라운 보철물을 통해 이루어진다. 치아 전면부의 입술 쪽만 살짝 삭제하고(매우 얇게 깎기 때문에 표면 다듬기라고도 한다. 보통 0.5~1mm 정도 깎지만, 최근에는 치아 배열에 따라 더 얇게 0.1mm만 깎거나 무삭제로 시술하는 경우도 있다), 그 위에 얇은 도자기 조각을 부착하는 것이 라미네이트이다. 라미네이트는 치아의 약 30%를 삭제하는 반면, 크라운 보철물은 치아 머리 부분을 전반적으로 깎아 앞뒤 양옆을 모두 씌우는 방식이다. TV나 동영상에서 이쑤시개처럼 보이는 치아를 본 적이 있을 텐데, 이것이 보통 앞니 크라운 보철물을 씌우기 전의 치아 모습이다. 이렇게 치아의 색상, 모양, 크기를 개선하기 위해 하얀 치과 재료를 앞니에 붙이는 것이 바로 치아 급속성형이다.

치아 배열이 대체로 고른 경우는 라미네이트만으로도 급속성형이 가능하지만, 치아가 심하게 삐뚤어진 경우에는 더 많은 삭제가 필요하며, 앞니 크라운 보철물을 사용해 시술하게 된다. 연예인들의 치아 성형 전후 사진에서 매우 큰 차이를 보이는 경우는 대부분 라미네이트가 아닌 앞니 크라운 보철물을 사용한 경우이다. 하지만, TV 등 매체에서는 이 앞니 크라운 보철물과 라미네이트를 모두 포함한 급속교정에 쓰이는 기술을 라미네이트로 부르곤 한다.

전치부 라미네이트 또는 앞니 크라운 보철물 시술 시에는 심미성이 뛰어난 세라믹 재료를 사용한다. 이를 올(All)세라믹 재료라고 부르는데, 올세라믹은 금속 하부 구조 없이 전부 세라믹으로 제작된 재료로, 빛 투과성이 우수하여 자연치아와 유사한 색조를 재현할 수 있다. 올세라믹은 크게 성분에 따라 도자기(포세린), 지르코니아(ZrO2), 알루미나 (Al2O3), 리튬 디실리케이트 등으로 구성된다. 쉽게 말해, 올세라믹은 유리나 도자기와 같은 특성을 가진 재료들이라고 생각하면 이해하기 쉽다.

치과 재료는 일반적으로 금속(스테인레스 스틸로 생각하면 이해가 쉽다), 세라믹(도자기, 세라믹 그릇, 유리 등), 고분자(플라스틱, 금속/세라믹 제외하고 전부), 그리고 복합재료로 나뉘는데, 심미성을 고려할 때는 주로 세라믹 재료를 사용한다. 과거에는 유리 성분의 도자기 재료만이 존재했기에 이를 올세라믹이라 불렀다. 이후 지르코니아 같은 새로운 올세라믹 재료가 개발되었지만, 지르코니아는 재료의 성분에 따라 별도로 지르코니아라고 부른다. 하지만 지르코니아도 치과재료학적으로는 올세라믹 재료의 하위 분류이긴 하다.

가장 심미적인 유리도자기인 포세린은 라미네이트나 전치부 크라운 보철물에 자주 사용된다. 그러나 손톱을 물어뜯거나 교합 관계에 따라 앞니에 더 강한 재료가 필요한 경우에는 지르코니아로 시술이 가능하다. 지르코니아는 최근 금이나 금속 색의 어금니를 대체하는 심미적인 보철물로 많이 사용되는 재료다.

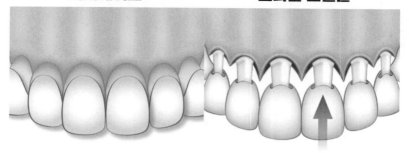

입술 쪽 치아만 깎아 붙이는 라미네이트   **치아 전체를 깎아서 덮는 크라운 보철물**

치아 급속성형의 대표적인 2가지 종류. 왼쪽이 라미네이트 오른쪽이 앞니 크라운 보철물. 모두 세라믹 재료를 활용하고 있으며, 치아은 입술면을 얇게 깎아서 (보통 치아 전체의 ~30%인 0.5~1mm의 법랑질을 삭제, 더 작게 깎기도 한다) 얇은 도자기 조각을 부착하는 것이 라미네이트이고 전반적으로 치아 머리 부분을 깎아서 앞, 뒤, 양옆을 모두 씌우는 형태로 하는 것이 앞니 크라운 보철물이다. 교정이 많이 필요하면 앞니 크라운 보철물을, 교정이 조금 필요한 경우 라미네이트를 한다.

    연예인 지망생들이 자주 선택하는 방법은 웃을 때 가장 많이 보이는 윗쪽 앞니 6개를 한꺼번에 개선하는 것이다. 이렇게 하면 심미성이 균일해지고 전체적인 미소가 크게 개선된다. 상악 중절치(가장 가운데 치아), 측절치(그 옆 치아), 견치(송곳니)를 동시에 시술하여 색상, 형태, 크기의 일관성을 얻을 수 있다. 가장 눈에 띄는 6개 치아를 한 번에 개선함으로써 극적인 변화를 가져올 수 있고, 한 번의 시술로 여러 치아를 동시에 처리하니 시간과 비용 면에서도 효율적이다. 양쪽 치아를 동시에 시술하면 완벽한 대칭을 이루고 전체적인 교합 관계도 조화롭게 조정할 수 있다.

    그러나 몇 가지 고려해야 할 사항이 있다. 6개 치아를 한꺼번에 시술하는 것은 상당한 비용이 들 수 있으며, 건강한 치아의 일부를 삭제해야 할 수도 있다. 경우에 따라 치아 배열을 위해 많은 부분을 삭제해야 하면 불필요한 신경 치료를 해야 하는 상황도 발생할 수 있다. 이렇게 치료된 치아는 지속적인 관리가 필요하며, 한 번 시술하면 되돌리기 어렵다는 점도 유념해야 한다. 최소 삭제나 무삭제 라미네이트의 경우에는 시술 후 마음에 들지 않을 때 제거가 가능한 경우도 있지만, 입술이 튀어나온 것을 싫어하는 사람에게는 최소 삭제나 무삭제 라미네이트의 두께로 인해 입술이 조금이라도 더 나와 보일 수 있다는 점을 고려해야 한다.

일반적으로 앞니 급속성형을 하면 앞니로 음식을 물어뜯는 행위, 예를 들어 라면 끊기나 사과 베어 먹기 등을 피해야 한다. 라미네이트나 앞니 크라운 보철물이 깨질 수 있기 때문이다. 일부 경우에는 4개 치아(중절치와 측절치)만 시술하거나 심지어 가운데 2개 치아만 시술하기도 한다. 하지만 이렇게 4개 이하의 치아만 급속성형을 하면 장기적으로 앞니와 다른 치아 사이에 색 차이가 확연히 나타날 수 있다. 일반 치아가 착색되거나 법랑질이 마모되어 살짝 색이 누렇게 되면서 그런 현상이 생길 수 있다. 따라서 심미성을 최우선으로 생각한다면 앞니 6개 모두를 라미네이트나 보철물로 시술하는 것이 좋다.

최근에는 디지털 기술을 활용한 '디지털 스마일 디자인'을 통해 시술 전에 결과를 미리 시각화하여 환자와 상담하는 경우가 늘고 있다. 이를 통해 전체적인 미소 개선 효과를 미리 확인하고 결정할 수 있다. 적절한 관리 시 이러한 시술은 5~10년 이상 유지될 수 있다. 그러나 라미네이트나 앞니 크라운 보철물의 안쪽이 착색되거나 접착제가 녹아 미세한 누출로 치아 우식이 발생하는 등의 이유로 파절이 일어날 수 있다. 이런 경우 표면을 다시 다듬거나 필요에 따라 신경 치료 후 다시 시술해야 할 수도 있다. 일반적인 자연 치아보다 이러한 보철물을 한 치아는 정기적인 검진과 관리를 통해 더 오래 사용할 수 있다.

또한, 디지털 기술의 발전으로 CAD/CAM 시스템을 이용한 라미네이트 및 앞니 크라운 보철물 제작이 증가하고 있다. 이 방식은 3D 스캐닝으로 환자의 치아 상태를 정확하게 분석하고 컴퓨터로 치아에 장착할 모양을 설계한 후 밀링 머신(치과재료를 CAD/CAM의 디자인에 따라 깎는 기계)으로 사람의 손보다 더 정밀하게 제작한다. CAD/CAM을 이용하면 제작 시간이 단축되고 정확도가 높아져 환자의 만족도가 향상될 수 있다. 또한 시술 전에 가상으로 결과를 미리 볼 수 있어 환자와 치과의사 간의 의사소통이 원활해진다.

최근에는 다양한 치과 재료의 개발로 최소 삭제 및 무삭제 라미네이트 등이 여러 이름으로 소개되고 임상에 적용되고 있다. 적절한 상담을 통해 자신의 치아 구조와 요구에 맞는 치료 방법과 재료, 그리고 치과를 선택하면 원하는 결과를 얻을 수 있을 것이다. 급속 치아성형에서는 잇몸인 연조직의 모양을 다듬기 위한 레이저 기술의 활용도 늘고 있다. 치아의 모양을 결정하는 데 치아뿐만 아니라 잇몸 조직도 중요한 역할을 하기 때문이다. 레이저를 사용해 잇몸을 섬세하게 다듬고 제거하여 잇몸 윤곽을 개선함으로써 전체적인 심미성을 높일 수 있다.

신경을 죽이는 신경치료, 신경을 살리는 방법은 없나요?
(feat. 신경재생술)

답: ▶

치수줄기세포를 이용하여 살릴 수 있는 최신 기술이 있다.

신경치료는 치아의 신경과 혈관을 포함한 치수가 세균에 감염되거나 심하게 손상되어 치통을 유발할 때 시행하는 중요한 치과 시술이다. 주로 치수까지 침범한 깊은 충치, 치아 균열, 외상으로 인한 치수 오염, 또는 신경 자극으로 인해 치통이 발생할 때 신경치료를 시행한다. 치수는 치아의 법랑질과 상아질 내부에 위치한 연한 조직으로, 결합조직, 신경, 혈관 등으로 이루어진 복합 조직이다. 치수는 외부 충격에 대한 방어 및 적응 메커니즘을 가지고 있어 치아가 파절되거나 교합 문제에 잘 대처할 수 있다.

신경치료의 주요 목적은 감염된 치수를 완전히 제거하고 치아 내부를 깨끗이 소독한 후 밀봉하여 추가적인 감염을 방지하는 것이다. 이를 통해 '생활치'라고 불리는 살아있는 치아에서 치수를 제거해 '실활치'로 만들게 된다. 신경치료라고 불리지만, 사실상 물리적으로 치아의 신경을 제거하는 시술이다.

치수 감염에 관여하는 대표적인 세균은 Enterococcus faecalis(E. faecalis, 이 페칼리스)로, 이 세균은 매우 끈질기고 항생제 내성이 강해 치료가 어려운 것으로 알려져 있다. 이외에도 Streptococcus mutans, Porphyromonas endodontalis, Prevotella intermedia 등 여러 충치와 관련된 세균들이 치수 감염에 관여한다. 그렇다면 단순히 세균을 없애면 되는 것일까? 왜 치수 자체를 제거해야 할까?

치수가 세균에 감염되어 염증이 발생하면 대부분의 경우 치수의 재생은 비가역적으로 불가능해진다. 이에 대한 정확한 메커니즘은 아직 명확히 밝혀지지 않았지만, 몇 가지 가설이 제시되고 있다.

첫째, 치아의 단단한 구조 때문이다. 치아는 법랑질과 상아질로 둘러싸인 단단한 구조인데, 세균 오염으로 인해 염증이 발생하면 치수 내부에서 부종이 생기고, 이로 인해 치수 내부의 압력이 증가하면서 혈류 공급이 차단된다. 치수는 잇몸뼈와 연결된 작은 혈관과 신경을 통해 영양분을 공급받고 염증 세포들이 세균과 싸우기 위해 치아 뿌리 끝부분을 통해 들어가지만, 부종으로 인해 이 통로가 막히게 되면 염증 세포들이 치수에 도달하지 못한다.

이 치아 뿌리 끝부분의 작은 구멍을 치근단 공(Apical foramen)이라 하며, 직경은 약 0.3~0.6mm이다. 이 작은 구멍을 통해 동맥, 정맥, 신경이 지나는 가운데(각각 0.1~0.3mm의 크기), 이 통로가 부종으로 인해 조금이라도 내부 압력에 의해 차단되면 치수에 혈류가 제대로 공급되지 않게 된다. 그렇게 되면 세균을 없애는 청소부 역할을 하는 염증세포와 영양분 공급 및 찌꺼기/노폐물 청소 등이 원활하게 되지 않게 되는 것이다.

둘째, 세균 독소와 염증 매개체가 지속적으로 축적되기 때문이다. 세균에 의해 염증이 발생하면 염증 반응이 일어나고 염증 매개 물질들이 치수 내에 축적된다. 그러나 이 물질들은 제대로 배출되지 못하고 염증 반응이 계속해서 진행된다. 이 역시 치근단 공을 통해 순환하는 혈류가 원활하지 못하기 때문에 발생한다.

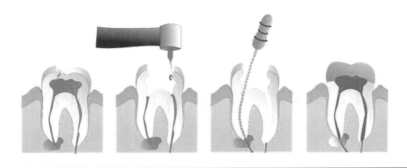

신경치료를 하는 그림. 왼쪽부터 충치로 오염된 치수, 신경치료를 위한 치아 삭제 및 치수 제거, 신경치료용 파일을 이용한 치근부위 치수 제거, 치과재료로 치수 부분 및 치아 머리부분 수복. Wikipedia. Jeremy Kemp CC BY-SA 3.0.

치수 감염이 발생하면 반드시 신경치료를 해야 할까? 사실, 그렇지는 않다. 치통이 발생했을 때 조기에 치과를 방문하여 치료를 받으면 신경치료를 하지 않고도 충치 치료로 문제를 해결할 수 있다. 치수 감염의 정도에 따라 스스로 재생이 가능한 가역적 치수염과 재생이 불가능할 정도로 치수 감염이 진행되어 신경치료를 해야 하는 비가역적 치수염으로 나뉘며, 각각의 경우에 따라 치료 방법이 달라진다.

2장 알수록 재미있는 치과 상식

가역적 치수염은 치수에 경미한 자극이나 손상으로 인해 발생하는 초기 단계의 염증 상태를 말한다. 이 상태에서는 자극 요인이 제거되면 치수가 스스로 회복될 수 있다. 주로 초기 충치, 치아 균열, 치과 시술로 인한 일시적인 자극 등이 원인이 될 수 있다. 가역적 치수염의 증상으로는 차갑거나 뜨거운 자극에 대한 일시적인 통증, 단 음식에 대한 민감성이 있을 수 있으며, 이러한 통증은 자극이 사라지면 바로 없어지는 특징이 있다. 치료는 원인 제거와 함께 치아를 보존하는 치료로 진행된다.

반면, 비가역적 치수염은 치수의 심각한 손상이나 지속적인 자극으로 인해 발생하는 상태로, 이 경우 치수는 회복이 불가능하며 대부분 신경치료가 필요하다. 비가역적 치수염의 원인으로는 심한 충치, 깊은 치아 균열, 치아 외상, 반복적인 치과 시술 등이 있다. 증상으로는 자발적이고 지속적인 통증, 찌르는 듯한 강한 통증, 온도 자극에 대한 장기간 지속되는 통증, 그리고 치아를 두드릴 때 느껴지는 심한 통증이 있다. 특히 밤에 더 심해지는 박동성 통증이 특징적이다. 이는 심장 박동에 맞춰 통증이 느껴지는 것으로, 가장 고통스러운 치통 중 하나다. 누웠을 때 통증이 더 심해지는데, 이는 치아가 심장 높이와 비슷해져 박동에 따라 혈류량 증가로 인한 압력이 증가하면서 통증을 가중시키기 때문이다. 이런 경우 고통을 줄이기 위해 상체를 높여 앉아 있으면 통증을 완화할 수 있다.

이러한 통증의 원인은 치아 내부의 압력 변화와 밀접하게 관련이 있다. 치수 염증이 진행되면서 치아 내부에 수소 가스(H_2) 같은 가스가 발생하고, 이는 치아 내부의 압력을 증가시킨다. 누운 자세에서는 심장과 치아의 높이가 같아져 치아로의 혈류가 증가하고, 이는 이미 높아진 내부 압력을 더욱 가중시켜 통증을 심화시킨다.

이때 극심한 통증을 빠르게 해소할 수 있는 응급 처치 방법으로 감압이 있다. 치과의사가 치아에 작은 구멍을 뚫어 내부 압력을 해소하면 축적된 가스와 압력이 빠져나가면서 통증이 거의 즉각적으로 크게 완화된다. 이 순간이 흔히 치과의사가 '명의'라는 소리를 듣는 순간일 정도로 통증이 바로 사라지기 때문이다. 하지만 이 응급 처치는 일시적인 통증 완화일 뿐, 근본적인 치료는 아니므로 이후 신경치료를 통해 문제를 완전히 해결해야 한다. 통증이 너무 심할 경우 치과대학병원의 응급실에서 이러한 응급 처치를 받을 수 있으니 심한 통증이 있을 때는 응급실을 찾는 것도 한 방법이다.

가역적 치수염과 비가역적 치수염의 구분은 치과의사와 환자 모두에게 임상적으로 매우 중요한 부분이다. 가역적 치수염의 경우 적절한 치료를 통해 치수의 생활력을 유지할 수 있지만, 비가역적 치수염은 대부분 치수 제거, 즉 신경치료가 필요하기 때문이다.

두 상태를 환자의 증상을 바탕으로 간단하게 구분하면, 가역적 치수염은 찬 것에 대한 일시적인 통증이 나타나며 자극이 사라지면 통증도 빠르게 사라진다. 반면, 비가역적 치수염은 자극과 상관없이 지속적인 통증을 유발하며 자발적인 통증이 나타나는 경우가 많다. 그러나 이런 주관적인 증상만으로 두 상태를 명확히 구분하기는 어려울 때가 많다.

따라서 치과의사는 환자의 증상(자발통, 온도 민감성, 타진 시 통증 등)을 종합적으로 평가하고 방사선 사진을 통해 치근단 병변의 유무를 확인하며, 치수 생활력 검사(온도 검사, 전기 치수 검사 등)를 통해 치수의 상태를 진단한다. 방사선 사진에서 치근단 병변이 보인다면 이미 치수가 감염되어 비가역적 치수염으로 진행된 가능성이 높다.

하지만 이러한 검사로도 가역적 치수염과 비가역적 치수염의 경계가 애매할 때가 있다. 이럴 경우 치과의사는 보존적인 가역적 치수염 치료를 먼저 시도하고, 이후 환자의 상태를 모니터링한다. 만약 증상이 호전되지 않거나 악화된다면 그때 비가역적 치수염으로 진단하고 신경치료를 시작한다.

그런데 이렇게 치과의사들이 치수를 살리려는 이유는 무엇일까? 생활치는 살아있는 치수를 가진 치아로, 외부 자극에 대한 감각을 유지하며 온도 변화나 압력에 즉각적으로 반응한다. 이러한 감각은 치아를 보호하는 중요한 역할을 하며 과도한 자극을 인지해 예방할 수 있게 한다. 특히, 생활치는 충치에 더 강한 저항력을 가진다. 치수 내 방어 기전이 활성화되면 이차 또는 삼차 상아질을 형성해 박테리아의 침입을 막고 치아 구조를 보호할 수 있다. 또한, 생활치는 지속적으로 이차 또는 삼차 상아질을 생성하여 치아 구조를 강화하며 파절에 대한 저항력도 더 크다. 교합력에 대해서도 생활치는 더 잘 적응한다. 치주인대의 감각 수용기를 통해 과도한 교합력을 감지하고, 이를 조절할 수 있기 때문에 치아 보호가 가능하다.

반면, 실활치는 신경치료로 치수가 제거되었거나 치수가 괴사된 치아로, 외부 자극에 대한 감각이 없다. 이로 인해 과도한 자극에 노출되어도 이를 인지하지 못해 치아 손상의 위험이 높아진다. 충치에 대해서도 실활치는 더 취약하다. 치수의 방어 기전이 사라져 박테리아의 침입을 막는 능력이 떨어지고, 치통이 없기에 인지하지 못한 상태에서 치아 구조가 충치로 인해 약화되어 치아가 부러질 가능성이 크다.

또한, 실활치는 치수 제거로 인해 건조해지고, 구조적으로 취약해져 파절 위험이 증가한다. 교합력에 대해서도 실활치는 적응력이 떨어지며, 감각 수용기가 없어 과도한 힘을 감지하지 못해 음식을 씹을 때 돌이나 뼈로 인해 치아가 쉽게 파절될 수 있다.

이로 인해 실활치는 더 주의 깊은 관리가 필요하다. 정기적인 검진을 통해 치아 상태를 모니터링하고, 필요에 따라 보철물로 치아를 보강해야 한다. 실활치의 교합 상태를 자주 점검하여 과도한 힘이 가해지지 않도록 조절하는 것도 중요하다. 반면, 생활치는 자체적인 방어 기전과 적응력이 있어 상대적으로 유지 관리가 더 쉽다.

결론적으로, 생활치는 외부 자극, 충치, 파절, 교합 문제에 대한 자연적인 방어 및 적응 메커니즘을 통해 더 잘 대처할 수 있다. 실활치는 이러한 방어 메커니즘이 부족해 더 취약하며, 따라서 더 세심한 관리와 주의가 필요하다. 치과의사는 이러한 차이를 고려해 적절한 치료 계획을 수립하고, 환자에게 적절한 관리 지침을 제공해야 한다.

최근에는 치수를 살리기 위한 재혈관화(revascularization) 기법이 주목받고 있다. 이 방법은 주로 미성숙 영구치에서 적용되며, 치수강(치수가 채워져 있는 치아 내부의 공간)을 소독한 후 치근단공을 통해 출혈을 유도하여 혈병(피떡)을 형성한다. 이 혈병은 줄기세포의 지지체 역할을 하여 새로운 조직을 형성하는 데 도움을 준다. 최근에는 성숙한 영구치에서도 신경치료 후 재혈관화를 유도하여 치수 재생을 통해 생활치를 유지하는 연구가 진행 중이다.

특히 치수줄기세포를 활용한 치수 재생 연구가 활발하다. 일본에서는 2020년부터 치과에서 줄기세포를 이용한 치수 재생 시술이 시행되고 있다. 이 방법은 환자의 유치, 사랑니 또는 교정 시 발치한 치아에서 줄기세포를 채취한 후, 이를 배양해 치수 재생이 필요한 치아에 신경치료 후 이식하는 방식이다. 이를 통해 새로운 혈관과 신경, 치수 조직의 재생을 유도하는 것이다.

이러한 치수 재생 기술은 국내에서는 아직 초기 단계에 있으며, 적절한 줄기세포 공급원 확보와 효과적인 재료 개발, 재생된 치수 조직의 장기적 안정성 확보가 주요 과제로 남아 있다.

현재의 신경치료는 감염된 치수를 제거하여 실활치로 만드는 방식이지만, 미래의 치과 치료는 치수를 재생하고 살려 생활치로 만드는 방향으로 나아가고 있다. 이는 치과 의학의 패러다임을 '제거와 대체'에서 '보존과 재생'으로 전환하는 중요한 변화다. 향후 연구와 기술 발전을 통해 더 많은 환자들이 원래의 치아를 오래도록 건강하게 유지할 수 있을 것으로 기대된다.

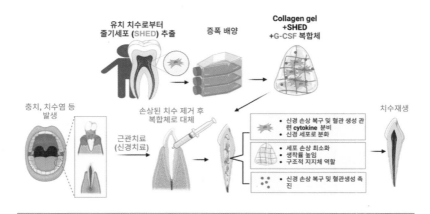

최근에 시행되고 있는 줄기세포를 이용하여 성숙 영구치의 재혈관화를 통한 치수 재생. 일본에서는 이미 2020년부터 치과의원에서 줄기세포를 이용한 치수 재생 시술이 시행되고 있다. 이 방법은 환자의 유치, 사랑니나 교정을 위해 발치되는 치아에서 치수 줄기세포를 채취하여 배양한 후, 이를 다시 치수재생이 필요한 치아 내부에 신경치료 이후 생체재료와 함께 이식하는 방식으로 현재 치수를 재생시켜 치아를 살릴 수 있는 유일한 치료법이다. 그림 셀앤매터 윤지영 박사.

일본에서의 치아 치수 유래 줄기세포 치료제 치수 재생 임상 적용

치아의 치수(신경치료 시 흔히 제거되는 연한 조직으로, 신경, 혈관, 결합조직 등의 복합체로 이루어져 있다)에서 유래한 줄기세포는 영구치 또는 유치의 치수 조직에서 추출한 줄기세포를 말한다. 특히 어린아이의 유치에서 추출한 치수 줄기세포는 영어로 stem cells from human exfoliated deciduous teeth(SHED)라고 불리며, 이 줄기세포는 자가 재생(증식) 및 다분화 능력이 어른 치아에서 유래한 줄기세포보다 뛰어나다. SHED는 상아질·치수 유사 복합체, 신경, 피부, 연골 및 뼈 생성을 할 수 있는 능력도 뛰어난 것으로 알려져 있다. 이러한 SHED를 포함한 치아 치수 유래 줄기세포는 일상적인 치과 시술에서 쉽게 접근할 수 있다는 점(자연 탈락 유치, 사랑니 발치 또는 교정 발치 시 치아를 확보할 수 있음), 윤리적 문제가 없다는 점, 그리고 발생학적으로 외배엽과 중배엽에서 기원하여 다양한 조직 재생 치료에 적용할 수 있다는 점에서 매우 매력적인 줄기세포 공급원으로 각광받고 있다.

이번 이야기에서는 치아 치수 유래 줄기세포 치료제를 치과 임상에서 자가 치수 재생용으로 활용하고 있는 일본의 현황을 소개하고자 한다.

SHED는 2003년 미국의 Songtao Shi 교수가 미국 국립보건원(NIH)에서 처음 추출하여 줄기세포 능력이 뛰어남을 인정받았다. 그 이후 영구치 유래 치수 줄기세포와 함께 다양한 전임상 동물 모델과 임상시험에서 조직 재생에 효용성이 있는 것으로 밝혀졌다. SHED는 뼈 재생 및 복구, 신경 재생, 심근경색 치료, 염증성 장 질환, 신장 손상, 간 섬유증, 당뇨병, 발기부전, 피부 상처, 근육 손상 등 다양한 질환의 치유 가능성을 보여주었다. 또한, 초기 단계의 임상시험에서 효능과 안전성을 보여주어 임상 적용 가능성이 매우 높은 세포 치료제 공급원으로 주목받고 있다.

일본에서는 2010년대 초반부터 치수 유래 줄기세포 연구가 본격적으로 진행되어 왔다. 현재 일본에서는 약 295개의 치과에서 줄기세포 확보를 위한 치아 및 치수의 뱅킹(반영구 저장)이 이루어지고 있으며, 자가 치수 재생 치료는 17개의 치과에서 진행되고 있다(https://aerasbio.co.jp/stem_cell_bank/). 치수 줄기세포를 보관하기 위한 뱅킹 비용은 5~10년 기준으로 30~350만 원이며, 자가 치수 줄기세포를 활용한 치수 재생 치료는 근관의 개수에 따라 550만 원(단근관)에서 1000만 원(다근관)까지 비용이 책정되어 있다.

이 치료법은 2020년 일본에서 승인되었으며, 세계 최초로 도입된 선진적인 치료법이다. 치료 과정은 다음과 같다.

1. 치과 의원에서 발치한 치아를 치수 배양 및 증폭 센터(기업)에 보낸다.

2. 치아에서 줄기세포를 채취하고, 치료에 필요한 수만큼 증폭·배양한다(1~2개월 소요).

3. 배양된 치수 줄기세포는 품질 및 안전성 평가를 거친 후, 필요한 치과의원에 발송된다.

4. 치과에서는 신경치료 후 자가 치수 줄기세포를 근관에 적용해 완전 치수 재생(revascularization)을 유도한다.

이 치료는 기존의 신경치료 방식과 차별된다. 기존 신경치료에서는 치수를 제거하여 실활치로 만든 후, 치과 재료로 근관을 채우고 보철물을 올렸으나 이 치료법은 자가 치수줄기세포를 이용하여 치수 재생을 유도해 생활치로 유지한 상태에서 치료를 마무리한다. 이를 통해 실활치의 단점인 파절, 교합력 저하, 빠른 임플란트 시술 전환 등을 극복할 수 있는 방법으로 주목받고 있다.

국내에서도 첨단재생의료법 개시 이후 다양한 치수 줄기세포 관련 연구가 활발히 진행되고 있다. 국내에서도 유사한 개념의 치료법이 도입될 가능성이 크며, 치수 줄기세포를 활용한 신기술이 빠르게 개발되어 국민의 구강 건강에 기여할 수 있기를 기대한다. 이 기술은 제2의 임플란트라고 불릴 만큼 중요한 신기술로, 치아 보존과 재생의 새로운 길을 열어줄 것이다.

턱에서 나는 '딱딱' 소리, 그냥 둬도 괜찮을까?

답: 구강내과 전문의 치과를 가서 치료를 꼭 받아보자.

턱관절 질환은 현대인들에게 흔히 발생하는 문제로 다양한 증상으로 나타난다. 가장 흔한 증상 중 하나는 턱관절 부위의 통증이다. 이 통증은 귀 앞쪽이나 볼 부위에서 느껴지며 심할 경우 두통으로 이어지기도 한다. 통증의 양상은 둔통에서 날카로운 통증까지 다양하게 나타날 수 있다.

턱을 움직일 때 나는 소리도 대표적인 증상이다. 이는 '딱딱' 소리가 나거나(clicking), 갈리는 듯한 소리(crepitus)로 나타날 수 있는데, 주로 관절 디스크의 위치 이상이나 관절면의 변형으로 인해 발생한다. 또한, 턱의 움직임 제한이 나타나 입을 크게 벌리기 어렵거나 좌우로 움직이는 데 제한이 생길 수 있다. 심한 경우에는 턱이 완전히 고정되어 입을

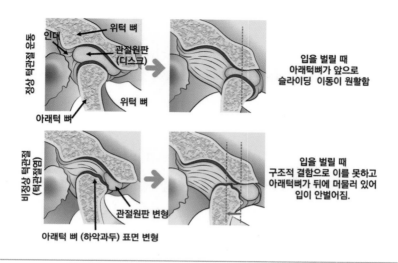

정상 턱관절 운동

위턱 뼈
인대
관절원판
(디스크)
위턱 뼈
아래턱 뼈

입을 벌릴 때
아래턱뼈가 앞으로
슬라이딩 이동이 원활함

비정상 턱관절
(턱관절염)

관절원판 변형
아래턱 뼈 (하악과두) 표면 변형

입을 벌릴 때
구조적 결함으로 이를 못하고
아래턱뼈가 뒤에 머물러 있어
입이 안벌어짐.

턱관절염의 X-ray 사진. 정상적인 턱관절을 가진 아래턱의 뼈 부위는 (하악과두) 표면이 매끄럽다.
하지만, 골관절염의 경우는 골표면이 불규칙하게 변하며, '사그락'거리는 소리와 함께 통증이 발생
하게 된다. 턱관절 장애의 대부분의 경우는 턱뼈 자체의 문제가 아닌 턱관절을 둘러싸고 있는 인대
와 주변 근육이 손상되어 발생하는 것이다. 그러므로 손상된 인대와 근육을 치료하여, 턱관절 통증
을 줄이고 정상적인 운동범위로 회복시키는 치료를 해야 한다.

벌리지 못하는 개구장애가 발생하기도 한다.

얼굴이나 턱 근육의 뻣뻣함이나 피로감도 턱관절 질환의 증상 중 하
나로, 특히 아침에 일어났을 때 이러한 증상이 심하게 나타날 수 있다.
또한 치아 교합에 변화가 생겨 갑자기 치아가 잘 맞지 않는 느낌이 들
거나 특정 부위에 과도한 압력이 가해지는 느낌이 나타나기도 한다.

턱관절 문제로 인해 두통이 생기는 경우도 많다. 이는 주로 관자놀이
나 뒷목 부위에서 느껴지며 긴장성 두통과 유사한 양상을 보인다. 또
한, 목과 어깨의 통증이나 뻣뻣함도 턱관절 문제와 관련이 있을 수 있
다. 이는 턱관절 문제로 인해 자세가 변하거나 근육의 긴장도가 높아
지기 때문이다.

턱관절 문제는 종종 귀 증상도 동반할 수 있다. 귀가 멍멍한 느낌, 이명(귀울림), 어지러움 등이 발생할 수 있는데, 이는 턱관절과 귀가 해부학적으로 가까이 위치해 있기 때문이다. 이로 인해 일부 환자들은 수면 장애를 겪기도 한다. 턱관절 통증 때문에 잠들기 어렵거나 수면 중 이갈이로 인해 자주 깨어나는 경우가 있다.

심리적인 증상도 동반될 수 있다. 만성적인 턱관절 통증으로 인해 불안감이나 우울감을 느끼는 경우도 적지 않다. 이러한 증상들은 개인에 따라 한 가지 증상만 나타날 수도 있고, 여러 가지 증상이 복합적으로 나타날 수도 있다. 또한 증상의 정도는 경미한 불편감에서부터 일상생활에 지장을 줄 정도의 심한 통증까지 다양하게 나타난다. 따라서 이러한 증상들이 지속되거나 심해질 경우, 전문의의 정확한 진단과 적절한 치료를 받는 것이 중요하다.

턱관절 통증이 있을 경우 일반 치과보다는 구강내과(또는 구강내과 전문의가 있는 병원)를 방문하는 것이 바람직하다. 인터넷을 통해 근처의 구강내과 치과를 찾아보고, 홈페이지에서 해당 병원의 정보를 확인하는 것도 좋은 방법이다. 구강내과는 턱관절 질환을 전문적으로 다루는 치과 분야로, 턱관절 치료를 집중적으로 다루는 임상치의학의 한 분야다. 보통 치과대학에는 9~10개의 임상과가 존재하며, 각 과가 중점적으로 치료하는 분야가 다르다. 그중 구강내과는 턱관절 질환 치료를 전문으로 담당한다.

2장 알수록 재미있는 치과 상식

치과대학병원에도 의대병원처럼 여러 가지 과가 있다?

보존과(Conservative Dentistry): 치아의 자연 구조를 최대한 보존하면서 충치 치료와 치아 복원 등을 담당한다. 주로 충치 제거 후 치아를 메우는 치료, 신경치료(근관치료), 치아 미백과 같은 심미적 치료를 포함한다.

보철과(Prosthodontics): 손실된 치아와 구강 조직을 인공적으로 대체하는 분야이다. 크라운(치아 덮개), 브릿지(치아 사이를 잇는 구조물), 임플란트(인공 치아 뿌리), 의치(틀니) 등을 제작하고 장착하여 구강 기능을 회복시킨다.

치주과(Periodontics): 잇몸 및 치주 조직 질환의 진단, 치료, 예방을 담당한다. 스케일링(치석 제거), 잇몸 수술, 치주염 치료, 임플란트 주위의 잇몸 관리를 수행하며, 건강한 잇몸을 유지하는 데 중점을 둔다.

구강외과(Oral and Maxillofacial Surgery): 구강, 턱, 얼굴 영역에서의 외과적 치료를 담당한다. 사랑니 발치, 턱관절 수술, 구강암 수술, 얼굴 외상 치료, 임플란트와 같은 복잡한 수술을 포함한다.

교정과(Orthodontics): 부정교합을 교정하고 치아와 턱의 비정상적인 위치를 바로 잡는 치료를 담당한다. 교정 장치를 사용해 치아를 이동시키고 턱의 위치를 조정하여 기능적, 심미적 개선을 이끈다.

소아치과(Pediatric Dentistry): 어린이와 청소년의 구강 건강을 관리하는 분야이다. 유치 관리, 충치 치료, 유치와 영구치 사이의 공간 유지, 치아 성장을 돕는 장치 등을 다룬다.

구강내과(Oral Medicine): 구강 점막 질환, 턱관절 장애, 구강 내 통증과 같은 비치과적 구강 질환을 진단하고 치료하는 분야이다. 턱관절 장애(TMD)나 구강 염증과 같은 문제를 주로 다룬다.

영상치의학과(Oral and Maxillofacial Radiology): 구강, 턱, 얼굴 부위의 방사선 촬영과 영상 진단을 담당한다. X-ray, CT, MRI 등의 방사선 기술을 사용해 질환을 진단하고 치료 계획을 수립한다.

예방치과(Preventive Dentistry): 구강 질환을 예방하고 초기 단계에서 발견하는 것을 목적으로 한다. 구강 위생 교육, 불소 도포, 치아 실란트(치아 홈 메우기), 구취 관리 등을 통해 질병을 예방한다.

치과마취과(Dental Anesthesiology): 치과 치료 중에 환자의 통증을 조절하기 위해 마취 및 진정 관리를 담당한다. 전신 마취, 부분 마취, 진정 치료 등을 통해 환자의 불안과 통증을 관리한다.

통합치의학과(Advanced General Dentistry): 위에서 소개되는 각 과의 진료분야를 전반적으로 이해하고 통합적으로 진료를 하는 과로, 간단하게 치과대학 공부를 심화해서 하는 것이라고 생각하면 된다.

턱관절염이 발생하는 이유는 매우 다양하며 현대인의 생활 방식과 밀접하게 연관되어 있다. 스트레스로 인한 이갈이나 이 악물기, 부적절한 자세, 외상, 턱관절의 과도한 사용, 그리고 치과 치료 시 잘못된 교합 조정이나 사랑니 발치 등이 주요 원인으로 꼽힌다. 특히 스마트폰 사용 증가로 인한 거북목 증후군은 턱관절 문제를 악화시키는 주요 요인 중 하나로 주목받고 있다. 스마트폰을 자주 사용할 때 발생하는 잘못된 자세는 목과 턱에 긴장을 유발해 턱관절에 부담을 주기 때문이다.

턱관절 질환은 의외로 20~30대에서 흔히 발생한다(전체 환자의 40~60%). 이 연령대는 높은 스트레스 수준, 불규칙한 생활 습관, 스마트폰 사용에 따른 나쁜 자세, 학업, 취업, 직장 생활 등으로 인한 심리적 압박감이 턱관절 문제를 악화시킬 수 있다. 스트레스 상황에서 사람들은 자기도 모르게 치아를 꽉 깨물거나 잠잘 때 이갈이를 하는 경향이 있는데, 이는 턱관절에 무리를 주는 주요 요인 중 하나다. 이러한 이유로 턱관절염은 현대인의 질병으로 많이 주목받고 있다.

턱관절염이 중요한 또 다른 이유는 한 번 발생하면 비가역적인 변형으로 이어질 수 있다는 점이다. 턱관절염이 비가역적 변화로 이어지는 주된 이유는 관절 디스크, 인대 또는 주변 뼈조직의 퇴행성 변화 때문이다. 이러한 해부학적 변화는 시간이 지나면 지속적으로 악화되며, 한 번 변형된 관절 구조는 다시 원래 상태로 돌아가기 어렵다. 이는 마치 오래된 기계 부품이 마모되어 교체가 필요해지는 것과 유사하지만, 턱관절은 기계 부품처럼 쉽게 교체할 수 없는 구조다. 따라서 초기에 적절한 치료를 받지 않으면 관절 구조가 영구적으로 손상될 수 있다.

턱관절 질환의 진단 방법은 병력 청취와 임상 검사가 기본이 되며 필요에 따라 파노라마, 경두개 방사선 촬영, CT, MRI 등의 영상 검사를 실시한다. 때로는 관절음 분석이나 악력 검사 같은 특수한 검사도 추가로 진행될 수 있다. 특히, 턱관절 질환을 진단할 때 치아를 교합한 상태에서 촬영하는 방사선 검사와 입을 벌린 상태에서 촬영하는 방사선 검사를 동시에 시행해 관절의 상태를 자세히 파악한다.

간단하게 턱관절염 여부를 의심할 수 있는 방법은 입을 벌릴 때 소리가 나는 경우와 입을 크게 벌리고 손가락 세 개가 모두 들어가지 않을 때다. 이 외에도 문진을 통해 통증의 양상, 지속 시간, 악화 요인 등을 확인한다. 예를 들어, "아침에 일어날 때 턱이 뻣뻣한가요?", "음식을 씹을 때 소리가 나나요?", "최근에 스트레스를 많이 받았나요?", "보철물을 새로 하셨나요?", "사랑니 발치를 했나요?"와 같은 질문을 통해 환자의 증상을 구체적으로 파악한다.

턱관절 질환은 조기 진단과 치료가 매우 중요하다. 따라서 증상이 나타나면 즉시 전문의의 진단과 적절한 치료를 받는 것이 관절 구조의 영구적인 손상을 방지하는 데 큰 도움이 된다.

턱관절 치료는 증상의 정도와 원인에 따라 다양한 방식으로 이루어진다. 초기에는 주로 보존적 치료를 시행하며, 대표적인 치료 방법으로는 물리치료, 약물치료, 그리고 교합안정장치 사용이 있다. 물리치료는 턱관절의 염증과 통증을 완화하고 근육의 긴장을 풀어주는 데 효과적이다. 여기에는 초음파 치료, 레이저 치료, 온열치료, 저주파 전기자극 물리치료 등이 포함된다. 약물치료로는 진통제와 근이완제, 필요에 따라 스테로이드나 저농도의 신경안정제, 항우울제 등을 사용할 수 있다. 이러한 약물은 턱관절의 염증과 통증을 조절하고 심리적인 긴장을 완화해 증상을 개선하는 데 도움을 준다.

교합안정장치(스플린트)는 흔히 마우스피스와 비슷한 장치로, 이갈이 등으로 인해 발생하는 치아와 턱관절의 마모를 방지하고, 턱관절을 안정된 상태로 유지하는 데 사용된다. 스플린트는 위아래 치아 사이를 2~4mm 띄워서 턱관절의 안정위(freeway space)를 유지해 턱관절에 가해지는 압력을 줄이고 근육을 이완시키는 역할을 한다. 안정위란 머리를 똑바로 세운 상태에서 하악이 이완된 상태를 의미하며, 이때 상하악 치아는 접촉하지 않는다. 이 공간을 안정위 공간이라 부르며 이 상태에서 턱관절에 가장 무리가 덜 간다. 스플린트를 통해 턱관절이 안정된 상태로 유지되면 근이완이 이루어지고 관절의 재위치가 가능해질 수 있다.

심한 경우에는 보툴리눔 톡신 주사를 교합을 담당하는 씹는 근육에 주입해 근육의 힘을 약화시키거나 턱관절 관절강 세척술을 시행할 수 있다. 세척술은 턱관절 내부를 생리식염수로 세척하여 염증을 줄이고 유착을 해소하는 방법이다. 또한, 턱관절 내 주사 요법으로 스테로이드나 히알루론산을 주입해 염증을 가라앉히는 치료도 가능하다. 수술적 치료는 극히 드물게 시행되며 다른 치료 방법들이 효과를 보지 못할 때 최후의 수단으로 고려된다.

턱관절 질환을 예방하려면 일상생활에서 턱관절에 부담을 주는 행동을 피해야 한다. 턱 괴기, 하품을 크게 하기, 질긴 음식 섭취 등이 턱관절에 좋지 않다. 특히 질긴 고기, 딱딱한 견과류 외에도 김치나 깍두기처럼 겉보기엔 연해 보이지만 실제로 질긴 음식도 턱관절에 무리를 줄 수 있다. 이러한 음식들은 턱관절에 과도한 부담을 주므로 턱관절 질환이 있거나 통증이 있는 경우 피하거나 섭취 시 주의가 필요하다. 음식을 작게 잘라 먹거나 부드럽게 조리하는 것이 좋으며, 천천히 꼭꼭 씹어 먹는 습관을 들이는 것도 턱관절 건강에 도움을 줄 수 있다.

턱관절에 안 좋은 대표적인 음식

질긴 고기: 소고기 갈비, 돼지고기 족발과 같이 질긴 부위는 씹는 데 많은 힘을 필요로 한다.

껌: 오랜 시간 씹는 동작이 턱관절에 과도한 스트레스를 준다.

딱딱한 과일: 사과, 배 등을 통째로 베어 먹을 때 턱을 크게 벌려야 하므로 좋지 않다.

견과류: 아몬드, 땅콩 등은 단단하고 씹을 때 턱관절에 부담을 준다.

질긴 빵: 바게트와 같은 빵은 질겨서 씹는 데 힘이 많이 든다.

김치: 특히 배추김치는 질기고 섬유질이 많아 턱관절에 부담을 줄 수 있다.

오징어, 문어: 매우 질겨 오래 씹어야 하는 음식은 피하는 것이 좋다.

질긴 채소: 셀러리, 당근 등 섬유질이 많은 채소들도 턱에 무리를 줄 수 있다.

딱딱한 사탕이나 캐러멜: 이들은 턱에 지속적인 압력을 가한다.

질긴 육포: 오래 씹어야 해서 턱관절에 부담이 될 수 있다.

큰 햄버거: 크게 만든 햄버거는 입을 크게 벌려 먹어야 해서 턱관절에 무리를 준다.

결론적으로, 초기 치료와 적절한 관리가 턱관절 질환의 증상을 완화하고 상태가 악화되는 것을 방지하는 데 매우 중요하다. 턱관절에 무리를 주는 행동을 피하고 적절한 치료를 통해 건강한 턱관절을 유지하는 것이 필요하다. 또 턱관절 건강을 위해서는 앞서 소개한 음식을 섭취할 때 주의해야 하며, 턱관절에 무리가 가지 않도록 평소 생활습관을 조절하는 것이 필요하다. 특히 턱관절 통증이 지속된다면 주저하지 말고 구강내과를 방문해 정확한 진단과 치료를 받는 것이 중요하다.

치과 임플란트가
노벨상을 탈 수도 있었다?

Per-Ingvar Brånemark

토끼 다리에 박힌 티타늄 나사. 이게 안 빠져서 치과 임플란트를 생각함

Alfred Nobel

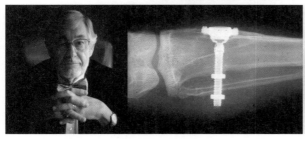
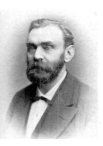

치과 임플란트와 노벨상의 관계는 흥미로운 역사적 배경이 있다. (왼쪽) 스웨덴 출신의 치과임플란트 개념을 처음 제시한 브레네막(Per-Ingvar Brånemark) 교수. (가운데) 티타늄 장치가 토끼 뼈와 단단히 결합되어 쉽게 분리되지 않는 '골유착 (osseointegration)' 현상을 발견했다. 후에 치과용 임플란트 개념의 효시가 되었다. (오른쪽) 노벨상을 만든 Alfred Nobel. Per-Ingvar Brånemark and Alfred Nobel Wikipedia CC BY-SA 3.0.

2024년에 나는 한국의 차세대한림원(Y-KAST) 멤버로서 노벨상을 발표하는 기관들을 방문하고 스웨덴의 젊은 과학자들과 교류하는 기회를 가질 수 있었다. 스웨덴 스톡홀름에 있는 스웨덴 왕립 과학 한림원(Royal Swedish Academy of Sciences)에서는 노벨 물리학상, 화학상, 경제학상이 발표되며, 스톡홀름의 카롤린스카 의과대학(Karolinska Institutet)에서는 노벨 의학/생리학상, 그리고 이번에 한강 작가님이 받은 노벨 문학상은 스웨덴 한림원(Swedish Academy)에서 발표된다. 특히 노벨 물리, 화학, 경제학상을 발표하는 자리에 직접 방문을 하게 되면서 나는 처음으로 노벨상의 중요성과 노벨상을 받기 위한 연구의 방향성에 대해 깊이 고민하게 되었다. 또한 2024년에 수여된 한강 작가님에 대한 노벨 문학상 수여를 보면서, 나를 포함한 우리나라 연구자들이 충분히 노벨 과학상을 탈 수 있을 것이라는 자신감을 얻게 되었다.

현재까지 치의학 분야에서는 아직 노벨상이 수여되지 않았다는 사실을 떠올리며 치의학에서 노벨상을 받을 수 있는 연구 주제를 생각해 보았다. 이 과정에서 치과 임플란트가 노벨상 수상에 근접했을 가능성이 있다고 판단하게 되었다. 치과 임플란트는 지금까지 치의학에서 가장 중요한 발견 중 하나로 평가받고 있으며, 특히 치과 임플란트 개발의 역사적 배경을 살펴보면 노벨상과의 관계를 충분히 고려할 수 있다는 생각이 들었다.

실제로 치과 임플란트와 노벨상의 관계는 흥미로운 역사적 배경을 가지고 있었다. 이 이야기는 스웨덴 출신의 페르 잉바르 브로네막(Per-Ingvar Brånemark) 교수가 우연히 발견한 골유착(osseointegration) 현상에서 시작된다.

1950년대 초, 브로네막(Per-Ingvar Br⊠nemark) 교수는 스웨덴 예테보리 대학교(University of Gothenburg)에서 의과대학 해부학 교수로 재직 중이었다. 그는 혈액의 미세순환과 뼈 치유 과정을 연구하고 있었는데, 이를 관찰하기 위해 티타늄으로 만든 작은 관찰 장치를 토끼의 대퇴골에 삽입하는 실험을 고안했다. 이 장치는 뼈 내부의 혈액 순환을 실시간으로 관찰할 수 있도록 설계된 일종의 현미경 역할을 했다. 브로네막 교수는 이 장치를 통해 뼈의 치유와 미세순환을 연구하려 했다.

실험은 성공적이었고 원하는 데이터를 얻을 수 있었다. 그러나 실험이 끝난 후 그가 장치를 제거하려 할 때 예상치 못한 일이 발생했다. 티타늄 장치가 뼈와 단단히 결합되어 쉽게 분리되지 않았던 것이다. 바로 이 순간이 골유착(osseointegration, 오세오인테그레이션) 현상의 발견이었다. 브로네막 교수는 이 현상을 치과 분야에 응용할 수 있을 것이라 생각했다. 그는 인공 치근을 만들어 치아 뿌리를 대신하는 방법을 제안했고, 이를 통해 안정적으로 치아를 대체할 수 있을 것이라고 예측했다.

그러나 그의 아이디어는 처음에 많은 회의적인 반응을 불러일으켰다. 당시 의학계에서는 몸속에 삽입된 금속이 인체에서 염증 반응 없이 장기간 유지된다는 개념을 쉽게 받아들이지 못했다. 특히 치주인대가 없는 상태에서 인공 치근이 강한 교합력을 견딜 수 없다는 우려가 있었다. 하지만 브로네막 교수는 이 이론을 포기하지 않고 약 10년간 추가 연구를 진행했다.

그는 동물 실험을 통해 티타늄 임플란트의 안정성과 효과를 입증했고, 1965년에 최초로 치과의사와 협력하여 인간에게 티타늄 임플란트를 잇몸뼈에 성공적으로 식립했다. 이 성공은 치과 임플란트 분야에서

획기적인 사건이었으며, 이후 치과 임플란트는 전 세계적으로 사용되기 시작했다.

1978년, 브로네막 교수는 자신의 연구를 상용화하기 위해 노벨파마(Nobel Pharma)라는 회사를 공동 설립했다. 브로네막 교수는 주로 과학적, 기술적 연구에 집중했으며 비즈니스 운영은 다른 경영진이 맡았다. 이 회사는 이후 노벨바이오케어(Nobel Biocare)로 이름을 변경했고, 브로네막 교수의 치과용 임플란트 시스템을 전 세계에 보급하는 데 중요한 역할을 했다. 오늘날 노벨바이오케어는 세계적으로 유명한 치과 임플란트 기업으로 자리 잡고 있다.

독자들도 예상하듯이, 노벨바이오케어라는 이름에서 많은 사람들이 알프레드 노벨(Alfred Nobel)과의 연관성을 떠올리곤 한다. 실제로 알프레드 노벨은 다이너마이트 발명가이자 노벨상의 창시자로, 그의 유산은 과학과 평화에 크게 기여하고 있다. 노벨바이오케어는 직접적으로 알프레드 노벨이 설립한 회사는 아니지만, 노벨 가문과 관련이 깊다. 노벨 인더스트리라는 기업은 알프레드 노벨의 발명품인 다이너마이트와 관련된 사업체 중 하나였으며, 이후 그의 후손들에 의해 여러 자회사가 만들어졌다. 그중 하나가 브로네막 교수와 함께 설립한 노벨파마였고, 이 회사가 후에 노벨바이오케어로 변경된 것이다.

노벨 가문의 후손들은 브로네막 교수의 혁신적인 기술에 큰 가능성을 보고 초기에 투자했다. 이로 인해 회사는 '노벨'이라는 이름을 사용할 수 있게 되었고, 이는 회사의 신뢰도와 명성을 크게 높이는 데 기여했다. 이 상징성 덕분에 노벨바이오케어는 빠르게 성장하며 글로벌 시장에서 입지를 다질 수 있었다.

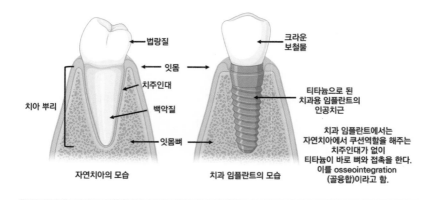

법랑질

잇몸

치주인대

백악질

잇몸뼈

치아 뿌리

자연치아의 모습

크라운
보철물

티타늄으로 된
치과용 임플란트의
인공치근

치과 임플란트에서는
자연치아에서 쿠션역할을 해주는
치주인대가 없이
티타늄이 바로 뼈와 접촉을 한다.
이를 osseointegration
(골융합)이라고 함.

치과 임플란트의 모습

자연치아와 치과용 임플란트의 서로 다른 모습. 이렇게 다른 모습이기에 처음에는 치과용 임플란트가 성공할 것이라고 생각하지 못했다.

브로네막 교수의 골유착(osseointegration) 발견과 노벨바이오케어의 설립은 치과 의료 역사에 중요한 전환점이 되었다. 이 기술 덕분에 많은 환자들이 치아 손실로 인한 고통에서 벗어나 더 나은 삶의 질을 누릴 수 있게 되었다. 오늘날 치과 임플란트는 치아 손실에 대한 가장 효과적인 해결책 중 하나로 인정받고 있으며 전 세계적으로 널리 사용되고 있다.

특히 한국에서는 치과의사 선배들이 이 기술을 빠르게 받아들여 오스템 임플란트, 덴티움, 네오바이오텍 등 국내 임플란트 기업들을 설립했다. 이 기업들의 초창기 CEO들은 모두 치과의사 출신으로 국내외에서 임플란트 산업을 선도했다. 현재 한국의 임플란트 기술은 국내 시장에서 약 95% 이상의 점유율을 차지하고 있으며, 해외에서도 약 15%의 점유율을 기록할 정도로 큰 성과를 이루고 있다. 이러한 성과는 한국 제조업 및 수출 분야에서도 큰 기여를 하고 있다.

브로네막(Per-Ingvar Brånemark) 교수는 그의 치과용 임플란트 연구로 많은 상을 수상했으며, 그중에서도 1992년 스웨덴 의학회의 쇠더베리상(Soderberg Prize)은 흔히 '미니 노벨상'으로 불릴 만큼 권위 있는 상으로 인정받는다. 이 상은 브로네막 교수의 연구가 의학 분야에서 얼마나 큰 가치를 지니고 있는지를 보여주는 대표적인 사례다. 또한, 그는 스웨덴 공학 아카데미로부터 기술 혁신 메달도 수여받았는데, 이 메달 역시 쇠더베리 상만큼이나 명예로운 상으로 여겨진다. 이러한 수상 경력은 브로네막 교수의 업적이 의학계와 공학계 모두에서 높이 평가받고 있음을 나타낸다.

그의 뛰어난 연구와 공헌을 바탕으로 브로네막 교수가 노벨 의학상 후보에 오르지 않았을까 하는 추측도 충분히 가능하다. 실제로 노벨상 후보 지명자의 증언에 의해 2006년에 노벨상 생리학상 후보였다는 것이 밝혀졌다. 물론, 후보가 한 해 1000명 내외로 알려져 있기에 노벨상 수상이 얼마나 가능했는지는 알길이 없다. 2014년 12월에 세상을 떠난 그는 평생을 혁신적인 연구와 기술 개발에 헌신했으며, 그의 발견은 전 세계적으로 치과 임상기술과 인공치아를 통한 인류건강증진에 큰 변화를 일으켰다. 브로네막 교수의 이야기와 치과 임플란트의 발전은 우연한 발견이 어떻게 한 분야의 판도를 바꿀 수 있는지를 잘 보여준다.

치과 임플란트의 역사는 또한 끊임없는 탐구와 혁신의 중요성을 강조한다. 오늘날 많은 치과의사들이 브로네막 교수처럼 창의적인 아이디어를 통해 치과재료 관련 사업체를 설립하고 치과 산업의 발전에 기여하고 있다. 치과대학에 입학하여 연구를 하다 보면 누구나 혁신적인 발견을 할 기회를 가질 수 있다. 여러분도 치과의료기기나 치과재료 관련 기술을 개발할 수 있는 가능성을 염두에 두고, 연구와 탐구에 대한 열정을 키워 나간다면 치의학의 발전에 기여할 수 있을 것이다.

왜 자연치아인가? (대한치과의사협회 자연치아아끼기운동본부)

자연치아가 인공치아인 치과용 임플란트보다 왜 우수한지에 대해 조목조목 설명할 필요가 있다. 치과의사로서 많은 환자들이 "치료받기 귀찮으니 차라리 빼고 임플란트를 심어야겠다"는 말을 할 때마다 안타까운 마음이 든다. 그러나 자연치아의 가치는 인공치아가 따라올 수 없는 부분들이 있다.

첫째, 자연치아는 신경조직을 포함하고 있으며 치아와 잇몸뼈를 연결하는 치주인대가 존재한다. 이 신경과 치주인대는 매우 예민한 감각을 가져 우리가 음식을 씹을 때 힘을 조절할 수 있도록 돕는다. 즉, 우리는 별다른 의식 없이 적절한 힘으로 음식을 씹을 수 있으며, 치아가 깨질 위험이 있는 순간에는 신경과 치주인대가 반응해 치아를 보호하는 역할을 한다. 예를 들어, 밥 속에 있는 작은 돌이나 치킨 뼈를 씹을 때 자연스럽게 입을 벌리게 되어 치아 손상을 예방할 수 있다.

둘째, 자연치아가 주는 '식감'은 인공치아와 다르다. 치아가 느끼는 물리적 자극이 우리가 음식을 씹을 때 느끼는 맛과 질감을 형성하는 데 중요한 역할을 한다. 즉, 자연치아를 가진 사람은 인공치아를 가진 사람에 비해 더 풍부하고 세밀한 맛을 느낄 수 있다.

셋째, 치주인대는 단순히 물리적인 역할만 하는 것이 아니다. 잇몸병이 발생하면 치주인대는 염증을 통해 경고 신호를 보내 치아가 손상되기 전에 치료를 받을 수 있도록 돕는다. 그러나 치과용 임플란트는 이러한 신경과 치주인대가 없어 염증이 발생해도 이를 인식하기 어렵고, 그 결과 임플란트 주변에서 염증이 진행되어 임플란트가 흔들리거나 빠지게 되는 경우가 많다. 이 때문에 건강한 치아를 유지하는 것이 치과의사들이 최우선으로 고려하는 이유다.

결론적으로 자연치아는 단순히 씹는 도구가 아니라 감각적, 보호적 기능까지 갖춘 정교한 생명체다. 치과용 임플란트가 이러한 능력을 완벽히 대체할 수는 없지만, 만약 인공 치아가 자연치아처럼 물리적 자극을 감지하는 능력을 갖추게 된다면 이는 치과 의료의 큰 발전이 될 것이다.

전쟁터에서 탄생한 치과 재료들, 그 배경은?

답:

치과용 아말감, 알보칠, 그리고 임시수복재 IRM이 대표적이다. 전쟁 중 군인들의 치과 치료 필요성이 높아지면서 개발되었다.

치과용 아말감　　**구내염 치료제 알보칠**　　**치과냄새 담당 임시수복재 (IRM)**

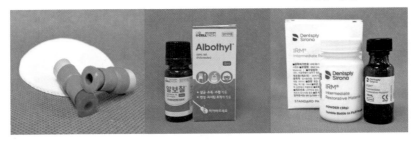

전쟁터에서 탄생한 치과 재료들. 왼쪽에서부터 19세기 미국의 남북전쟁 때 최종개발되어 쓰였던 치과용 아말감과 2차 세계대전 때 많이 쓰인 구내염 치료제인 알보칠과 치과냄새를 담당하는 임시수복재인 IRM. 사진 김수연 선생 제공.

전쟁은 많은 인명을 앗아가기도 하지만, 역설적으로 의학과 치의학 기술의 발전을 촉진시키기도 한다. 전쟁 중에는 긴급한 상황이 많아 안전성보다는 치료 효능과 유효성에 중점을 두고 새로운 기술과 재료가 신속히 사용되는 경향이 있기 때문이다. 야전에서 다친 사람들을 치료해야 하는 급박한 상황에서는 의학계에서 신속하게 새로운 재료와 기술을 적용하고, 이를 통해 의학기술이 발전해 왔다. 제2차 세계대전 중 개발된 항생제 페니실린과 제1차 세계대전 중에 널리 사용된 진통제 아세트아미노펜은 대표적인 예다.

치과 분야에서도 전쟁의 영향은 매우 컸다. 특히 전쟁 중에는 치아 손상이나 외상이 빈번하게 발생했고, 이를 신속하게 치료해야 할 필요성으로 인해 치과용 재료와 기술들이 급속히 발전했다. 그중에서도 충치 치료에 사용되는 치과용 아말감과 임시 충전재인 IRM(Intermediate Restorative Material), 그리고 구내염 치료제로 널리 알려진 알보칠이 전쟁의 산물로 주목받는다. 또한, 전쟁으로 인한 안면 외상 치료가 구강악안면외과 분야의 발전을 이끌었다.

치과용 아말감

치과용 아말감의 역사는 미국 남북전쟁과 깊은 관련이 있으며 치의학 역사에서 흥미로운 장을 차지하고 있다. 오늘날 한국에서는 심미적인 이유로 인해 거의 사용되지 않지만, 아말감은 치의학에서 매우 중요한 위치를 차지해왔다. 그 기원을 살펴보면 치과용 아말감은 19세기 초에 처음 사용되기 시작했다. 1816년 프랑스의 오귀스트 타보(Auguste

Taveau)가 은화와 수은으로 만든 치아 충전 재료를 개발한 것이 그 시작이다.

타보는 은화와 수은의 조합을 통해 저렴하면서도 쉽게 다룰 수 있는 치과 충전재를 만들었는데, 그 배경에는 은의 항균 특성과 수은의 독특한 물리적 성질이 있었다. 수은은 상온에서 액체 상태로 존재하는 금속으로, 다른 금속과 쉽게 결합하는 특성 덕분에 연금술사들 사이에서 '마법의 물질'로 불리기도 했다. 이러한 수은의 특성은 치과 치료에서 은화와 결합해 효과적인 충전재로 사용될 수 있게 했다. 은화는 당시 통화 단위로 쉽게 구할 수 있었고 항균 특성 덕분에 의학적으로 중요한 역할을 했기에 선택한 것이다.

1833년, 영국의 크라우코어(Crawcour) 형제는 이 아말감을 미국에 도입했다. 이로 인해 아말감의 안전성과 효과에 대한 논쟁이 시작되었고, 이것이 바로 '아말감 전쟁(Amalgam War)'으로 불리게 되었다. 이는 실제 전쟁이 아니라, 19세기 중반 미국 치과계에서 벌어진 중요한 논쟁이었다. 당시 크라우코어 형제는 영국에서 배운 아말감 기술을 미국에 도입했고, 이를 통해 빠르고 저렴한 치료법을 제공하면서 많은 환자들의 관심을 끌었다.

그러나 당시 미국 치과의사들은 아말감의 안전성에 대해 강한 의문을 제기했다. 특히 1840년대에 설립된 미국치과의사협회(American Society of Dental Surgeons, ASDS)는 아말감 사용을 반대하는 입장을 공식적으로 취했다. 1845년, ASDS는 회원들에게 아말감 사용 중단을 요구하는 서약을 강제했으며, 이로 인해 많은 치과의사들이 반발했다. 결국 ASDS는 회원 수가 급감하게 되었고 아말감을 둘러싼 논쟁은 1850년대까지 지속되었다.

2장 알수록 재미있는 치과 상식

아말감의 지지자들은 합금화된 수은이 인체 내에서 안정적으로 작용하며 안전하다고 주장했다. 또한, 아말감은 저렴하고 내구성이 뛰어나 대중적인 치과 치료를 가능하게 한다는 점을 강조했다. 반면, 반대자들은 수은의 독성을 우려하며 아말감 사용이 안전하지 않다는 주장을 폈다. 이러한 논쟁은 1856년 ASDS가 해체되면서 일단락되었고, 아말감 사용 금지령도 함께 폐지되었다.

이후 1859년, 새로운 미국치과의사협회(American Dental Association, ADA)가 설립되었고, 이 단체는 아말감 사용을 허용하는 입장을 공식적으로 취했다. 특히, 1934년에는 미국치과의사협회에서 아말감을 치과재료 1호 기준규격으로 채택하면서 아말감의 품질과 안전성에 대한 명확한 기준이 마련되었다. 이로 인해 아말감은 공식적으로 안전하고 효과적인 치과 충전재로 인정받게 되었는데, 미국 남북전쟁 동안 치과 치료에서 중요한 위치를 차지했기에 가능한 것이었다.

미국 남북전쟁(1861~1865)은 치과용 아말감의 광범위한 채택에 결정적인 역할을 했다. 전쟁 중에는 빠르고 내구성이 뛰어나며 저렴한 치과 치료가 병사들에게 필요했기 때문이다. 당시 아말감은 이러한 요구를 가장 잘 충족하는 재료로 여겨졌다. 북군은 아말감을 사용하는 치과의사들을 고용하여 자원이 제한된 야전 병원에서 병사들의 충치를 치료하고, 이를 통해 병사들의 사기 증진에도 기여했다. 전쟁 중 아말감의 성공적인 사용은 전쟁 후 민간 치과 진료에서도 그 수용도를 높였고, 전쟁에 참여했던 많은 치과의사들이 전후에도 계속해서 아말감을 사용하게 되었다.

남북전쟁 중과 전후의 광범위한 아말감 사용은 아말감의 표준화 노력으로 이어졌다. 1895년, '현대 치의학의 아버지'로 불리는 G.V. 블랙

이 표준화된 아말감 합금 조성에 대한 연구를 발표했다. 이 연구는 아말감의 조성과 안전성을 확립하는 데 중요한 역할을 했다. 이후 1934년, 미국치과의사협회(ADA)가 아말감을 ADA 규격 제1호로 승인했고, 1978년에는 국제표준화기구(ISO 1559)에서도 아말감이 최초의 치과재료로 표준화되었다. 남북전쟁의 경험은 아말감을 표준 충전재로 확립하는 계기가 되었고 아말감은 이후 100년 이상 그 위치를 유지했다. 전쟁 중 야전 조건에서 신속하고 효과적인 치과 치료가 필요했던 상황이 아말감의 가치를 입증했으며, 이를 통해 주류 치의학에서 아말감이 빠르게 채택되었다.

최근까지도 전 세계적으로 아말감은 여전히 사용되고 있다. 내구성과 경제성 덕분이다. 아말감은 강도가 높고 오래 지속되며 다른 재료에 비해 상대적으로 저렴하다. 또한, 아말감은 수분에 덜 민감하며 재료가 굳을 때 팽창하는 성질이 있어 치아와 빈틈없이 밀착된다. 이러한 특성 덕분에 현재 많이 쓰이는 치과용 레진과 같은 충전재료에서 나타나는 미세 누출로 인한 치아 수복 실패가 덜하다. 또한, 아말감은 비교적 간단히 채워 넣고 다지는 방식으로 시술이 용이하다는 장점도 있다.

그러나 한국을 비롯한 여러 나라에서는 최근 심미적인 문제와 수은 사용에 대한 우려로 인해 아말감 사용이 거의 없어졌다. 이는 아말감 제조와 제거 과정에서 발생하는 수은 증기 및 폐기물에 대한 환경적, 건강적 우려 때문이기도 하다.

구내염 치료제 1번 알보칠

알보칠(Albothyl)은 구내염 치료제로 제1차 세계대전과 제2차 세계대전 사이의 시기인 1930년대 초에 일본의 제약회사 다이이치 세이야쿠(현재의 다이이치 산쿄)에 의해 개발되었다. 처음에는 일반적인 구강 질환 치료를 위해 개발되었으나 제2차 세계대전 중 병사들의 구강 건강 관리를 목적으로 널리 사용되면서 그 효과가 인정받게 되었다. 전쟁 중 병사들은 영양 부족과 열악한 생활 환경으로 인해 구내염과 같은 구강 질환에 자주 걸렸고, 이는 병사들의 사기에 큰 영향을 미쳤다. 알보칠은 이러한 구강 질환을 빠르게 완화하는 효과를 보여 전쟁 중 군용 의약품으로서의 가치를 인정받았고, 이로 인해 그 사용이 전 세계로 확대되었다.

특히 제2차 세계대전 동안 일본군뿐만 아니라 다른 나라의 군대에서도 알보칠이 구강 질환 치료제로 널리 보급되었으며, 이를 통해 전 세계적으로 그 가치가 알려지기 시작했다. 한국에서는 1950년대에 도입되어 현재까지도 구내염을 비롯한 다양한 구강 질환 치료에 널리 사용되고 있다. 이외에도 중국, 대만, 홍콩, 싱가포르 등 동아시아 지역에서 알보칠은 대표적인 구강 치료제로 자리 잡았다.

구내염 치료제 알보칠

알보칠(Albothyl)은 제1차 세계대전과 제2차 세계대전 사이에 개발된 구내염 치료제로, 전쟁 중 병사들의 구강 건강을 위해 활발히 사용되었다. 당시 병사들은 전쟁으로 인해 영양 부족과 열악한 환경 속에서 구내염이나 괴혈병 같은 질병에 쉽게 노출되었고, 이를 효과적으로 치료하기 위해 알보칠이 사용되었다. 구내염은 입안의 점막에 염증이 생기는 질환으로 영양 부족, 감염, 스트레스 등 다양한 원인에 의해 발생할 수 있다. 구내염은 일반적으로 2주 이내에 자연적으로 치유되지만, 그동안 환자는 극심한 통증을 겪으며 2차 감염 위험도 있다. 알보칠은 이런 증상을 완화하고 빠른 회복을 돕기 위해 사용되었다.

알보칠의 주성분인 폴리크레줄렌(Policresulen)은 손상된 조직을 화학적으로 제거하는 작용을 한다. 이는 메타크레솔술폰산(metacresol sulfonic acid)과 포름알데히드(formaldehyde)의 중합체로, 폴리크레줄렌의 항균작용, 손상된 조직 제거, 지혈작용 3가지로 효능을 나타낸다. 폴리크레줄렌은 강한 산성을 띄며 (pH 0.6~1.2, 현재 시판되는 50% 희석품들은 pH 1.0~2.0) 손상된 조직에 닿을 때 그 부위의 신경세포와 결합조직을 파괴하는 방식으로 통증을 완화하고 염증을 해결한다. 정상적인 조직에는 잘 반응하지 않고 (정상 구강점막세포는 최외곽의 각질화된 세포층이 물리적, 화학적 장벽 역할을 해서 약물의 침투가 거의 안 됨) 손상된 조직에만 선택적으로 작용한다는 특징이 있다. 염증, 궤양, 외상 등으로 점막이 손상되면 구강점막의 최외곽 상피층이 벗겨져 하부의 결합조직이 노출되어 혈관, 신경, 다양한 세포와 폴리크레줄렌이 반응하여 화학적 화상을 일으킬 수 있기 때문이다. 즉, 구내염으로 인해 노출된 조직의 신경세포를 괴사시키면서 통증을 없애고 강한 산성으로 병원균을 죽이는 항균작용을 지니며, 이렇게 괴사된 세포와 세균은 염증세포에 의해 제거되면서 재생을 촉진시킨다. 또한, 폴리크레줄렌은 단백질과 결합하여 출혈을 억제하기도 하니 구내염 치료에 가장 효율적인 약품으로 자리잡은 것이다.

이처럼 알보칠은 단순히 구내염을 진정시키는 것이 아니라, 화학적 화상을 입혀 괴사된 조직을 제거하고 새로운 조직이 자랄 수 있는 환경을 만들어 주는 원리로 작용한다. 이러한 작용 방식은 강력한 통증 완화와 빠른 회복을 도와주기 때문에 전쟁 중에도 큰 효과를 발휘하였다. 이후 민간에서도 구내염, 구각염, 아구창 등의 다양한 구강 질환 치료에 널리 사용되었으며, 질염과 같은 부인과 질환, 지혈이 필요한 상처 치료 등에도 사용되었다.

하지만, 알보칠을 사용할 때는 주의가 필요하다. 약이 너무 강해서 환부가 아닌 부위에 닿으면 강한 자극감을 느낄 수 있기 때문에 면봉에 약을 묻혀 환부에만 직접 도포해야 한다. 특히, 어린이에게 사용할 때는 희석한 후 사용하는 것이 좋다. 현재 시판되는 알보칠은 폴리크레줄렌과 물이 50:50으로 희석된 상태이지만, 자극이 심할 경우 알보칠을 1:10으로 희석해 사용할 수도 있다. 환부를 깨끗한 물로 세척, 휴지 등으로 건조시킨 후 희석액을 2~3분간 환부에 도포한다. 이때 주변 침은 거즈 등으로 닦아서 제거하는 것이 좋다. 약을 바른 후에는 환부가 하얗게 변하는데, 이는 화학적 화상이 발생하여 괴사된 조직이 제거되고 있다는 것을 의미한다. 사실 폴리크레줄렌에 의해 구내염이 빨리 낫는지에 관한 정확한 연구가 되어 있지 않아 크게 차이가 없을 거라고 생각되지만, 그 기간 동안 통증을 덜 수 있으니 좋은 치료제인 것은 분명하다. 감기를 낫는데 감기약을 먹으면 7일, 안 먹으면 1주일이 걸리는 것과 비슷한 것이라고 생각하면 될 것이다.

치과 냄새의 주범 IRM

IRM(Intermediate Restorative Material)은 치과에서 사용되는 대표적인 임시 충전재로, 특히 치과 특유의 냄새를 만들어내는 주성분인 유지놀(eugenol)을 포함하고 있다. 유지놀은 치과 치료 중 흔히 사용되는 성분으로, 그 특유의 향이 치과의 냄새를 상징적으로 만드는 원인 중 하나다. IRM은 다양한 임상 상황에서 활용되는데 깊은 충치 치료, 근관치료 중 임시 밀폐, 크라운 및 브릿지 준비 과정에서 임시 충전, 외상성 치아 손상 시 응급처치, 그리고 소아치과에서의 유치 임시 수복 등에서 사용된다. 특히 영구 수복이 어려운 상황이나 근관치료가 끝나기 전까지 치아를 밀폐할 필요가 있을 때 매우 유용한 재료로 쓰인다.

치과 특유의 냄새를 담당하는 유지놀은 항균 특성과 함께 손상된 조직에 진정 효과를 제공한다. 치과 종사자들 사이에서는 농담처럼 IRM을 옷에 살짝 묻혀 향수처럼 사용하면 치과업계 종사자인 것을 자연스럽게 밝히는 방법으로 쓰이기도 한다고 한다. 선배 치과의사들이 소개팅이나 미팅에 나갈 때 이런 방법을 활용했다는 이야기가 전해지기도 한다(물론 믿거나 말거나 하는 이야기다).

IRM의 역사는 제2차 세계대전과 관련이 깊다. 전쟁 중 병사들에게 신속하고 효과적인 임시 충전재의 필요성이 높아지면서 미국 육군 치과 군단(U.S. Army Dental Corps)은 L. D. Caulk Company에 임시 충전재 개발을 요청하게 된다. 당시 전장에서 사용되던 기존의 충전재료들은 내구성이나 경화 시간에서 많은 제약이 있었고 전쟁 상황에서 빠르게 적용할 수 있는 재료가 필요했다. 예를 들어, 아말감은 경화 시간이 길고, 시멘트류는 내구성이 떨어지는 문제가 있었다. 이에 연구팀은 이미 치과에서 사용되던 시멘트류인 산화아연과 유지놀을 주성분으로 하는 ZOE(Zinc Oxide Eugenol)를 기반으로 강도와 내구성을 높일 수 있는 방법을 모색했다. 그 결과, 폴리메타크릴레이트(PMMA) 파우더를 ZOE에 추가하여 치과재료가 구강내에서 굳는 경화 시간을 짧게 유지하면서도 재료의 물성을 개선하게 되었고, 이로 인해 전쟁 중에 즉각적이고 효과적인 임시 충전이 가능해졌다.

전쟁이 끝난 후에도 IRM은 민간 치과 치료에서 계속해서 널리 사용되었으며, 특히 근관치료 과정에서 임시 충전재로 많은 치과의사들이 사용하게 되었다. 현재까지도 IRM은 다양한 치과 임상에서 중요한 재료로 자리잡고 있으며 지속적으로 개선되며 발전하고 있다.

IRM의 성공은 L.D. Caulk Company의 치과재료 산업 내 입지를 크게 높였으며, 그 후 회사는 1970년대에 Dentsply International Inc.에 인수되었고, 현재까지도 Dentsply Sirona의 브랜드 중 하나로 생산되고 있다. 이러한 IRM의 개발은 전쟁이라는 특수한 상황에서 필요에 의해 촉진된 대표적인 의료 기술과 재료의 발전 사례라고 할 수 있다. 이는 의료 및 치과재료 발전에서 중요한 역사적 이정표로 자리 잡았으며 전쟁이 의학 발전에 미친 영향을 잘 보여준다.

3장

흥미로운
최신 치의학
연구 이야기

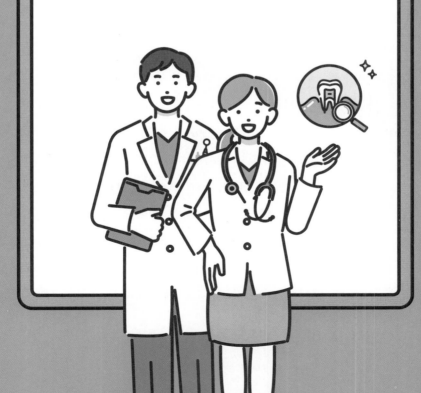

치아 속 줄기세포를 활용한
조직 재생(우리 가족 건강을 지키는 방패)

    유치치수 줄기세포(SHED, Stem cells from human exfoliated deciduous teeth)는 어린이의 탈락한 유치(젖니)의 치수 조직에서 추출한 중간엽 줄기세포로, 재생의학 분야에서 큰 주목을 받고 있다. SHED는 1991년, 미국 NIH 국립치의학 및 두개안면 연구소에서 근무하던 베이징 치과대학 소아치과 출신인 송타오 시(Songtao Shi) 교수가 미국국립과학원회보(PNAS)에 처음 보고하면서 SHELD(방패)와 비슷한 SHED라는 영어 약자로 (중간에 L 제외) 명명되어 알려지게 되었다. SHED는 사람에게서 얻을 수 있는 재생능력이 가장 뛰어난 젊은 줄기세포 중 하나로 평가받으며, 치의학뿐만 아니라 모든 재생의료에 활용되어 우리 가족 건강을 지키는 방패인 중기세포로 소개되었던 것이다.

SHED는 치과 시술 중 쉽게 획득할 수 있으며, 윤리적인 문제가 없다는 점에서 매우 매력적인 줄기세포 공급원으로 각광받고 있다. 특히 유치의 치수에서 확보되기에 성인 치아의 치수 줄기세포보다 뛰어난 자가 재생 능력과 다분화 능력을 지니고 있어, 상아질/치수 유사 복합체, 신경, 피부, 연골 및 골 생성 등 다양한 조직으로 분화가 가능하다.

SHED의 주요 특성 중 하나는 빠른 증식 속도다. 골수나 지방에서 유래한 중간엽 줄기세포에 비해 2~3배 빠르게 증식하며, 성인 치수 줄기세포보다도 10~20% 더 빠르게 성장한다. 이는 줄기세포 치료제로서의 효능이 높을 가능성을 시사한다. 또한 SHED는 신경, 피부, 머리카락 등 외배엽 유래 조직으로도 분화할 수 있어, 중배엽 유래 조직에만 한정된 제대혈, 골수 또는 지방 유래 줄기세포보다 더 넓은 분화 능력을 가지고 있다.

특히, SHED는 신경 관련 퇴행성 질환의 치료 연구에서 주목받고 있다. 배아줄기세포나 역분화 만능줄기세포(iPSC)와 달리 사람이 태어난 이후에 확보 가능한 성체줄기세포 중에서는 신경으로 쉽게 분화할 수 있는 줄기세포가 SHED밖에 없기 때문이다. 이로 인해 외상성 신경 손상, 치매, 알츠하이머 등의 신경질환 치료 연구에 활발하게 사용되고 있다.

SHED는 면역조절 능력도 뛰어나다. 활성화된 T 세포의 세포 사멸을 유도하여 염증을 낮추고, 면역거부 반응을 억제하는 효과가 있다. 이는 SHED 기반 세포 치료제의 생체 적합성을 높이고 자가 및 동종 이식 시 유리한 조건을 제공한다. 또한 SHED는 동결 및 해동 과정에서도 줄기세포로서의 성능을 잘 유지해 세포 뱅킹 시스템을 통한 장기 보관 및 활용이 용이하다.

이러한 특성 덕분에 SHED는 다양한 질병 모델에서 치료제로서의 가능성을 보여주고 있다. 뼈 재생, 신경 재생, 심근경색 치료, 염증성 장 질환, 당뇨병성 신장병, 간섬유화증, 근육 손상 등 다양한 질환에 대한 전임상 및 초기 임상 연구에서 긍정적인 결과가 도출되고 있다.

향후 SHED 기반 세포 치료제가 임상에 더 널리 적용될 것으로 기대되며, 이는 재생의학 분야에서 중요한 혁신을 가져올 전망이다. 치과 영역에서도 SHED를 이용한 자가 치수 재생술이 개발되고 있으며, 전임상 및 임상 연구가 활발히 진행 중이다.

현재 일본에서는 2010년대 초반부터 유치 치수 유래 줄기세포 연구가 진행되고 있으며, 295개의 치과에서 줄기세포 확보를 위한 치아 및 치수의 뱅킹 시스템이 운영되고 있다. 또한, 17개 치과에서는 영구치에 대한 자가 치수 재생 치료를 시행하고 있다. 치수 줄기세포의 보관 비용은 30~350만 원(5~10년 뱅킹 기준, 세포수 증폭 여부에 따라 가격이 달라짐)이며, 자가 치수 줄기세포를 활용한 치수 재생 치료는 근관 개수에 따라 550만 원(단근관)에서 1,000만 원(다근관)까지 다양하다.

이 치료법은 2020년에 일본에서 승인되어 세계 최초로 도입된 선진적인 치료법이다. 치료 과정은 다음과 같다.

1. 치과 의원에서 발치한 치아를 치수 배양 및 증폭 센터(기업)에 보낸다.
2. 치아에서 치수 줄기세포를 채취하고, 치료에 필요한 수량까지 증폭 배양한다
   (약 1~2개월 소요).
3. 줄기세포를 치과로 발송하기 전에 품질 및 안전성 평가를 실시하여 문제가

없는지를 확인한 후 필요한 치과 의원에 보낸다.

4. 치과 의원에서 신경 치료 후 자가 치수 줄기세포를 근관에 적용하여 완전한 치수 재생을 유도한다.

이 치료법은 기존의 근관치료와 다르다. 기존에는 치수 제거 후 치과재료로 근관을 채우고 보철물로 마무리했지만, 이 방법은 근관 치료 후 치수의 완전한 재생(Revascularization)을 유도하여 실활치(치수 및 신경이 없는 치아)가 아닌 생활치(치수 및 신경을 유지하는 치아)로 회복시킨다. 따라서, 신경이 살아 있는 치아를 보존한 상태로 보철 치료를 마무리하게 된다.

이 치료법은 모든 치아에 적용되지는 않지만, 실활치의 단점인 파절 위험, 교합력 저하, 그리고 치과 임플란트 시술로의 빠른 전환(발치 포함) 등을 극복할 수 있는 혁신적인 방법으로 평가된다.

현재 국내에서도 첨단재생의료법 시행 이후, 치수 줄기세포 관련 다양한 연구가 진행 중이며, 머지않아 유사한 치료법이 도입될 것으로 기대된다. 국내에서는 셀앤매터라는 기업이 유치, 교정 발치된 치아, 사랑니 등에서 추출한 치수 줄기세포를 반영구적으로 저장하는 치수 줄기세포 뱅킹을 운영하고 있다. 이와 더불어 첨단재생의료기관과 협력하여 치수 재생을 포함한 다양한 재생의료에 활용하기 위한 임상연구도 진행 중이다.

이러한 치수 줄기세포를 활용한 신기술이 국내에서도 빠르게 개발되어, 국민의 구강 건강뿐만 아니라 전신 건강에도 큰 기여를 할 수 있기를 기대한다.

〔유치〕치수줄기세포의 임상적용 위한 모식도

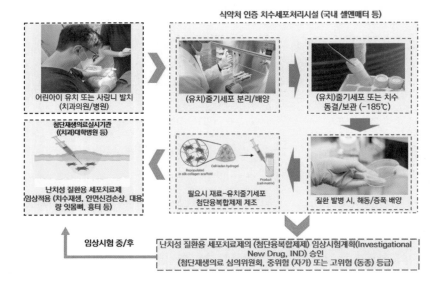

식약처 인증 치수세포처리시설 (국내 셀앤매터 등)

어린아이 유치 또는 사랑니 발치
(치과의원/병원)

(유치)줄기세포 분리/배양

(유치)줄기세포 또는 치수
동결/보관 (−185℃)

첨단재생의료실시기관
((치과)대학병원 등)

난치성 질환용 세포치료제
임상적용 (치수재생, 안면신경손상, 대응,
량 잇몸뼈, 흉터 등)

필요시 재료−유치줄기세포
첨단융복합제제 제조

Cell-laden hydrogel

Repopulated
in silk collagen scaffold

Product
(cell-matrix)

질환 발병 시, 해동/증폭 배양

임상시험 중/후

난치성 질환용 세포치료제의 (첨단융복합제제) 임상시험계획(Investigational
New Drug, IND) 승인
(첨단재생의료 심의위원회, 중위험 (자가) 또는 고위험 (동종) 등급)

(유치)치수 줄기세포의 임상 적용을 위한 모식도. 차세대 기술로 치수 줄기세포를 이용해 난치성 질환을 치료하고자 하는 임상 연구가 활발히 진행되고 있다. 현재 국내에서 셀앤매터 기업이 유치 및 성인 치아를 뱅킹하는 사업을 유일하게 하고 있다. 진료 사진 NY병천치과 김병규 원장. 세포처리시설 사진 셀앤매터. 세포배양 사진은 Unsplash의 Drew Hays.

May the force be with you
(Mechanobiology)

Mechanobiology(기계생물학)은 기계물리학(Mechanic)과 생물학(Biology)의 경계에서 탄생한 흥미로운 학문 분야이다. 이름에서도 알 수 있듯이, Mechano와 biology의 두 학문 분야를 합한 융합 연구 분야이다. 이 연구 분야는 물리적 힘이 생물학적 시스템에 미치는 영향을 연구하며, 세포와 조직이 어떻게 기계적 자극을 감지하고 반응하는지를 탐구한다. 스타워즈에서 사용된 "May the force be with you"라는 유명한 문구처럼, Mechanobiology는 우리 몸 안에서 작용하는 '물리적 힘'의 중요성을 인지하여 연구하는 것이다. 세포는 주변 환경의 물리적 특성을 끊임없이 감지하고 있다. 예를 들어, 뼈 세포는 중력과 운동에 의한 압력을 감지하여 뼈의 강도를 조절하고, 근육 세포는 신장력에 반응하여 근육량을 증가시킨다.

이전의 의학계에서의 생물학적 연구는 성장인자, 싸이토카인(cytokine) 등의 생물학적 분자(Biochemical factor)가 세포 리셉터(receptor)를 통해 인지되어 세포의 분화, 이동, 성장을 조절하게 되는 생화학적 신호를 주로 연구하고 있었다. 하지만 단일 세포는 사람의 손과 발에 해당하는 인테그린(Integrin)과 뼈와 근육에 해당되는 세포골격(Cytoskeleton, 싸이토스켈레톤)과 마이오신(Myosin)이 있어 딱딱한 정도, 혈류의 흐름, 저작 시의 압축력, 운동할 때의 인장력 등의 주변 물리적 환경(Biophysical factor)을 손발로 느끼고 이를 직접 세포핵(nucleus)에 전달하여 세포의 분화, 이동, 성장 등을 직접적으로 조절할 수 있다. 이 속도는 보통 1ms로 생화학적 신호의 속도인 10초에 비해 1000배나 빠른데, 그 이유는 사람처럼 세포도 손발-세포골격-핵(Integrin-cytoskeleton-nucleus)이 물리적으로 연결되어 손발로 주위를 만지자마자 바로 세포핵에서 인지가 되기 때문이다. 생화학적 요인은 앞서 말한 대로 보통 세포벽에 있는 리셉터에 의해 인지되고, 다양한 생화학적 시그널링을 통해 세포핵에 전달되기 때문에 상대적으로 느리다. 독자분들도 예상하듯이, 더 빠른 속도로 영향을 미칠 수 있는 물리적 요인에 대한 연구가 정상적인 생리(Physiology) 또는 병리적(Pathology) 상황에서도 큰 영향을 미칠 것이라는 가정하에 연구가 진행되고 있는 것이다.

가장 유명한 실험이 미국 펜실베니아 대학교(Upenn) 연구팀이 2006년 학술지 Cell에 발표한 연구이다. 신체 조직은 신경처럼 매우 부드러운 조직부터 근육, 피부처럼 중간 강도의 조직, 그리고 뼈, 치아처럼 매우 단단한 조직까지 다양한 강도의 조직을 가지고 있다. 이러한

3장 흥미로운 최신 치의학 연구 이야기

강도를 Stiffness(강성)로 측정하면, 신경은 1kPa, 근육은 15kPa, 뼈는 2GPa 정도이다. 우리 몸의 줄기세포는 재생이 필요한 시기에 적재적소의 조직으로 이동하여 해당 조직으로 분화가 가능하다. 이전의 연구자들은 줄기세포가 해당 조직에서 성장인자를 받아 그 조직으로 분화된다고 밝혀냈다. 하지만 줄기세포는 눈이 없어 주위 조직이 어떤 조직인지 볼 수 없지만, 세포 내의 인테그린과 싸이토스켈레톤, 마이오신을 통해 물리적 환경을 직접 만지고 강도를 느낄 수 있다. 그렇다면 줄기세포는 성장인자 없이도 물리적 환경만으로 각 조직으로 분화할 수 있지 않을까?

이 질문에 답하기 위해 연구팀은 줄기세포를 3가지 조직에 해당하는 재료(1, 15, 40kPa) 위에서 성장인자를 주지 않은 채 각각 배양하여, 줄기세포가 재료의 물리적 성질만으로 분화가 가능한지를 살펴보았다. 이때 강도만 다르게 하고 다른 모든 조건을 같게 하기 위해 같은 구성 성분이지만 중합 정도에 따라 강도를 다르게 할 수 있는 재료를 사용하였다. 뼈에 해당되는 강도인 2GPa 대신 40kPa로 실험한 이유는 뼈가 다 만들어진 후의 강도가 아닌, 뼈가 처음 만들어질 때의 강도인 40~100kPa를 모사한 것이다. 실험 결과, 줄기세포의 모양이 1kPa에서는 신경 모양으로, 15kPa에서는 근육 모양으로, 40kPa에서는 뼈세포 모양으로 바뀌었고, 유전자의 발현 또한 해당 조직으로 바뀌는 것을 확인하였다. 세포의 근육을 담당하는 마이오신(myosin) 단백질의 기능을 떨어뜨리니 재료의 강성에 따른 줄기세포의 분화가 없어졌다. 사람도 뼈 스스로 움직이지 못하고 뼈에 붙어있는 근육을 통해 움직이듯, 세포도 세포골격을 움직이려면 근육 역할을 하는 마이오신이 필요하다. 이 마이오신이 앞뒤로 움직이는 작용이 없으면 세포가 재료의

강성을 느끼려고 잡아당기는 행위를 못 하게 되어, 줄기세포가 재료의
강성을 인지하지 못하게 되는 것이다.

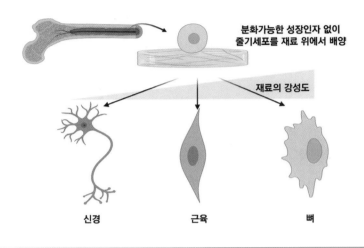

분화가능한 성장인자 없이
줄기세포를 재료 위에서 배양

재료의 강성도

신경   근육   뼈

줄기세포를 통한 Mechanobiology연구. 줄기세포를 각 조직으로 분화가능한 성장인자 없이 재료의
강성을 달리해서 재료 위에서 키우게 되면, 줄기세포가 바닥의 재료의 강성을 느끼면서 모양이 연
한 강성 조건인 1kPa에서는 신경모양으로, 중간 강성인 10kPa은 근육모양으로, 상대적으로 높은
강성인 40kPa는 뼈세포모양으로 바뀌면서 해당 조직으로 분화가 촉진된다.

   이 연구를 시작으로 나를 포함한 전 세계의 다양한 연구자들이 세포
가 주변의 다양한 물리적 성질을 인지하여 세포 및 조직의 성질을 조절
할 수 있다는 사실을 밝혀냈다. 이 연구는 염증, 암, 피부, 신경, 폐, 심
장, 치주인대, 뼈, 치수 세포 등 다양한 생물학적 상황에서 일반적으로
적용되는 것임을 확인했다.
   결론적으로, "May the force be with you"라는 말처럼,
Mechanobiology 연구 분야는 우리 몸 안에서 작용하는 '힘'의 중요
성을 재조명하고 있다. 이 연구는 생명의 근본적인 작동 원리를 이해

하는 데 도움을 줄 뿐만 아니라, 생물학, 의학, 공학 등 다양한 분야에 혁신을 가져올 것으로 기대된다. 세포와 조직의 기계적 특성을 조절함으로써 질병을 치료하는 새로운 접근법이 개발될 수 있으며, 생체의 역동적인 움직임을 모방하는 기술을 도입하여 더욱 효율적인 인공 장기나 생체 재료를 개발할 수 있기 때문이다. 현재 국내에서는 과학기술정보통신부의 지원을 받아 Mechanobiology Dental Medicine Research Center를 설립하여 활발히 연구 중이다. 나도 여기에 포함되어 의학계의 미래 먹거리 창출을 위해 노력 중이다.

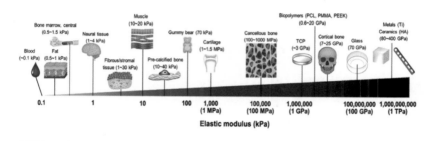

다양한 신체 내 조직과 생체재료의 강성. 조직의 강성도는 부드러운 것(혈액, 골수, 신경, 지방 등)부터 중간 정도(피부, 근육), 그리고 상대적으로 단단한 조직(석회화 이전의 뼈~석회화되고 성숙한 뼈)까지 다양하게 분포한다. 강성도(Elastic modulus)는 조직의 단단함을 나타내는 물리적 단위이다. 2022 Matter 5(10), 3194-3224. Get permission of use as an author.

맛은 음식의 강도에 따라 달라진다?

이 연구는 초파리(Drosophila)를 모델로 하여 기계감각 뉴런이 단맛 감지에 어떤 영향을 미치는지 조사한 결과를 다루고 있다. 초파리의 미각 시스템은 화학감각 뉴런과 기계감각 뉴런으로 이루어져 있는데, 화학감각 뉴런은 주로 맛 물질을 감지하는 역할을 한다는 것으로 잘 알려져 있다. 하지만 이번 연구에서는 기계감각 뉴런이 단맛 인식에도 중요한 역할을 한다는 새로운 사실이 밝혀졌다. 특히, 음식의 물리적 특성, 즉 강도나 경도가 맛 인식에 중요한 영향을 미친다는 것을 확인했다. 이를 통해 기초 치의학 연구가 실생활에서 사람들이 느끼는 감각과 행동을 이해하는 데 어떻게 기여할 수 있는지 살펴볼 수 있다.

연구팀은 다양한 농도와 강도의 당 용액을 초파리에게 제공하고, 이들이 어떤 음식을 더 선호하는지 관찰하는 실험을 진행했다. 초파리는 18시간 동안 금식한 뒤 90분 동안 암실에서 실험을 진행하게 되며, 각각 다른 농도와 강도의 설탕과 Agarose(도토리묵처럼 음식의 강도를 조절할 수 있는 물질)가 포함된 음식을 선택해 먹는다. 이때 음식에 다른 색을 넣어 초파리가 어떤 음식을 먹었는지 확인하는데, 파란색을 먹으면 복부가 파란색으로, 빨간색을 먹으면 복부가 빨간색으로 변하게 된다. 이를 통해 초파리들의 음식 선호도를 객관적으로 측정한다. 초파리를 이용해 이러한 선호도 실험을 하는 이유는 가장 빠르고 객관적으로 실험을 진행하기 위해서다. 만약 사람을 가지고 비슷한 실험을 한다면 엄청난 비용이 들고, 사람 개개인의 취향 및 차이가 모두 고려되어야 하기에 같은 유전자를 지닌 초파리들을 대량으로 키워서 실험하면 이러한 오류를 피할 수 있다.

그림의 a 실험 결과, 부드러운 식감을 가진 0.2% Agarose에서 덜 단 용액(0.5mM, 위쪽)과 더 단 용액(1mM, 밑쪽)을 제공했을 때, 초파리는 더 단 용액(1mM, 30% vs. 70%, 그림 a의 맨 왼쪽 빨간색 박스)을 선호하는 것으로 나타났다. 즉, 단맛에 대한 선호도는 인간과 곤충 모두 유사하다는 것을 보여준다. 그러나 흥미로운 점은 Agarose 농도를 높여 음식의 표면 강도를 증가시켰을 때 나타났다. Agarose는 음식으로 치면 도토리묵 정도로 생각하면 되고 무색 무취하기에 농도에 따라 설탕을 먹을 때의 음식의 강도에만 영향을 주게 설계가 되어 있다. 더 단 용액을 포함한 음식의 표면 강도를 높이기 위해 Agarose의 농도를 0.5%, 1.0%, 2.0%로 올렸을 때, 초파리들은 강도가 높은 딱딱하지만 단 음식보다 덜 달지만 부드러운 음식을 더 선호하는 경향을 보였다.

즉, 0.5% 초과되는 강도를 가진 Agarose에서는 덜 단 음식을 선택하는 비율이 높아졌으며(그림 a의 오른쪽 검은색 박스), 이는 '덜 단 부드러운 음식'이 '더 단 딱딱한 음식'보다 더 선호된다는 결과를 보여준다.

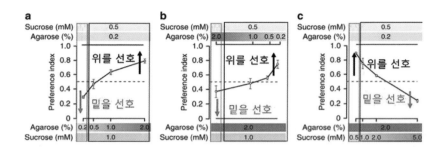

초파리가 어느 쪽의 먹이를 더 잘 먹는지 선호도를 결정하는 실험의 결과(food preference study). 덜 단(0.5 mM) 그리고 더 단(1mM) 음식의 강도를 Agarose를 이용하여 연한 0.2% 또는 단단한 2.0%로 조절해서 초파리의 음식 선호도를 보여주는 그래프다. '덜 단 부드러운 음식' 대 '더 단 딱딱한 음식'의 선호도는 '덜 단 부드러운 음식'이다. 같은 당을 지닌 케이크라도 케이크를 부드럽게 만들면 더 달게 느껴지는 것으로 확장해서 해석할 수 있다. Nat. Commun. 7, 12872 (2016) (CC BY 4.0)

그림 b를 이해해 보자. 여기서는 앞서 설명한 그림 a와 반대로, 딱딱한 음식을 먼저 사용하고(2.0% Agarose), 덜 단 용액(0.5mM)을 가진 도토리묵의 강도를 점차 부드럽게 조절하는 실험이 진행된다(2.0→0.2%). 먼저, 2.0% Agarose라는 딱딱한 곳에서 덜 단 것(0.5mM)과 더 단 것(1mM)을 비교해 보면, 여전히 초파리는 더 단 용액인 1mM을 조금 더 선호한다(60% vs. 40%, 그림 b의 왼쪽 빨간색 박스).

이제 덜 단 용액(0.5mM)이 포함된 도토리묵의 표면 강도를 낮추어 본다. 2% Agarose에서 1.0%, 0.5%, 0.2%로 점차 강도를 낮추면, 1.0%에서는 덜 단 용액(0.5mM)과 더 단 용액(1mM)의 선호도가 비슷해지며 (50% vs. 50%), 0.2%로 더 부드럽게 만들면 덜 단 용액(0.5mM)을 더 선호

3장 흥미로운 최신 치의학 연구 이야기

하는 경향을 보인다(30% vs. 70%, 그림 b의 오른쪽 검은색 박스).

이 결과 또한 '덜 단 부드러운 음식'과 '더 단 딱딱한 음식'의 선호도를 비교하면, '덜 단 부드러운 음식'을 더 선호한다는 것을 그림 a와 다른 측면에서 보여준다. 즉, 부드러운 음식일수록 덜 단 것이라도 더 선호하게 된다는 것이다. 이제 그림 c는 직접 해석해 볼 수 있을 것이다. 앞서 그림 a와 그림 b를 해석한 방식과 유사하게 접근하면 된다.

이처럼 초파리는 동일한 농도의 당을 가진 음식이라도 그 음식의 물리적 특성, 즉 강도에 따라 다르게 반응한다. 쉽게 말해, 동일한 당도를 가진 케이크라 할지라도 부드럽게 만들면 더 달게 느껴진다는 것이다.

좋은 실험 연구는 항상 흥미로운 결과를 먼저 보여주고, "왜 이런 현상이 발생했을까?"라는 질문에 답하기 위한 추가 실험을 진행한다. 이 현상의 메커니즘을 밝히기 위해 연구팀은 유전학적 방법을 통해 초파리의 기계감각 뉴런을 조작했다. 보통 생물학 메커니즘 연구를 위해 유전자 조작 시 해당 유전자를 증폭시키거나 아예 없애기를 많이 한다. 이를 본 연구에 적용하면 기계감각 뉴런을 증폭시켜서 초파리가 더 섬세하게 음식의 강도를 인지하도록 하거나, 반대로 기계감각 뉴런을 없애서 음식의 강도를 인지 못하도록 할 수가 있을 것이다. 예상대로, 전자보단 후자가 좀 더 드라마틱한 실험결과를 낼 수 있음으로 저자는 후자의 방법을 선택한다. 즉, 기계감각 뉴런의 기능을 억제하도록 유전자 조작을 한 결과, 초파리가 음식의 강도를 인지하지 못하게 하면 초파리는 강도에 따른 단맛 차이를 구별하지 못했다.

이 연구는 맛 인식이 단순히 화학적 성분의 감지만으로 이루어지는 것이 아니라, 음식의 물리적 특성도 맛에 큰 영향을 미친다는 것을 시사한다. 동일한 화학적 조성을 가진 음식이라도 그 물리적 특성에 따라 맛이 다르게 인식될 수 있다는 것이다. 이러한 발견은 인간의 미각 시스템에도 적용될 가능성이 있으며, 음식의 텍스처가 맛 경험에 중요한 역할을 한다는 사실을 뒷받침한다.

이 연구는 식품 산업이나 요리 분야에서도 다양한 응용 가능성을 제시하며, 맛에 대한 우리의 이해를 더 발전시킬 수 있는 기회를 제공한다.

치아⟮치수⟯를 재생시키는
마법의 단백질 CPNE7

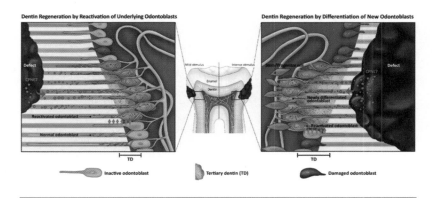

치아 상아질을 형성하는 odontoblast의 분화를 촉진하는 CPNE7의 처리를 통한 상아질 재생 메커니즘. 충치 제거 후 또는 치아의 치경부 마모증(치아 목 부분으로 치아 머리와 다리를 잇는 잘록한 부분이 과한 칫솔질 등으로 마모된 경우) 등으로 손상된 곳에 CPNE7를 처리하면 상아세관을 통해 odontoblast의 성장 및 분화를 촉진시킨다는 그림. Materials 2020, 13(20), 4618 (CC BY 4.0)

CPNE7(코핀7)은 기존에는 칼슘 의존성 세포막 결합 단백질로 알려져 있었으나, 국내 연구진에 의해 상아질 재생을 촉진하는 단백질로 새롭게 주목받고 있다. 현재 이를 기반으로 한 실용화 연구가 활발히 진행 중이다. 이 연구는 기초 치의학 연구가 실용화 제품으로 어떻게 연결될 수 있는지를 잘 보여준다.

연구팀은 치아 발생 과정에서 중요한 역할을 하는 단백질을 찾는 중 CPNE7을 발견했다. 치아의 발생 초기 단계에서 Apical bud cells(ABC)라는 미분화 세포가 법랑질을 형성하는 아멜로블라스트(Ameloblast)와 상아질을 형성하는 오돈토블라스트(Odontoblast)로 분화한다. 이 세포들은 각각 반대 방향으로 (아멜로블라스트는 치아 씹는 면인 위로, 오돈토블라스트는 치아 뿌리 쪽인 아래로) 이동하면서 치아의 법랑질과 상아질을 형성한다. 그러나 치아 발생이 끝난 후에는 Ameloblast는 소멸하고, 오직 Odontoblast만이 상아질 재생을 담당하게 된다. 이러한 이유 때문에 입안으로 나온 치아에서의 법랑질 재생이 불가능하다.

연구팀은 ABC와 Ameloblast가 Odontoblast의 분화에 영향을 미친다는 실험결과를 가지고 있었고, 여기에서는 어떠한 인자(단백질)들이 영향을 미치는지 구체적으로 알고자 했다. 이를 위해 ABC와 Ameloblast 전구체인 ABC를 Ameloblast로 3일 동안 특수 분화 배양액에 배양시켜 Ameloblast로 분화 중인 세포(preameloblast)를 배양한 후, 각 세포가 분비한 단백질들의 효능을 조사했다. 구체적으로 위의 각 세포를 8시간 정도 세포를 유지하는 데 최소성분만 있는 세포 배양액에 두어 이때 세포에서 방출하는 단백질들의(이를 보통 'conditioned media(CM)'라고 한다.) 효능을 본 것이다. 이렇게 A 세포배양액인 CM를 B 세포에 처리하여 효능을 보는 방법은 A-B 세포 간 상호작용(crosstalk)을 연구할 때 많이 쓰이는 방법이다. ABC를 배양한 배양액(ABC-CM)은 상아질을 만드는 세포인 Odontoblast의 최종 분화를 촉진했으며, preameloblast를 배양한 배양액(preameloblast-CM)은 더 강한 효과를 나타냈다.

자, 이제 좋은 결과를 얻었으니, 어떤 메커니즘으로 최종 분화를 향상했는지 알아내는 차례다. 메카니즘 연구는 크게 '세포신호전달이 어떻게 되어있었는지' 또는 '어떠한 물질이 영향을 미쳤는지'로 나눌 수 있다(또는 이 2개를 모두 연구하거나, 이 2개의 구분이 딱 안 되는 경우도 있다. 예를 들어 어떤 물질이 어떠한 신호전달을 담당하게 될 수도 있으니). 여기서는 '어떠한 물질이 영향을 미쳤는지'에 대한 메커니즘 연구를 하여 좀 더 실용화적인 관점으로 접근했다. 연구팀은 메커니즘을 밝히기 위해, 액체 크로마토그래피-질량 분석법(LC/MS)을 사용해 두 배양액에서 공통으로 발견된 단백질을 분석했다. 그 결과, 23개의 단백질이 발견되었고, 그중 14개가 preameloblast-CM에서 더 많이 발견되었다. 연구팀은 문헌 조사를 통해 이 중 3개의 단백질(CPNE7, HSP8a, LgalS3)을 선별하고, Odontoblast 세포에 이 단백질을 과발현시킨 결과 CPNE7이 상아질 형성을 촉진하는 주요 단백질임을 확인했다.

이 연구를 통해 CPNE7이 상아질 형성에 중요한 역할을 한다는 사실이 밝혀졌으며, 이를 바탕으로 치아 민감증 완화, 치아 우식 예방 등을 위한 치과재료나 치약 개발이 실용화 연구 단계에 접어들었다. CPNE7의 이러한 새로운 역할은 치아 재생의학 분야에 새로운 가능성을 열었으며, 향후 더욱 많은 발전이 있을 것으로 기대된다.

세균과 세포,
공동 배양이 가능하다?

    세균을 세포에 감염시키는 연구는 의학과 미생물학 분야에서 20세기 초반부터 발전해 왔다. 일반적으로 세균과 세포를 배양하는 데 필요한 배지 조건이 다르기 때문에 이 두 생물체는 각자 독립된 배양 환경에서 키워진다. 세포 배양에서 세균이 발견되면 '오염'으로 간주되어 실험에 적합하지 않게 되고, 해당 세포를 폐기하며 배양기와 배양액도 모두 교체해야 한다. 반대로 세균 연구를 위해서는 단일 세균이 필요한데, 세포에 의해 오염되면 역시 실험이 중단된다.

    비록 인체 내에서는 '장내 세균과 장내 세포'이나 '구강 내 세균과 구강 내 잇몸세포'처럼 세균과 세포가 공존하는 경우가 많지만, 실험실에서는 오랜 기간 세포와 세균을 함께 배양(co-culture)하는 것을 꺼려 왔다.

3장 흥미로운 최신 치의학 연구 이야기

1940~1950년대 전자현미경의 발달로 세균이 세포 내로 침입하고 성장하는 과정을 직접 관찰할 수 있게 되면서 이 분야 연구가 크게 발전했다. 치의학 분야에서도 1960~1970년대에 들어 구강 내 세균이 치주질환의 주요 원인으로 밝혀지면서 (이전에는 단순히 구강 내 세균을 고려하지 않고 구강 내 치석과 치태 자체가 치주질환을 일으킨다고 생각했다) 이러한 연구 방법이 도입되기 시작했다. 특히 1980년대 이후, Porphyromonas gingivalis, Aggregatibacter actinomycetemcomitans 등 주요 치주 병원균의 병원성 메커니즘을 연구하기 위해 세균-세포 감염 모델이 널리 사용되었다.

1990년대와 2000년대에는 분자생물학 기술과 유전자 조작 기술이 발전하면서 세균-세포 감염 모델을 이용한 연구가 더욱 활성화되었다. 특히 치주질환과 각종 전신질환 간의 연관성이 밝혀지면서 관련 연구가 활발히 이루어졌다.

이 연구에서는 통계적으로 연관이 있는 것으로 알려진 만성 치주염과 동맥경화성 심혈관 질환 간의 관계성을 분자생물학적 수준에서 정확한 메커니즘을 밝혀 그 상관관계의 생물학적 근거를 제시하고자 했다. 동맥경화성 심혈관 질환은 동맥 벽에 지방, 콜레스테롤, 칼슘 등이 쌓여 혈관이 좁아지거나 막히는 질환이다. 이 과정은 서서히 진행되며 주로 관상동맥, 경동맥, 대동맥 등에서 발생한다. 이러한 경우 스텐트 시술을 통해 좁아진 혈관을 뚫는 치료가 많이 이루어진다.

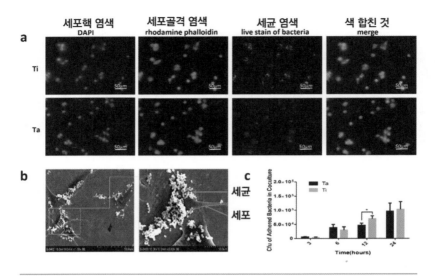

| 세포핵 염색 | 세포골격 염색 | 세균 염색 | 색 합친 것 |
| DAPI | rhodamine phalloidin | live stain of bacteria | merge |

세포와 세균을 공배양하여 관찰한 실험 결과. a 세포핵, 세포골격, 세균을 각각 파란색, 빨간색, 초록색 형광으로 염색한 결과. b 전자현미경으로 세균(작은 하얀색 구체)과 세포(회색으로 바닥에서 돋아 나온 느낌의 것)의 공배양 상태를 사진 촬영한 것. c 재료의 성분이 titanium이나 Tantalum 이냐에 따라 세포에 붙는 세균의 양이 달라진다는 결과(12시간에서 통계적 유의차가 보인다) J. Funct. Biomater. 2022, 13(4), 264 (CC BY 4.0)

이 연구에서는 치주병원균인 Porphyromonas gingivalis와 Fusobacterium nucleatum이 대식세포(macrophage, 마크로파지)에 미치는 영향을 조사했다. 대식세포는 외부 세균과 싸우는 신체의 주요 염증세포 중 하나다. 연구팀은 세균과 대식세포를 공배양하여 다음과 같은 주요 결과를 얻었다.

먼저, 세균과 세포를 특정 MOI(Multiplicity of Infection)로 공배양했다. MOI는 실험에서 세포 감염 강도를 조절하는 중요한 개념으로, 감염에 사용되는 병원체(이 경우 세균)의 수와 감염 대상 세포의 수 사이의 비율을 나타낸다. 예를 들어, MOI 100은 각 세포당 평균 100개의 세균이 공배양 되었음을 의미한다. 연구팀은 MOI 100 비율로 2시간 동안 대식세포를 감염시키고, 멸균된 물로 세척하여 부착되지 않은 세균을 제거한 후 후속 실험을 진행했다.

이후 원심분리기를 이용하여 감염된 대식세포와 자유 세균을 분리했다. 원심분리 속도에 따라 세포와 세균이 분리되는데, 상대적으로 무거운 감염된 대식세포(대식세포가 세균을 먹어 같이 있는 상태)는 튜브 바닥에 침전되고 가벼운 자유 세균(대식세포에 먹히지 않은 세균 그 자체)은 상층액(바닥에 모인 것을 제외한 위(상)에 있는 용액)에 남게 된다.

연구의 중요한 결과 중 하나는 치주병원균에 감염된 대식세포가 지방을 축적한 Foam cells로 더 잘 변형된다는 것이다. Foam cells는 동맥경화의 초기 단계에서 나타나는 특징적인 세포로, 대식세포가 과도한 지질을 축적하면서 형성된다. 치주병원균에 감염된 대식세포에서는 감염되지 않은 대식세포에 비해 세포 내 지질 형성이 크게 증가했고, 콜레스테롤 에스터의 축적도 증가했다. 이는 콜레스테롤 유출을 담당하는 효소(ABCG1과 CYP46A1)의 발현이 감소했기 때문으로 분석된다. 콜레스테롤이 세포 밖으로 제대로 배출되지 않으면서 대식세포는 Foam cells로 분화하게 되고, 이는 염증 반응과 혈관 병변을 유발하여 동맥경화증의 발생 가능성을 높일 수 있는 것이다.

또한, 치주병원균에 감염된 대식세포에서는 세포 내 칼슘 신호(Ca^{2+} signaling)와 활성산소종(ROS)의 생성이 증가하여 염증 반응이 더욱 활성화되었다. 이 연구 결과는 치주병원균이 대식세포의 지질 대사와 염증 반응을 교란시켜 Foam cells 형성을 촉진하고, 이로 인해 치주염과 동맥경화증 사이에 연관성이 있을 수 있음을 시사한다. 보통 사람의 혈류는 항상 무균상태라고 생각할 텐데, 사실 양치질, 치실 사용 또는 치과진료 시 잇몸에서 피가 났을 경우 구강 내의 세균이 순간 구강 내 조직의 미세 혈류를 따라 전신으로 퍼질 수 있다. 이러한 세균은 보통 1시간 내로 우리 몸의 면역시스템에 의해 제거되어 다시 혈액이 무균상태를 유지한다. 이 연구는 그 짧은 순간에 나타날 수 있는 치주질환균과 동맥혈관에 있는 대식세포와의 관계를 조명한 것이다.

이 연구는 치주 건강 관리가 단순히 구강 건강에만 영향을 미치는 것이 아니라, 전신 건강, 특히 심혈관 건강에도 큰 영향을 미친다는 것을 강조한다. 치주염 치료가 동맥경화증 예방에 도움을 줄 수 있다는 점에서 치주 질환의 중요성이 더욱 부각된다. 또한, 통계 역학적으로 연관성이 제시된 현상을 실제 실험을 통해 분자생물학적 메커니즘으로 밝히는 연구는 매우 유용한 치의학 연구 방법 중 하나임을 보여준다.

잠(Sleepy)을 안 자는 SLPI 단백질은 치아 이동 시 관여한다

이 연구는 생체물리학적 힘에 의한 치아 이동 과정에서 치주인대에 존재하는 SLPI(Secretory Leukocyte Protease Inhibitor) 단백질의 새로운 역할을 밝히는 것이다. 치주인대는 치아와 잇몸뼈를 잇는 인대로 저작력을 반감시키는 쿠션 역할을 통해 치아와 잇몸뼈를 보호할 뿐만 아니라, 뼈를 만드는 골모세포와 뼈를 없애는 파골세포에 영향을 미쳐 치아에 이동에도 관여한다. 치아 이동은 그냥 물위의 배가 이동하는 것이 아니라, 땅에 깊이 뿌리박은 나무가 이동하는 것을 생각하면 된다. 나무를 조금이나마 쉽게 이동시키려면 이동시키려는 방향으로 흙을 파서 빈공간을 만들고, 이동이 끝나면 다시 흙을 매꿔 줘야하듯이, 치아 이동도 이동하는 방향에서는 잇몸뼈를 녹이고, 그 반대방향으로는 잇몸뼈를 생성해서

채운다. 이러한 치아 이동을 치주인대가 관여하는 것이다.

연구팀은 잘 알려진 동물모델인 쥐를 이용한 치아 교정 실험을 통해 치아 이동 중 SLPI 유전자의 발현이 크게 증가하는 것을 관찰하였다. 실험은 쥐의 어금니와 앞니 사이에 스프링을 달아 어금니를 앞니 쪽으로 당기는 방식으로 진행되었다. 이렇게 교정력을 받은 어금니의 치주인대 조직을 분석한 결과, SLPI 유전자의 발현이 최대 20배 이상 증가하는 것을 확인할 수 있었다. SLPI는 교정력을 받은 치주인대의 앞쪽(골 소실 지역)과 뒤쪽(골 생성 지역) 모두에서 발현되었으며, 면역형광 염색을 통해 단백질로 발현된 것이 확인되었다.

특히, SLPI를 치아 교정 중인 쥐의 잇몸뼈에 투여하였을 때, SLPI를 투여하지 않은 그룹에 비해 치아 이동이 더 가속화되는 결과를 얻었다. 이는 SLPI가 치주인대에서의 골 흡수와 골 형성을 각각 촉진하여 치아 이동을 빠르게 했을 가능성을 보여준다.

연구팀은 이를 분자생물학적 메커니즘으로 설명하기 위해 치주인대 세포를 이용한 실험을 추가로 진행하였다. 치아가 교정받는 상황을 모사하기 위해 치주인대 세포를 압축하거나 (교정 시 앞쪽 치주인대 모사, 잇몸뼈가 녹는 장소) 좌우로 당겼는데 (교정 시 뒤쪽 치주인대 모사, 잇몸뼈가 새로 생성되는 장소), 이 상태에서 SLPI 유전자 발현이 증가하는 것을 확인하였다. 또한, SLPI가 치아 이동에 필수적인 골 흡수와 골 형성에 관련된 기능을 각각 촉진하는 역할을 한다는 사실을 밝혀냈다. 압축 상태에서는 잇몸뼈를 녹이는 물질의 생산이 증가하였고 좌우로 당긴 상태에서는 잇몸뼈로의 분화가 촉진되었다.

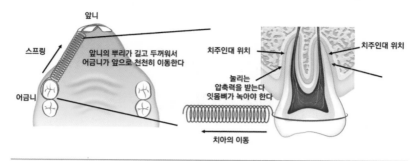

쥐를 이용한 치아 교정 시 치주인대 반응 연구

앞니

스프링

앞니의 뿌리가 길고 두꺼워서
어금니가 앞으로 천천히 이동한다

어금니

치주인대 위치

치주인대 위치

눌리는
압축력을 받는다
잇몸뼈가 녹아야 한다

치아의 이동

쥐를 이용한 치아 교정 실험. 실험은 쥐의 어금니와 앞니 사이에 스프링을 달아 어금니를 앞니 쪽으로 당기는 방식으로 진행되었다. 치아 이동에는 치주인대의 역할이 매우 중요한데, 연구자들은 교정하고 있는 치아의 치주인대에서 SLPI 단백질 발현이 크게 증가하는 것을 관찰하여 그 현상이 치아 이동에 매우 중요함을 증명하였다.

결론적으로, SLPI는 치아 이동 시 치주인대의 전방부에서는 골 흡수를, 후방부에서는 골 형성을 각각 촉진하는 역할을 한다. 이 연구는 치아 교정 치료의 생물학적 메커니즘에 대한 이해를 높이며 SLPI 단백질을 활용한 치과의료기술 개발 가능성을 열어준다. 연구팀은 이를 "SLPI in periodontal Ligament is not sleepy during biophysical force-induced tooth movement"라는 제목으로 발표하였으며, SLPI 단백질이 치아 이동 과정에서 중요한 역할을 한다는 점을 언어유희를 하며 강조하였다. 과학 논문을 보다 보면 때때로 건조한 데이터의 사막 한가운데서 언어유희라는 오아시스를 만나게 되는데, 이는 마치 현미경으로 들여다보던 세포 속에서 갑자기 윙크하는 이모티콘 모양을 발견한 것 같은 즐거움을 준다. 이런 지적 유머의 반짝임은 엄숙한 학술의 세계에 잠깐 스며든 유쾌한 반란 같아서, 논문을 읽는 다른 연구자로 하여금 미소 짓게 한다.

차가운 것을 먹으면
치통이 오는 이유는?

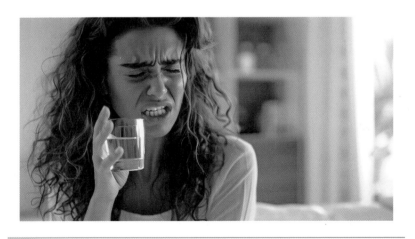

보통의 신체조직과 반대로 치아는 찬 것에 민감해진다(추운 겨울에 손발의 감각이 둔해지는 것처럼 거의 모든 신체 조직은 찬 것에 감각이 둔해진다). 그 이유가 뭘까? Designed by Freepik.

충치로 인해 치아에 구멍이 생기면 찬 것에 노출될 때 심한 통증이 발생하는데, 이를 한랭 민감성(cold sensitivity)이라고 한다. 나이가 들면서 잇몸이 내려가 치아 뿌리가 노출되면 치아는 더욱 차가운 자극에 민감해지며, 특히 백금 기반의 항암치료를 받은 암 환자들은 이 한랭 민감성을 전신적으로 경험할 수 있다. 이러한 환자들은 찬 바람이 얼굴을 스치기만 해도 심한 치통을 느껴 항암치료를 중단하기도 한다.

차가운 것에 노출된 치아가 민감해지는 이유는 인체의 일반적인 세포나 조직과는 다르게, 치아가 차가움을 감지할 때 대사 작용이 느려지지 않기 때문이다. 대부분의 세포와 조직은 냉각되면 대사 속도가 느려진다. 이 때문에 장기 이식 시 얼음에 가득한 곳에 냉장 보관을 해서 헬리콥터로 이동을 시킨다. 하지만, 치아는 이와 반대로 작용한다.

미국 매사추세츠 종합병원 등의 연구팀은 치아의 상아질을 형성하는 치아 모세포(odontoblast)의 TRCP5 단백질이 치아의 한랭 감지에 핵심적인 역할을 한다는 사실을 발견했다. 치아의 표면은 단단한 법랑질로 덮여 있고, 그 아래의 상아질이 신경과 혈관이 지나가는 치수를 감싸고 있다. 이번 연구에서는 치수 안에서 치수의 형태를 유지하며 상아질 재생을 담당하는 치아 모세포가 차가운 것을 감지하는 기능도 한다는 사실이 새롭게 밝혀졌다.

연구팀은 기존의 연구를 통해 TRCP5 생성 정보를 가진 유전자가 많은 신체 부위의 신경에 한랭 민간성이 더 많이 발현한다는 걸 이용하여, TRCP5 단백질을 한랭 감지 통증의 매개자로 지목하고 연구를 진행하였다. 이렇듯 연구는 기존에 있던 본인 또는 타 실험실의 연구결과에서 영감을 받아서 연구를 진행하는 경우가 많다. TRCP5 유전자가 제거된 생쥐는 어금니에 구멍이 생겨 치수가 노출되어도 통증을 느끼지 않고 정상 쥐처럼 먹이 활동을 했다.

이후 메커니즘 연구를 위해 차가운 2도, 정상인 32도의 물을 바꿀 수 있는 장비에 쥐의 턱뼈를 배양하는 ex vivo실험을 진행했다. 차가운 자극인 32도에서 2도의 차가운 물로 바뀌게 되면 TRCP5 단백질이 치아 모세포의 외막에 채널을 열어 칼슘과 같은 분자가 세포 내로 들어와 반응을 일으킨다. TRCP5가 찬 온도를 감지해 신경에 전달하면서 통증과 한랭 과민성을 유발한다는 사실이 밝혀진 것이다. 충치로 치수에 염증이 생기면 TRCP5 단백질이 필요 이상으로 늘어나 신경의 전기 신호가 폭발적으로 증가하여 찬 것에 염증을 느끼게 되고, 나이가 들어 잇몸이 내려가 치아 뿌리가 노출되면 치아 모세포도 같이 노출되기에 차가움을 느끼게 된다는 설명이 가능해진 것이다.

연구팀은 인간의 발치된 사람 치아에서도 TRCP5 단백질이 존재함을 확인했다. 쥐를 이용한 동물실험의 결과를 인간에게 적용할 수 있는지 확인하고자 한 것이다. 사람 치아 샘플을 얇게 절단해 치아 모세포의 TRCP5 채널을 현미경으로 관찰하는 데 성공해 그 가능성을 본 것이다. 또한, 연구는 치아의 한랭 민감성을 줄일 수 있는 약물 표적을 찾아냈다. 전통적으로 치통 치료에 사용된 정향유(oil of cloves)의 유제놀(eugenol) 성분이 TRCP5 단백질을 차단하여 치통을 완화하는 효과가 있다는 사실이 밝혀진 것이다. 유지놀은 현재도 치과 임시 수복재료로 사용되며 한랭 민감성을 약화시키는 효과가 있는 것으로 알려져 있었지만, 그 정확한 약효 메커니즘은 모르고 있는 상태였다.

요약하자면, 연구는 치아 모세포의 TRCP5 단백질이 한랭 감지를 담당한다는 사실을 밝혀냈고, 기존 치료제인 유지놀이 TRCP5를 차단함으로써 치통을 감소시키는 효과가 있음을 입증했다. 이러한 연구는 다른 조직과 다른 치아 한랭 민감성에 대한 이해를 넓히고 새로운 치료 방법 개발에 기여할 수 있다.

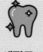

치의학의 세계로
여러분을 초대하며

    이 책을 통해 치과대학과 치의학이라는 특별한 세계로 여러분을 안내하고자 했다. 치과대학 진학을 꿈꾸는 학생들에게는 앞으로의 여정에 대한 이정표를, 일반 독자들에게는 구강 건강에 대한 새로운 시각을 제공하고자 노력했다.

    우리가 매일 사용하는 입과 치아는 단순한 신체 기관이 아니라 삶의 질을 좌우하는 중요한 요소다. 이 책에서 다룬 내용들이 여러분의 구강 건강 관리에 실질적인 도움이 되기를 바란다. 또한 치과 치료에 대한 막연한 두려움을 해소하고, 더 현명한 선택을 할 수 있는 기준을 제시했기를 희망한다.

치의학은 끊임없이 발전하고 있다. 새로운 치료법과 재료가 개발되고, 연구 영역도 확장되고 있다. 이러한 발전 속에서 우리의 구강 건강을 지키는 것은 더욱 중요해지고 있다. 이 책이 여러분에게 치의학의 현재와 미래를 이해하는 데 작은 도움이 되기를 바란다.

이 책을 완성하는 데 많은 분들의 도움이 있었다. 인터뷰와 자료, 사진 등을 공유해주신 미래 기초 치의과학자가 될 박재희, 이화림, 신성진 선생님, 미래 치과의사인 정연우, 이주한 학생, 그리고 현직에서 치과의사로 일하고 계신 김병규, 이삭, 김수연, 서한빈, 김유빈 선생님 및 윤지영 박사님께 감사의 말씀을 드린다.

한편으로 저의 개업을 희망하시면서도 많은 격려를 아끼지 않으신 백미현 어머님과 지역 피클볼 협회 회장으로 활동하시며 항상 도전하는 에너지를 전해주시는 이동민 아버지께도 깊은 감사를 드린다. 연구자로서 재미있게 연구할 수 있도록 환경과 동기를 만들어주신 이해형 전 치과대학 학장님과 김해원 조직재생공학연구원(ITREN, Institute of Tissue Regeneration Engineering) 원장님을 비롯한 ITREN 식구들에게도 감사의 마음을 전한다. 치의학이라는 학문의 길에서 만나 깊이 있는 학술적 교류를 나누며 치의과학자로 성장하게 도와주신 대한치과재료학회, 대한구강생물학회, 대한치의학회의 교수님들과 연구자 여러분께도 감사의 마음을 표현한다. 더불어, 학문의 여정에서 지친 심신에 활력을 불어넣어 준 테니스 동아리와 동호회(Ace, 강백, YUTT, 무소유, 북일, 스카이팀,

KATO, 한우리, PKTA) 동료들께 깊은 감사를 전한다. 함께한 테니스 코트 위의 시간들은 즐거운 추억이 되었을 뿐 아니라, 연구자로서의 체력과 정신력을 단련하는 소중한 밑거름이 되었다. 기초 치의학 대학원 박사 과정으로 저를 이끌어 주신 김경남, 김광만 교수님께도 깊이 감사드린다. 또한, 함께 연구 및 실용화를 진행하다 먼저 하늘나라로 간 박성민 학생과 이승민 선생님을 기억하며 감사의 마음을 전한다.

마지막으로, 이 책이 치의학의 세계를 이해하고자 하는 모든 분들에게 유익한 안내서가 되기를 바란다. 치의학이 여러분의 건강하고 행복한 삶에 무궁무진한 역할을 하면서, 국가산업 발전에도 이바지 하고 있다는 것을 알리고 싶었다. 이 책을 읽는 모든 분들의 건강과 행복을 기원한다.

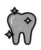

참고 문헌 및 참고 자료

1장 슬기로운 치과대학 생활 엿보기

치의예과 1학년
2023년도 제38회 전국치과대학·치의학전문대학원 연합 축제 시간표, 원광대학교 치과대학 정보광장

본과 3학년
서한빈, 11개 치과대학 st케이스 비교, 대학별 차이는? 치과신문, 2016.11.16. 제705호

본과 4학년
한국보건의료인국가시험연구원 치과의사 시험정보, 2024
김유림, 나만의 지극히 주관적인 국가고시 공부법, 치의신보 2020 릴레이수필 제2387번째

2장 알수록 재미있는 치과 상식

우리 몸의 특별한 공간, 구강악안면의 다섯 가지 비밀
턱관절 교합학 교과서, DENTAL WISDOM, 2014
Priya et al. J Oral Maxillofac Pathol, 2019 23(1) : 122 – 128

왜 첫 키스는 더 달콤할까? 구강 세균이 알려주는 비밀
전국치주과학교수협의회, 치주과학 7판, 군자출판사, 2020
이효설 역, 구강미생물학 제6판, 대한나래출판사, 2018
Jin et al. Int J Oral Sci, 2020 30 12 : 12

사랑니 발치, 얼굴 형태에 영향을 줄까?

이승표 외, 쉬운 그림 치아형태학, 수문사, 2019

Mamun et al. PLoS One, 2016 11(8):e0162070

Carter et al. J Dent Res, 2015 94(7):886-94

Douglas Main, Ancient Mutation Explains Missing Wisdom Teeth, Life Science, 2013

신생아도 충치균이 있을까? (feat. 충치가 없는 사람들의 비밀은?)

이효설 역, 구강미생물학 제6판, 대한나래출판사, 2018

대한소아치과학회, 소아 청소년치과학 5판, DENTAL WISDOM, 2017

Mae Chan, Germs from coughs and sneezes travel further than previously thought, SOFT, 2014

국중기 외, 치면세균막에서 분리한 뮤탄스 연쇄상구균 및 Streptococcus anginosus의 수종 항생제에 대한 감수성 조사, 대한치과보존학회지, 2004 29(5) 462-469

Justice et al. BMC Microbiol, 2008 8(67)

Mitzi et al. J Clin Microbiol, 2002 40(3):1001-9

Arun et al. Contemp Clin Dent, 2014 5(3):296 – 301

Zachary et al. J Oral Microbiol, 2014 6(10)

입냄새가 첫인상을 좌우한다! 지독한 입냄새 어떻게 해결할까?

백대일 외, 임상예방치학 5판, 고문사, 2010

구강보건학교재편집위원회, 예방치과학 2판, 대한나래출판사, 2024

질병관리청 국가건강정보포털, 입냄새

국가암정보센터, 침샘암

제이에스벤처스, 덴티럽 혀클리너 혓바닥 백태 설태 입냄새 제거

참고 동영상: 구강내 박테리아 영상 Youtube, Alex Klepnev, Bacteria of dental plaque under the microscope

치과 진단의 미스터리, 충치 진단이 치과마다 다른 이유는?

대한구강해부학회, 구강조직학 8판, 대한나래출판사, 2014

대한소아치과학회, 소아 청소년치과학 5판, DENTAL WISDOM, 2017

Mariangela et al. J Dent, 2020 98:103351

Shi et al. Caries Res, 2001 35(1):21-6

Evgeniy et al. Nanomaterials, 2020 10(9):1889

Uros et al. Appl Sci, 2020 10(21):7835

Nagano T. Relation between the form of pit and fissure and the primary lesion of caries. Dent Astr, 1961 6:426

Nagano et al. Dent Astr, 1961 6:426

참고 동영상: 유튜브, TV치카 정확한 치과진단과 치료에 도움을 주는 큐레이 검사 실전편

고기만 먹으면 충치가 안 생긴다? 자일리톨과 S. mutans의 숨겨진 이야기

민병무외 구강생화학 제2판 대한나래출판사, 2020

Prathibha et al. Clin Cosmet Investig Dent, 2014 6:89 – 94

송근배, 자일리톨의 충치 예방 효과 그 진실과 현실, 치의신보, 2017

California Dental Association, Xylitol The Decay−Preventive Sweetener

Stephan et al. J Dent Res, 1943 22:53−61

Robert et al. Lancet, 2007 369(9555):51−9

충치를 막는 최고의 방법은? 불소와 홈 메우기의 강력한 시너지!

백대일 외, 임상예방치학 5판, 고문사, 2010

이상호, 대한치과의사협회지, 2011 49(1):22−32

질병관리청 국가건강정보포털, 홈메우기

올바른 구강 위생, 나에게 맞는 도구는? (feat. 내 칫솔 교체는 언제?!)

치과신문, 즐거운 치과생활 참조 가을호, 2018

백대일 외, 임상예방치학 5판, 고문사, 2010

정원균 외, 치과보존학의 원리와 임상 제5판, 대한나래출판사, 2023

음식이 치아에 끼었을 때, 그냥 놔둔다면? 잇몸질환 A to Z

전국치주과학교수협의회, 치주과학 7판, 군자출판사, 2020

최용근 외, 경구용 옥수수불검화정량추출물 치료제(인사돌)의 임상적 유효성 데이터의 통계적 타당성에 대한 연구, 대한치과의사협회지, 53(7):476−484

Ji−Youn et al. BMC Oral Health, 2019 19(1):40

홈쇼핑 치아 미백 용품, 얼마나 효과가 있을까?

식품의약품안전처, 의약외품 치아미백제 효력시험법 가이드라인(민원인 안내서), 2015

식약지킴이, 치아미백제 추천 받기 전, 올바른 사용법부터 확인하세요!, 식약메이드, 2024

Maria et al. Heliyon, 2024 10(3):e25833

대한보존치과학회, 미백 약제의 농도와 효능에 대한 입장, 2015

참고 동영상: 유튜브, 식품의약품안전처, 치아미백제 추천 받기 전, 올바른 사용법부터 확인하세요!

왜 교정은 이렇게 오래 걸리는 걸까? 급속 교정은 가능할까?

전국치과대학 · 치의학전문대학원 치과교정학교수협의회, 치과교정학 제4판, 2020

참고 동영상: 온도감응 형상기억 합금 Niti wire의 모습, 유튜브, DrJefferyTaylor, 18x25H Orthodontic Archwire

급속 치아 성형, 정말 1주일 만에 가능한가?

Stephen et al. 최신 고정성 보철학 제5판, 대한나래출판사, 2017

신경을 죽이는 신경치료, 신경을 살리는 방법은 없나요? (feat. 신경재생술)

정원균 외, 치과보존학의 원리와 임상 제5판, 대한나래출판사, 2023

이정환, 일본의 치아치수유래 줄기세포치료제 치수재생 임상적용, 치의신보 스펙트럼, 2024

Ahmed et al. Int Endod J, 2022 55(4):334−346

턱에서 나는 '딱딱' 소리, 그냥 둬도 괜찮을까?

대한안면통증, 구강내과학회 구강안면통증과 측두하악장애/구강내과학 제4편, DENTAL WISDOM, 2013

Khandmaa et al. J Tissue Eng, 2018 9:2041731418776514

치과 임플란트가 노벨상을 탈 수도 있었다?

최상관, 치과계 노벨상 "꿈은 이루어질까?", 치의신보, 2024

Innovation the Swedish way(Henrik Berggren and Eva krutmeijer)

Wikipedia Per-Ingvar Brånemark, Nobel_Biocare, Alfred Nobel

Celeste Open Dent J, 2014 8:50-55

자연치아아끼기운동본부, 대한치과의사협회, 왜 자연치아인가?

전쟁터에서 탄생한 치과 재료들, 그 배경은?

Ramesh et al. J Conserv Dent, 2010 Oct-Dec 13(4):204-208

대한치과재료학회교수협의회, 치과재료학 제8판, 군자출판사, 2020

김종배 외, 공중구강보건학, 고문사, 2004

대한구강내과학회, 구강내과학, 신흥인터내셔날, 2015

정정우 외, Policresulen 오용에 의한 구강 궤양의 발병 증례 및 화학화상에 대한 고찰, 대한구강내과학회지, 2013 38(2):109-114

배현, 구내염 때문에 약 발랐는데 화상? '알보칠' 올바른 사용법, 헬스경향, 2021

Anusavice et al. Phillips' science of dental materials(12th ed.), 2013 Elsevier Health Sciences

Craig et al Restorative Dental Materials(11th ed.), 2002 Mosby

S Gelbier Br Dent J, 2005 199(8):536-9

Elia Heritage Science, 2023 11:207

Jung-Hwan et al. Dent Mater, 2017 33(1):e1-e12

Jung-Hwan et al. Dent Mater, 2016 32(5):e93-104

3장 흥미로운 최신 치의학 연구 이야기

치아 속 줄기세포를 활용한 조직 재생(우리 가족 건강을 지키는 방패)

김병규 외, 유치치수유래 줄기세포치료제의 조직재생 임상적용 위한 가능성 고찰, 대한치과의사협회지, 2024 62(3):150-163

이정환, 차세대 먹거리, 유치치수줄기세포의 임상적용 가능성, 치의신보 스펙트럼, 2024

Ji-Young Yoon et al. Cells, 2024 13(10):847

Huong Thu Vu et al. Biomedicines, 2022 10(4):906

May the force be with you(Mechanobiology)

Adam Engler et al. Cell, 2006 126(4):677-89

Jung-Hwan Lee et al. Matter, 2022 5(10):3194-3224

Jung-Hwan Lee et al. Biomaterials, 2019 197:60-71

Jae Hee Park et al. Bioact Mater, 2022 20:381-403

맛은 음식의 강도에 따라 달라진다?

Yong Taek Jeong et al. Nat Commun, 2016 7:12872

치아(치수)를 재생시키는 마법의 단백질 CPNE7

Ji-Hyun Lee et al. Biomaterials, 2011 32(36):9696-706

Yoon Seon Lee, Materials, 2020 13(20):4618

세균과 세포, 공동 배양이 가능하다?

J.H. Rho et al. J Dent Res, 2021 100(12):1367-1377

Xin Chen et al. J Funct Biomater, 2022 13(4):264

잠(Sleepy)을 안 자는 SLPI 단백질은 치아 이동 시 관여한다

Su-Young Lee et al. J Clin Periodontol, 2021 48(4):528-540

차가운 것을 먹으면 치통이 오는 이유는?

Laura Bernal et al. Sci Adv, 2021 7(13):eabf5567

슬기로운
치과대학 생활,
그리고
치의학의 세계

초판 1쇄 발행 2024. 12. 19.

지은이 이정환
펴낸이 김병호
펴낸곳 주식회사 바른북스

편집진행 박하연
디자인 김민지

등록 2019년 4월 3일 제2019-000040호
주소 서울시 성동구 연무장5길 9-16, 301호 (성수동2가, 블루스톤타워)
대표전화 070-7857-9719 | **경영지원** 02-3409-9719 | **팩스** 070-7610-9820

•바른북스는 여러분의 다양한 아이디어와 원고 투고를 설레는 마음으로 기다리고 있습니다.

이메일 barunbooks21@naver.com | **원고투고** barunbooks21@naver.com
홈페이지 www.barunbooks.com | **공식 블로그** blog.naver.com/barunbooks7
공식 포스트 post.naver.com/barunbooks7 | **페이스북** facebook.com/barunbooks7

ⓒ 이정환, 2024
ISBN 979-11-7263-877-1 03510